儿科急危重症诊疗手册

主　编　张少丹　郭文香　陈　源

副主编　（按姓氏汉语拼音排序）

　　　　　冯　林　雷延龄　皮亚雷　裘艳梅　孙秋颖

　　　　　王凌越　王小康　闫　雪　张亚男

编　委　（按姓氏汉语拼音排序）

　　　　　封丽洁　郭红明　冀会娟　李彩虹　李超男

　　　　　李会军　李玉倩　刘　娜　刘伟娜　秦亚亚

　　　　　田　亚　王　盼　杨士斌　杨晓会　赵　倩

　　　　　赵英免

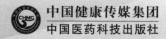
中国健康传媒集团
中国医药科技出版社

内 容 提 要

　　儿科危重病学是对儿科急危重症进行临床诊治和相关研究的一门学科。自20世纪80年代我国儿童和新生儿重症监护病房先后建立以来，儿科危重病学得到了迅猛的发展。同时，拥有一本规范化、程序化、简明扼要、可随手查阅的临床诊疗手册，成为了一线临床医生的渴望。本书编者基于这种工作需要，结合多年的临床工作经验，编写了此书，以便广大临床工作者参阅、应用。

图书在版编目（CIP）数据

　　儿科急危重症诊疗手册 / 张少丹，郭文香，陈源主编 . —北京：中国医药科技出版社，2021.12（2025.3 重印）

　　ISBN 978-7-5214-1977-1

　　Ⅰ . ①儿… Ⅱ . ①张… ②郭… ③陈… Ⅲ . ①小儿疾病 – 急性病 – 诊疗 – 手册②小儿疾病 – 险症 – 诊疗 – 手册 Ⅳ . ① R720.597-62

　　中国版本图书馆 CIP 数据核字（2020）第 157204 号

美术编辑　陈君杞
版式设计　南博文化

出版　**中国健康传媒集团**｜中国医药科技出版社
地址　北京市海淀区文慧园北路甲 22 号
邮编　100082
电话　发行：010-62227427　邮购：010-62236938
网址　www. cmstp. com
规格　880 × 1230mm $^1/_{32}$
印张　13 $^1/_4$
字数　354 千字
版次　2021 年 12 月第 1 版
印次　2025 年 3 月第 3 次印刷
印刷　北京侨友印刷有限公司
经销　全国各地新华书店
书号　ISBN 978-7-5214-1977-1
定价　**49.00 元**

获取新书信息、投稿、为图书纠错，请扫码联系我们。

随着儿科学近年来的迅猛发展，我国各级医院特别是基层医院逐渐建立起了儿科重症监护病房（pediatric intensive care unit，PICU）、新生儿重症监护病房（neonatal intensive care unit，NICU），装备了大量的呼吸机、监护仪、输液泵甚至连续性血液净化装置等急救设备，但对医技人员基础知识、基本技能，特别是抢救技术能力等方面的培养，仍亟待加强。同时在儿科急救诊疗技术的规范化、同质化方面，也急需与国内及国际统一标准。所以，《儿科急危重症诊疗手册》应运而生。

新理论、新技术、新鲜出炉的儿科疾病诊疗指南不断涌现，使大量的临床一线医务工作者迫切需要手里有一本随手可查阅的、规范化、程序化、简明扼要、容易记忆、可操作性强的手册类书籍，来应对紧急的工作需要。

儿童疾病有其本身的特点，相对于成人来讲，大多数容易表现为起病急、进展快、变化多端，特别是小儿热性惊厥、毒物误服、休克、异物窒息、心跳呼吸骤停等危急重症情况，均是基层儿科医生随时可能面对的紧急抢救现场。因此，将基层儿科医生或全科医生"武装"起来，也是本书编写的目的之一。

儿童处于生长发育期，各器官功能稚嫩，受损伤后的代偿修复能力强大，疾病发生后恢复迅速，后遗症及并发症较成人少很多。所以抢救治疗价值体现较强，儿科医生的成就感明显，因此儿科抢救队伍的建设和素质培养更容易做到，大家学习热情高涨，工作努力、忘我，而持之以恒的实践活动也需要不断地学习和总结。这个过程就酝酿了《儿科急危重症诊疗手册》这样一本口袋书，便于临床工作者翻阅和作为理论支撑。

　　基于上述目的的，编者结合多年的PICU临床工作经验，综合国内外相关医学理论和临床实践，精益求精，认真编写此书，重点介绍了PICU和NICU医护人员应该具有的理论知识结构和诊疗技术，如儿科重症监护病房的收治对象，重点监护内容，呼吸系统疾病，心血管系统疾病，神经系统疾病，消化系统疾病，血液系统疾病，泌尿系统疾病，内分泌系统疾病，水、电解质及酸碱平衡紊乱，急性中毒，新生儿危重症，肠外肠内营养支持，常用操作技术，如何开PICU医嘱，常用评分及静脉药物等内容，特别将肉毒杆菌中毒、百草枯中毒等少见的中毒诊疗方案奉献给大家，以便广大临床工作者参阅、应用。

　　由于监护是危重症救治的重要组成部分，所以本书每一章节均附上需要监护的内容，这样把每一个疾病重点需要监护的内容都突出出来，便于一线临床医生及时发现问题，及时处理，及时纠正，防患于未然，尽可能地保护患儿的各脏器功能。

　　本书内容简明扼要，便于记忆，可操作性强，使抢救时的工作重点一目了然地跃于纸上；将诊断思路清晰地展现给大家，便于临床医生思考和寻找病因；抢救治疗程序清晰，各种治疗方法介绍详尽，内容紧凑完善，实用性强。虽仅对相关疾病的发病机制及病理生理过程进行简略介绍，但这样实操性强，有利于临床查阅和实际工作中的推广使用。本书稿虽经多方酝酿和修改，但由于受编者能力所限，难免有不足之处，希望广大同道给予批评指正。欢迎发送邮件至13653115066@163.com。

编者

2021年8月

目录

第一章 概　述

第一节　儿科重症监护病房转入、转出制度

【PICU收治对象】

1. 心跳、呼吸骤停须行心肺脑复苏者，或复苏后血压、心率、呼吸、体温、神志等生命体征不稳定者。

2. 须进行呼吸道管理和呼吸支持者，如急、慢性呼吸衰竭，需要特殊氧疗、气管插管、气管切开、机械通气治疗者。

3. 各种原因引起的休克、心力衰竭、高血压危象、严重心律失常等，需要持续心电监测或安装临时起搏器者。

4. 中枢神经系统疾病，包括反复惊厥、颅脑损伤、颅内感染、缺血缺氧性脑病、颅内出血、脑水肿、严重的颅内高压症、进行性神经肌肉病变等，引起呼吸或血流动力学改变者。

5. **急性贫血危象**　Hb<50g/L或24小时Hb下降一半及以上者；有弥散性血管内凝血临床和实验室指标者；有肿瘤溶解综合征的化疗患儿；肿瘤压迫大血管、气管或器官者；各种原因引起的严重急性出血并发症，如消化道、呼吸道、泌尿道或颅内出血者。

6. 严重感染、脓毒症。

7. 外科较大型手术前后，或麻醉意外，需要呼吸支持或监护者。

8. 各种意外、损伤、中毒。

9. 严重酸碱失衡或电解质紊乱，严重脱水者，或具备以下单

1

项指标者：

（1）血钠<120mmol/L（120mEq/L），或>160mmol/L（160mEq/L）。

（2）血钾<2.5mmol/L（2.5mEq/L），或心电图有严重低钾表现。

（3）血钾>7mmol/L（7mEq/L），或心电图有QRS波增宽。

（4）血钙≤0.6mmol/L（1.2mEq/L，6mg/dl），或>2.75mmol/L。

（5）血镁≤0.6mmol/L（1.2mEq/L），或>2.0mmol/L。

（6）酸中毒：pH<7.15，或二氧化碳结合力<8mmol/L（15Vol%）。

10. **内分泌危象** 糖尿病酮症酸中毒、甲亢危象、甲减危象、肾上腺危象。

11. 急性肾功能障碍需要透析或连续性血液净化治疗者。

12. 需要进行创伤性操作或监测者，如有创动静脉压监测、颅内压监测或脑室引流、血流动力学监测、持续血管活性药物应用、胸腔闭式引流、体外膜氧合（ECMO）等。

【NICU监护对象】

1. 早产儿（胎龄≤30周），或低体重儿（体重≤1500g）。

2. 新生儿体温过低（肛温≤30℃），新生儿体温过高（肛温≥41℃）。

3. **新生儿硬肿症** 硬肿面积≥60%。

4. **新生儿高胆红素血症** 总胆红素：早产儿≥256μmol/L（15mg/dl），足月儿≥308μmol/L（18mg/dl）。或有换血指征者。

5. **新生儿低血糖** 早产儿≤1.1mmol/L（20mg/dl），足月儿≤1.7mmol/L（30mg/dl）。

6. **新生儿贫血危象** 新生儿贫血诊断标准：生后48小时内Hb<160g/L，48小时~7天Hb<145g/L，>7天Hb<100g/L。新生儿贫血危象指Hb低于以上指标一半者。

【转出重症监护病房指征】

1. 急性器官或系统功能衰竭已基本纠正，需转入其他科室进一步诊断治疗。

2. 病情转入慢性状态。

3. 患者不能从继续加强监护治疗中获益。

4. 原发病好转，严重并发症基本控制，不再需要对呼吸、循环等各项参数进行监测，不需要静脉连续滴注血管活性药物，也不需要进行机械通气治疗。

5. 一般不收治晚期恶性肿瘤、传染病、精神病、中枢神经系统永久性伤残和各种疾病终末期患者。慢性消耗性疾病、不可逆性疾病和不能从加强监测治疗中获得益处的患者，一般不在重症医学科的收治范围。

凡收入及转出重症监护病房的患者，均需经重症监护病房主治及以上医师同意。

第二节 危重症患儿的基本监测

危重症患儿要根据不同受累系统或脏器进行全面而有重点的监测。

【呼吸系统监测】

每小时记录1次。

一、呼吸频率

1. **呼吸急促** <2月龄，≥60次/分；2月龄~1岁，≥50次/分；1~5岁，≥40次/分；>5岁，≥30次/分。

2. **呼吸减慢** 婴儿，<20次/分；年长儿，<10次/分。

二、呼吸节律

潮式呼吸、毕欧式呼吸、呼吸暂停等。

三、肺部啰音

呼吸音强弱、病理性呼吸音、啰音的变化。

四、其他体征

皮肤颜色，吸气性三凹征，口腔、呼吸道分泌物量、质、色。

五、实验室检查

血气，C反应蛋白（CRP），血常规，潜血（便、胃内容物），血、痰细菌培养。

六、影像学检查

胸部X线或CT检查，每周记录1次。

七、氧疗患儿

记录体位，供氧情况（氧浓度、流量），经皮动脉血氧饱和度（SpO_2），混合静脉血氧饱和度（SvO_2）等。

八、气管插管患儿

记录插管号数、位置、体位、通气方式及呼吸机参数（FiO_2、Flow、PIP、MAP、RR、Ti等），并填写呼吸机应用观察表。

【心血管系统监测】

1. **持续心电监测**　心率、心音、经皮动脉血氧饱和度，每小时记录1次。

2. **血压**　袖带无创式血压监测，每1小时记录1次。有创血压持续监测适用于休克、四肢明显水肿时，监测结果更为准确。

3. **心电图** 每日记录1次。

4. 心肌酶、肌钙蛋白、脑钠肽（BNP），每日记录1次。

【 神经系统监测 】

1. 神志、瞳孔、抽搐情况、刺激反应，每小时记录1次。

2. Glasgow评分 每日记录1次。

3. **特殊体征** 前囟、头围、面部表情、肌力、肌张力、病理征，每日记录1次。

4. 脑脊液常规、生化、形态学检查，脑电图，头颅CT、MRI检查，每周记录1次。

5. **创伤性或无创性颅内压监测** 婴儿前囟门未闭时，可将传感器置于前囟进行无创性颅内压监测。

【 血液系统监测 】

1. 全套血常规+细胞形态、血小板、DIC常规、活化部分凝血活酶时间（APTT）、纤维蛋白原，每日检查1次。

2. **血浆蛋白** 每日测定1次。

3. **临床检查** 出血点、紫癜、静脉穿刺、伤口缝合部位、鼻咽部位出血、大小便出血，每8小时记录1次。

4. 红细胞压积、网织红细胞计数、血涂片观察红细胞形态、血沉、交叉配血、血型、术前四项均于入院时完成。

【 胃肠系统监测 】

1. 大便常规、大便潜血，大便次数、颜色、量、气味，每日记录1次。

2. **腹部查体** 腹胀、压痛、包块、肠鸣音情况，每日记录1次。

3. 每次鼻饲前检查胃内潴留情况，记录量和性质，如发现咖啡样物，应做潜血试验。

【其他】

1. **体重** 计算每日体重增、减情况，床边透析或血滤患者需随时监测。

2. **体温** 每8小时记录1次。

3. **出入量** 精确记录24小时所有入量，包括静脉液量、饮食水入量；出量，包括尿量，鼻饲管、胸腔管和其他引流管引流液量。每小时记录1次。精确记录大便、呕吐和取血标本的量，每日记录1次。

4. **尿比重和尿常规** 每日记录1次。

5. 血电解质、血糖、血气，每日测定1次。微量血糖根据情况随时监测。

6. 休克、瑞氏综合征、严重低钙血症和频繁应用利尿剂者需加强监测。

第二章 呼吸系统疾病

第一节 急性呼吸衰竭

【定义】

各种原因导致的呼吸功能异常，使肺脏不能满足机体代谢的气体交换需要，造成动脉血氧下降和（或）二氧化碳潴留，并由此引起一系列生理功能及代谢紊乱的临床综合征。

【病因及分型】

一、按部位分型

1. **中枢性呼吸衰竭** 如脑炎、脊髓炎、急性感染性多发性神经根炎、肌肉病变等。

2. **周围性呼吸衰竭** 如上下气道梗阻、肺炎、肺水肿、肺出血、急性呼吸窘迫综合征（ARDS）、气胸、大量胸腔积液等。

二、按血气分型

1. **Ⅰ型呼吸衰竭** $PaO_2<60mmHg$，$SaO_2<85\%$。

2. **Ⅱ型呼吸衰竭** $PaO_2<60mmHg$，$PaCO_2 \geqslant 50mmHg$。

三、按呼吸功能分型

（一）换气功能衰竭

以低氧为主的呼吸衰竭，也称Ⅰ型呼吸衰竭。

1. 通气/血流比值（V/Q）失调 V/Q正常为0.8，低血压、肺栓塞、机械通气等情况下，肺泡过度扩张，导致无效腔增大，V/Q增大，引起低氧血症。

2. 肺内分流 肺部病变引起V/Q减小，动静脉血混合而发生肺内分流。如肺不张、ARDS等。可通过正压给氧实现肺复张和肺容积增大来改善。

3. 弥散障碍 肺泡－毛细血管膜（弥散膜）增厚、面积减小而引起低氧血症。如肺实质病变、肺不张、肺气肿、肺水肿、肺纤维化、肺间质炎症等。

（二）通气功能衰竭

气道通气量不足，引起低氧和二氧化碳潴留，又称Ⅱ型呼吸衰竭。

1. 限制性通气障碍 由于神经肌肉疾病、脊柱胸廓畸形、大量液气胸、大量腹水、肺纤维化、肥胖等，引起胸廓或肺的顺应性下降，其扩张和回缩均受限，导致肺容量和通气量减少。

2. 阻塞性通气障碍 由于气道狭窄或阻塞导致气道阻力增加而引起的肺泡通气不足。如气道外受压（肺动脉吊带、先天性心脏病）、气道内堵塞（黏液、渗出物、异物或肿瘤）、气道痉挛、哮喘等。

【临床表现】

一、原发病

原发病不同，临床表现亦各不相同。

二、呼吸系统

1. 周围性呼吸衰竭 呼吸急促、呼吸困难、三凹征、呻吟、点头样呼吸等。

2. 中枢性呼吸衰竭 呼吸节律不齐、潮式呼吸、叹息样呼吸、呼吸暂停、下颌式呼吸等。

三、低氧血症

1. 紫绀。

2. **神经系统**　烦躁、意识模糊、昏迷、惊厥。

3. **循环系统**　心率快，后可减慢，心音低，血压先高后低，严重缺氧时心律失常。

4. **消化系统**　可有消化道出血，亦可能有肝功能损害，转氨酶增高。

5. **肾功能损害**　蛋白尿、管型尿，少尿或无尿，严重时出现肾衰竭。

四、高碳酸血症

1. 早期有头痛、烦躁、摇头、多汗、肌震颤。

2. **神经、精神异常**　淡漠、嗜睡、谵语、球结膜充血，严重者昏迷、抽搐、视乳头水肿，如有脑水肿可出现高颅压、肌张力高、意识障碍、呼吸节律紊乱、瞳孔变化（忽大忽小或一大一小）等表现。

3. **循环系统**　心率快、血压升高，严重时心率减慢、血压下降、心律不齐。

4. **毛细血管扩张症**　四肢温、皮肤潮红、唇红、结膜充血及水肿。

五、水、电解质紊乱

血钾多偏高，但饥饿、脱水剂、利尿剂又可引起低钾血症、低钠血症，同时 CO_2 潴留，HCO_3^- 代偿性增高，而使血氯相应减少。

【诊断】

一、存在引起呼衰的原发病

如中枢神经系统感染，周围神经肌肉疾病，胸部、呼吸道、肺部病变或中毒等。

二、有周围性或中枢性呼吸衰竭的临床表现

三、血气诊断标准

1. 呼吸功能不全　$PaO_2<80mmHg$ 或 $PaCO_2>45mmHg$，$SaO_2<91\%$。

2. 呼吸衰竭

（1）Ⅰ型呼吸衰竭：$PaO_2<60mmHg$，$SaO_2<85\%$。

（2）Ⅱ型呼吸衰竭：$PaO_2<60mmHg$，$PaCO_2\geqslant50mmHg$，$SaO_2<85\%$。

3. 以上血气指标是在水平面、安静、不吸氧状态下测得的结果。如果患儿病情过重，不能停止氧疗去监测血气，吸氧时测得的 PaO_2 只反映氧疗的效果，这时应计算氧合指数（PaO_2/FiO_2），即 P/F 比值。当 P/F$<200mmHg$ 时，常提示肺内分流超过20%；如 P/F$>300mmHg$，提示大致正常。P/F 比值可用于快速评估呼吸衰竭的严重程度和指导治疗。

另外，也可通过肺泡–动脉血氧分压差（$A-aDO_2$）来判断。其正常值为 $5\sim10mmHg$，Ⅰ型呼吸衰竭时，$A-aDO_2>15mmHg$，提示存在肺内分流；Ⅱ型呼吸衰竭时，$A-aDO_2$ 多正常。

4. 若 pH<7.25，$PaCO_2>70mmHg$，吸入 $40\%\sim50\%$ 氧气时 PaO_2 仍 $<50mmHg$，临床表现为呼吸浅慢，节律不整，辅助呼吸肌运动弱而无力，腱反射减弱或消失，四肢肌张力减低，面色灰白，则为严重急性呼吸衰竭，常作为呼吸机辅助呼吸的指征。

【监测】

1. 呼吸系统　呼吸频率、节律、三凹征、鼻扇、紫绀，每1小时记录1次。

2. 持续监测经皮动脉血氧饱和度（SpO_2）、$PaCO_2$、PaO_2/FiO_2、$A-aDO_2$。

3. 循环系统　心率、血压、心电图，每小时记录1次。

4. 动脉和静脉血气　每12小时1次。置桡动脉导管测动脉血气。

【治疗】

治疗基本原则为呼吸支持，改善氧气摄取及促进二氧化碳排出，维持血气接近正常，争取时间，帮助患儿度过危险期，以利于治疗原发病。为便于记忆，可用英文单词首字母缩写"A、B、C、D、E、F"来表示处理要点。

一、A（Airway）保持气道通畅

1. 体位　将患儿置于舒适的体位，重症呼吸衰竭需要呼吸支持者，采用俯卧位可能对通气功能改善及预后有帮助。

2. 协助排痰　鼓励清醒患儿努力咳嗽，婴幼儿或咳嗽无力的患儿，每2小时翻身1次，经常拍背，边拍背，边鼓励患儿咳嗽，使痰易于排出。

3. 吸痰　咳嗽无力、昏迷、气管插管或气管切开的患儿，及时给予吸痰。吸痰前应充分给氧，吸痰时应采取仰卧位，选择合适的吸痰管，顺序吸出口鼻咽部和气管的痰液，术者注意佩戴口罩、手套，严格执行无菌操作规程。吸痰时动作轻柔，负压不宜过大（100~150mmH_2O），吸引时间不宜过长（<15秒），以防止损伤气道黏膜和继发感染。

4. 湿化和雾化　可用加温湿化器，每日数次。可将30℃左右的蒸馏水放入吸入氧气的湿化瓶中，使吸入的氧气加温加湿，也可在气管插管或气管切开者吸痰前向气道内滴入1~2ml的生理盐水等。

5. 必要时可使用支气管扩张剂、止咳化痰药物，缓解气道痉挛，减少气道阻力和呼吸做功，减少气道黏膜水肿。如沙丁胺醇、特布他林、异丙托溴铵等。

二、B（Breathing）氧疗

此时低氧血症比高碳酸血症危害更大，因此要及时有效地补充氧气。

1. 鼻导管吸氧　氧流量：年长儿1~2L/min，婴幼儿0.5~1L/min，新生儿0.3~0.5L/min。吸入氧浓度30%~40%。

吸入氧浓度（%）=21+4×氧流量（L/min）。

2. 面罩吸氧　氧流量：儿童3~5L/min，婴幼儿2~4L/min，新生儿1~2L/min。吸入氧浓度40%~60%。

3. 头罩吸氧　氧流量根据需要调节，通常为3~6L/min。吸入氧浓度30%~60%。特别适用于新生儿及小婴儿。

4. 持续气道正压通气（CPAP）　氧流量根据需要调节，通常为3~6L/min。吸入氧浓度30%~60%。改善低氧血症效果优于其他几种吸氧方法，所需设备简单，操作方便、安全，可常规使用。吸入纯氧不超过6小时，以防氧中毒。

如采取上述措施后仍有低氧血症，则应考虑气管插管及机械通气。

三、C（Control machine）气管插管及机械通气

（一）适应证

1. 经上述治疗无效，出现意识模糊、昏迷者。

2. 吸入氧浓度达到60%时PaO$_2$仍低于50 mmHg，PaCO$_2$高于65mmHg者。

3. 呼吸过慢，频繁呼吸暂停或呼吸即将停止者。

4. 难以解除的上、下气道梗阻。

5. 过度换气治疗脑水肿。

（二）机械通气方式

常频通气：可选用IPPV、PCV、VCV、IMV、PEEP/CPAP等模式。可将高频通气与体外膜氧合（ECMO）作为补救性措施。

（三）呼吸机主要参数

①吸气峰压（PIP）；②呼气末正压（PEEP）；③呼吸频率（RR）；④吸气时间（T_i）；⑤吸呼比（I/E）；⑥流速（FR）；⑦吸入氧浓度（FiO_2）；⑧每分通气量（MV）。

四、D（Drugs）药物治疗

1. **呼吸兴奋剂** 慎用。如尼可刹米、洛贝林、二甲弗林、氨茶碱。应首先改善气道阻塞，而后再应用这些药物，否则将加重呼吸肌无效做功。

2. **肺泡表面活性物质（PS）** 其治疗早产儿肺透明膜病的疗效是公认的，可使病死率下降40%。在治疗小儿呼吸衰竭时早期给药优于晚期给药，发病2天后有些病例发生不可逆损害，此时再给药多效果不佳；临床观察发现，PS治疗安全，但未能显著降低病死率。

3. **维持水、电解质及酸碱平衡** 呼吸性酸中毒时，可通过改善通气予以纠正；当pH<7.25，呼吸性酸中毒合并代谢性酸中毒等混合性酸中毒时，可在保证通气的情况下，适当应用碱性药物。低氯、低钾所致代谢性碱中毒时，可适当予10%氯化钾，或适量生理盐水。代碱严重者可酌情静滴适量盐酸精氨酸。液体一般控制在60~80ml/（kg·d）。

4. **维持器官功能** 烦躁不安者适当使用镇静剂，一般使用水合氯醛，抑制呼吸的药物应慎用，如地西泮等；高颅压时应用脱水降颅压药物，原则为"既脱又补""边脱边补"；循环障碍时可应用血管活性药物，注意保护各器官功能。

五、E（Etiology）对因治疗

1. 周围性呼吸衰竭　如肺炎时应及时给予抗生素、抗病毒治疗；哮喘时应用激素及支气管扩张剂；肺水肿及肺出血时及时给予机械通气；气胸或大量胸腔积液引起的呼吸衰竭则及时给予胸腔闭式引流。

2. 中枢性呼吸衰竭　如脑炎或脑膜炎时，及时给予抗生素、抗病毒治疗；免疫性脑炎、急性感染性多发性神经根炎、急性播散性脑脊髓炎等免疫性疾病时要及时给予激素及免疫球蛋白治疗。

六、F（Fluid）液体治疗

液体量一般为60~80ml/（kg·d），脑水肿时30~60ml/（kg·d）。

第二节　急性呼吸窘迫综合征

【定义】

急性呼吸窘迫综合征（acute respiratory distress syndrome，ARDS）是在严重感染、休克、创伤等疾病过程中，肺毛细血管内皮细胞和肺泡上皮细胞损伤造成弥漫性肺间质及肺泡水肿，透明膜形成，导致进行性急性低氧性呼吸功能不全或衰竭。

【病因】

一、肺源性

重症肺炎、误吸、吸入有毒气体、溺水、氧中毒、肺挫伤、机械通气和肺栓塞等直接损伤肺部。

二、肺外源性

严重脓毒症、休克、严重创伤、烧伤、大量输血、体外循环、弥散性血管内凝血（DIC）、药物中毒、脂肪栓塞、恶性肿瘤、颅内高压症、中暑、粟粒性肺结核、急性胰腺炎和代谢性疾病等间接损伤肺部。

【发病机制】

ARDS主要病理改变是肺间质水肿、弥漫性肺不张、肺微血管栓塞和肺透明膜形成。主要病理生理改变有肺容积减少、肺顺应性降低、肺内分流增加、严重的通气/血流比值失调，导致进行性低氧血症和呼吸窘迫，影像学上表现为非均一性的渗出性病变，后期常并发多器官功能衰竭。

【临床表现】

一、症状和体征

多在原发病症状出现后6~72小时内突然出现呼吸急促、呼吸困难，并呈进行性加重；缺氧明显，一般吸氧不能改善；烦躁不安。

有呻吟样呼吸、发绀，三凹征明显。肺部查体早期呼吸音正常或略低；中期可有支气管呼吸音或呼吸音减低，可闻及干湿性啰音；后期出现肺实变体征，并可闻及水泡音，可有呼吸音减低、呼吸不规则、双吸气、呼吸暂停、心率增快等。可出现心力衰竭、循环衰竭和DIC、少尿、昏迷、谵妄等。

二、X线胸片

早期示肺纹理增粗及轻度肺间质水肿，中期两肺毛玻璃样改变，可见支气管充气影，晚期两肺广泛密度增高阴影，呈"白肺"样改变。

三、血气分析

早期 I 型呼吸衰竭，$PaO_2\downarrow$，$PaCO_2\downarrow$，呈呼吸性碱中毒；后期通气和换气功能均障碍，出现 II 型呼吸衰竭。氧合指数 $PaO_2/FiO_2\leqslant300mmHg$，提示急性肺损伤（ALI，轻度 ARDS）；$PaO_2/FiO_2\leqslant200mmHg$，为中度 ARDS；$PaO_2/FiO_2\leqslant100mmHg$，为重度 ARDS。

四、肺功能检查

功能残气量降低，小气道阻力增加。通常以总呼吸顺应性 $<50ml/cmH_2O$ 作为诊断标准。

【诊断标准】

一、2012 年欧美联席会议（柏林）制定的诊断标准

1. 急性起病，病程在 1 周内。
2. 胸片示两肺浸润影。
3. 轻度 ARDS：$PaO_2/FiO_2\leqslant300mmHg$；
   中度 ARDS：$PaO_2/FiO_2\leqslant200mmHg$；
   重度 ARDS：$PaO_2/FiO_2\leqslant100mmHg$。
4. 除外左心功能不全等。

详见表 2-1。

表 2-1　2012 年 ARDS 柏林标准

项目	标准
起病时间	起病 1 周内具有明确的危险因素或在 1 周内出现新的或突然加重的呼吸系统症状
肺水肿原因	呼吸衰竭不能完全用心力衰竭或液体过负荷解释，如无相关危险因素，进行客观检查（如多普勒超声心动图），以排除静水压增高型肺水肿
胸部 X 线片	两肺透光度减低影，不能用渗出、小叶/肺不张或结节影来解释

项目	标准
氧合状况	
轻度	在CPAP/PEEP≥5cmH$_2$O时，200mmHg<PaO$_2$/FiO$_2$≤300mmHg
中度	在CPAP/PEEP≥5cmH$_2$O时，100 mmHg<PaO$_2$/FiO$_2$≤200mmHg
重度	在CPAP/PEEP≥5cmH$_2$O时，PaO$_2$/FiO$_2$≤100mmHg

注：CPAP：持续气道正压；若海拔高于1000m，可以用以下校正公式：PaO$_2$/FiO$_2$×当地大气压/760。

二、儿科ARDS的诊断标准

Newth等按Murray评分提出儿科ARDS的诊断标准，即肺损伤评分。见表2-2。

表2-2 儿科ARDS的诊断评分

	0分	1分	2分	3分	4分
肺部浸润（胸片象限数）	0	1	2	3	4
PaO$_2$/FiO$_2$（mmHg）	≥300	225~299	175~224	100~174	<100
PEEP（cmH$_2$O）	≤4	5~6	7~8	9~11	≥12
静态顺应性 ［ml/（cm H$_2$O·kg）］	>0.85	0.75~0.85	0.55~0.74	0.30~0.54	<0.30

注：上述4项或3项（除肺顺应性）评分的总和除以项目数（4或3），就得到肺损伤评分结果。

肺损伤评分：0   无肺损伤；

0.1~2.5   轻度至中度肺损伤；

>2.5   重度肺损伤。

【监测】

一、生命体征

对心率、呼吸、经皮动脉血氧饱和度及心电图进行常规持续监测，每小时记录1次。

二、液体平衡及电解质

每12小时查血电解质、血糖和渗透压1次；每小时记录1次出入量。

三、血流动力学

放置桡动脉导管和中心静脉导管，持续监测有创或无创血压（BP）和中心静脉压（CVP），每小时记录1次；床旁心脏彩超监测心输出量（CO）、心脏指数（CI）；动脉血乳酸浓度的动态监测。

四、呼吸系统

每2小时记录1次呼吸机参数；持续呼气末二氧化碳分压监测；动脉血气6~8小时1次；X线胸片每日1次。

五、肺力学参数

1. 呼吸机使用过程中，监测潮气量（TV）、吸气峰压（PIP）、平均气道压（MAP）、吸气平台压（Pplat）、呼气末正压（PEEP）、压力-容量环（P-V环）、流速-容量环（F-V环）等。

2. 吸气阻力（Ri）=吸气峰压/吸入潮气量；

呼气阻力（Re）=吸气峰压/呼出潮气量。

3. 顺应性

动态顺应性=潮气量/（吸气峰压-呼气末正压）=TV/（PIP-PEEP）；
静态顺应性=潮气量/（吸气平台压-呼气末正压）=TV/（Pplat-PEEP）。

六、动脉氧合、氧运输和氧消耗、肺内分流的计算

（一）动脉氧合

1. PaO_2　正常值80~100mmHg。

2. P/F比值（PaO_2/FiO_2）　正常值400~500mmHg。PaO_2/FiO_2 ≤300mmHg为轻度ARDS；≤200mmHg为中度ARDS；≤100mmHg

为重度 ARDS。

3. 氧合指数（OI）

$$OI=\frac{（MAP \times FiO_2）\times 100}{PaO_2}$$

OI>20，死亡率 50%；OI>30，提示呼吸衰竭严重，并可能向不可逆发展；OI>40，持续 4 小时及以上，为应用 ECMO 的指征。

4. 肺泡–动脉血氧分压差（A–aDO$_2$）

吸纯氧 20 分钟后测血气，得到 PaO$_2$ 及 PaCO$_2$。

肺泡气氧分压（PAO$_2$）＝吸入气氧分压（PiO$_2$）– PaCO$_2$/R（R 为呼吸商，0.8）

吸入气氧分压（PiO$_2$）＝（760–47）× FiO$_2$

$$A{-}aDO_2＝肺泡气氧分压（PAO_2）–动脉血氧分压（PaO_2）$$
$$＝（PiO_2 – PaCO_2）/0.8 – PaO_2$$
$$＝[（760{-}47）\times FiO_2 – PaCO_2/0.8] – PaO_2$$
$$＝713 \times FiO_2 – PaO_2 – PaCO_2/0.8$$

正常值 5~15mmHg；>30mmHg 为异常；>50mmHg 考虑有换气障碍；>100mmHg 考虑有急性呼吸衰竭；>450mmHg 需机械通气。

（二）氧运输（DO$_2$）

DO$_2$＝CO × CaO$_2$ × 10＝CO ×（Hb × 1.34 × SaO$_2$+PaO$_2$ × 0.0031）× 10

正常值 550~650ml/（min·m^2）。

（三）氧消耗（VO$_2$）

VO$_2$＝CO ×（Ca–Cv）× 10

正常值 130~190ml/（min·m^2）。

（四）肺内分流（Qs/Q$_T$）

$$Qs/Q_T＝\frac{CcO_2–CaO_2}{CcO_2–CvO_2}$$

（CcO$_2$ 为肺毛细血管血氧含量，CaO$_2$ 为动脉血氧含量，CvO$_2$ 为混合静脉血氧含量）

正常值 3%~7%。

无条件时可按公式计算：肺内分流（Qs/Q_T）= 0.0031 × （$A-aDO_2$）/心输出量（CO）。

使用此公式应在吸纯氧条件下测 PaO_2 和 PAO_2，且二者均应 >150mmHg，CO 应正常，否则计算结果不准确。

公式计算所得结果与实测之间有一定误差，故目前多不主张采用此标准。

【治疗】

一、原发病的治疗

包括控制感染、积极抢救休克；适当补液，避免液体输入过多、过快；必须大量输血时，应避免使用库存 1 周以上血液，微型颗粒可引起微血栓，宜选用微过滤器。

二、呼吸支持和机械通气

（一）经鼻持续气道正压通气（NCPAP）

应用详见第十三章第二节。

（二）气管插管机械通气

1. **肺保护性通气策略**　肺保护性通气策略包括压力控制通气（PCV），低潮气量通气（6~8ml/kg），限制气道平台压（30mmH₂O），最佳呼气末正压（PEEP）和允许性高碳酸血症（3~5 天内 $PaCO_2$ 达到 60~100mmHg，pH 可接受范围 7.20~7.25）。即压力控制通气+最佳 PEEP（PCV+PEEP）。

最佳 PEEP 的判断标准：压力-容量曲线上的曲折点，最佳动脉血气、最大氧运输、最大肺静态顺应性、胸部 CT 肺膨胀最佳时的 PEEP 值。

可根据最佳氧合选择最佳 PEEP：充分镇静、止痛后，放置桡动脉导管，测动脉血气，在经皮动脉血氧饱和度（SpO₂）、心率、血压监测下，先将吸入氧浓度调到使 SpO₂ 维持在 85%，在原呼吸机参数的基础上，再逐渐增加PEEP（每次2cmH₂O，直到SpO₂达最高值，而血压、心率（或经扩容、血管活性药物支持下）在基本正常范围时，最后稳定30分钟再测血气。

也可根据压力–容积曲线选择最佳PEEP：根据肺静态压力–容积曲线（P–V环）吸气相找出低位拐点所对应的压力（Pflex），然后将PEEP定位在Pflex+2cmH₂O；也有用P–V环呼气相最大拐点决定最佳PEEP的方法。实践操作中最佳PEEP水平可选择稍高于下拐点，低于上拐点的压力，经验设置为8~12cmH₂O。

2. 压力控制–呼吸反比通气（PCV–IRV） 当吸气时间超过1/2呼吸周期时，称为反比通气。多应用于正比通气无效的患儿。呼吸频率20~30次/分，I：R=（2~3）：1，PIP 20cmH₂O，或较原通气方式的PIP下降2~4 cmH₂O。必须同时应用镇静剂和肌松剂。

3. 肺复张手法（RM） 可用控制性肺膨胀技术和PEEP递增法。在吸气时使用一次或反复多次的气道高压，迅速复张塌陷的肺泡，增加肺容积和功能残气量，提高氧合及肺顺应性，即控制性肺膨胀技术。吸气压力30~45cmH₂O，持续时间30~40秒。PEEP递增法是在限制气道峰压在40~45cmH₂O的前提下，逐步升高PEEP水平，每次增加5cmH₂O，直到PEEP达到30~40cmH₂O，然后再逐渐降低PEEP，每次调整PEEP后，维持30~60秒。一般认为，肺复张手法对肺外源性ARDS和早期ARDS的效果优于其对肺源性ARDS和晚期ARDS的效果。值得注意的是，肺复张手法可能影响患儿的循环状态，实施过程中应密切监测。

（三）俯卧位通气

常规机械通气治疗无效的重度ARDS患儿，若无严重的低血压、室性心律失常、高颅压等禁忌证，可考虑俯卧位通气。每日6~16小时，可给予适量镇静剂或肌松药，要注意预防颜面部水肿、角膜溃疡、受压部位皮肤破损以及气管导管意外脱出等并发症。

（四）吸入一氧化氮（NO）

对一般治疗无效的严重低氧血症，可考虑应用。一般吸入浓度从5ppm开始，视病情逐渐增加，最大不宜超过40ppm。其禁忌证包括高铁血红蛋白清除障碍、有出血倾向、颅内出血及严重左心衰竭。ARDS早期，吸入NO可能因扩张血管而使有害物质在肺内扩散，须慎用。

（五）部分液体通气

部分液体通气是把携氧的全氟碳化合物通过气管注入肺内取代气体进行氧气和二氧化碳交换的通气技术。全氟碳化合物有极高的气溶性，对氧气和二氧化碳的溶解力较水分别高出20倍及3倍，与氧气的结合力是全血的2~3倍。因此，将相当于功能残气量的全氟碳化合物注入肺内，然后进行正压通气，可降低肺泡表面张力，促进肺重力依赖区肺泡复张，增加肺顺应性，改善气体交换，可作为严重ARDS常规机械通气无效时的一种选择。

（六）高频通气（HFV）

参考第十三章相关内容。

（七）体外膜氧合（ECMO）

是治疗重症ARDS的最后一个手段，近年来多有治疗成功的报道。

三、药物治疗

1. 激素　甲泼尼龙1~2mg/（kg·d）静脉滴注，持续3~7天。

2. 肺表面活性物质　可参考新生儿呼吸窘迫综合征（NRDS）的应用方法，但疗效及用法尚在探讨中，还不能将其作为ARDS的常规治疗手段。

四、对症治疗

（一）维持水、电解质平衡

1. 限制性液体管理策略　在早期充分液体复苏，维持血压正常的前提下，后期适当限制液量，实现液体轻度负平衡。

2. 红细胞压积（HCT）<40%时，输新鲜血或红细胞；HCT>40%时，酌情给血浆和白蛋白。

3. 呋塞米1~2mg/kg静脉滴注，q6~12h。

（二）营养支持

ARDS时，患儿一直处于应激和高代谢状态，应尽早经口喂养或鼻胃管供给营养，在消化道出血和胃肠道功能极度低下时，可予静脉营养。ARDS患儿不宜早期应用白蛋白制剂，宜选用复方氨基酸溶液作为静脉营养补充。谷氨酸和精氨酸可能是ARDS患儿有益的饮食添加剂。碳水化合物的供给应适量，因过量的葡萄糖可加重呼吸负担，甚至造成脱机过程中的高碳酸血症。脂肪代谢的呼吸商较葡萄糖低，对呼吸衰竭患儿影响小。

（三）控制体温、充分镇静

PICU常用镇静镇痛剂见表2-3。

表2-3　常用镇静镇痛剂

药物	用法
地西泮	0.3~0.5mg/kg，静脉注射
10%水合氯醛	0.5ml/kg，口服或灌肠
苯巴比妥	10mg/kg，静脉注射；维持量5mg/（kg·d），口服或肌内注射
氯胺酮	负荷量：1~2mg/kg，静脉注射
	维持量：1~2mg/（kg·h），静脉滴注
咪达唑仑	单次应用：0.1~0.2mg/kg，静脉注射
	最大量：0.5mg/kg，静脉注射
	维持量：0.2~0.3mg/（kg·h），静脉滴注
吗啡	单次应用：0.1~0.2mg/kg，静脉注射
	维持量：10~40μg/（kg·h），静脉滴注

（四）连续性血液净化

理论上讲，其可通过吸附机制清除大部分分子量为1万~30万的中分子炎症细胞因子，减少肺血管外肺水含量，维持内环境稳定，但其确切的临床疗效尚待进一步研究。

五、并发症的治疗

（一）肺气压伤

发生率0.5%~5%，临床上可表现为气胸、纵隔积气、心包积气、气腹和皮下气肿等。如发生气胸应及时判断（听呼吸音、床旁胸片和试验性穿刺），行胸腔闭式引流。应用高频通气（HFV）或气管内肺吹张（TGl）。

（二）感染

虽然感染常为ARDS的原发病，但继发感染仍是影响病程和预后的重要因素。要注意洗手、拍背吸痰时无菌操作。定时更换呼吸机管道，避免局部应用抗生素，可减少呼吸机相关肺炎。

（三）保护器官功能

避免缺氧、应用对肝肾毒性较大的药物，维持内环境的稳定，保护脑、心、肝、肾、胃肠道的功能。

1. 心力衰竭　地高辛、米力农静脉滴注强心，保护心肌（磷酸肌酸、维生素C、果糖二磷酸钠）。

2. 循环衰竭　扩容（白蛋白、晶体液），血管活性药物（多巴胺、多巴酚丁胺、肾上腺素）。

3. 脑水肿　甘露醇、地塞米松。

4. DIC　肝素负荷量：6~10U/（kg·次），每6~8小时1次，皮下注射。注意监测凝血时间（试管法）。

第三节　急性感染性喉炎

【定义】

急性感染性喉炎是指喉部黏膜的急性弥漫性炎症，以犬吠样

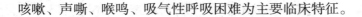

咳嗽、声嘶、喉鸣、吸气性呼吸困难为主要临床特征。

【 病因和发病机制 】

多为急性病毒或细菌感染。常见包括副流感病毒、腺病毒及金黄色葡萄球菌、肺炎链球菌等。

病变多在声门下，侵及气管及支气管，通常统称为哮吼综合征（croup syndrome）。如病变位于胸外气道导致梗阻，则由于吸气时胸腔内压力降低，胸外气道变窄，产生吸气性喉鸣音。如病变位于胸内气道导致梗阻，则由于吸气时胸腔内负压，胸内气道趋于增宽，尚不出现哮吼；而在呼气时胸腔内压力增高，胸内气道趋于变窄，再加上梗阻部位在胸内气道，则产生呼气性哮鸣音。同时由于口喉腔狭小，软骨软弱，黏膜下淋巴组织丰富，组织疏松，易引起水肿，致喉梗阻；又因小儿咳嗽功能差，不易排出分泌物，使梗阻加重。

【 临床表现 】

一、症状和体征

发热，声哑，喉鸣，犬吠样咳嗽，吸气性呼吸困难，夜间更重。

咽喉部充血，声带充血、水肿，声门下黏膜呈梭状肿胀，吸气性三凹征，辅助呼吸肌剧烈运动，呈矛盾呼吸运动，吸气时胸部下陷，腹部隆起，呼气时则相反。听诊有明显吸气性喉鸣，严重时两肺呼吸音低，甚至消失，无气流声，进而呼吸停止。

二、喉梗阻分度

1. Ⅰ度　患儿安静时如正常儿，活动后出现吸气性喉鸣及呼吸困难，听诊呼吸音清晰。

2. Ⅱ度　患儿安静时也出现喉鸣及吸气性呼吸困难，心率增快，听诊有喉传导音及支气管呼吸音。

3. Ⅲ度　除喉鸣及呼吸困难外，有阵发性烦躁不安，口唇及指、趾发绀，口周发青或苍白，听诊呼吸音明显减低，心音低钝，心率显著增快。

4. Ⅳ度　严重呼吸困难，呈衰竭状态，呼吸无力，昏睡，面色苍白、发灰，听诊呼吸音几乎消失，心音微弱低钝，心率或快或慢，不规律，血压下降，出现濒死状态。

【鉴别诊断】

详见表2-4。

表2-4　喉鸣的鉴别诊断

喉鸣性质	梗阻	疾病
倾向于吸气性喉鸣的病变	胸外气道梗阻	声带麻痹、喉软化、喉炎、会厌炎、小下颌、巨舌、喉气管支气管炎、咽喉壁脓肿、甲状舌骨囊肿、白喉、声门上及声门蹼
常产生双期喉鸣的病变		先天性声门下狭窄、气管狭窄、血管环、血管悬带、声门下血管瘤、声门下蹼
倾向于呼气性喉鸣的病变	胸内气道梗阻	气管软化、气管支气管异物、纵隔肿瘤

【治疗】

治疗原则：抗生素控制感染，肾上腺皮质激素应用，必要时气管切开。

一、病因治疗

应用抗生素，可先经验性选药，然后根据细菌培养及药物敏感结果更换抗生素。

二、肾上腺皮质激素应用

Ⅱ度以上喉梗阻呼吸困难者均应用激素治疗。用量需偏大，氢化可的松5~10mg/kg，静脉滴注，q12h；或地塞米松2~5mg/次，静脉滴注，继以1mg/（kg·d）静脉滴注；或醋酸泼尼松龙1~5ml/次，肌内注射，qd。

三、雾化吸入

布地奈德1~2ml/次，加入生理盐水2ml，雾化吸入，q8~12h。吸氧以缓解患儿的低氧血症。

四、保持呼吸道通畅

尽量使患儿头向后仰，抢救人员可采用"抬头举颏法"使患儿气道恢复通畅。如无效，应立即进行人工通气。

五、气管插管、气管切开、环甲膜穿刺

Ⅱ度喉梗阻合并肺炎、肺不张，Ⅲ度及以上喉梗阻者可考虑气管插管、气管切开。紧急窒息时，现场可用血浆针头做环甲膜穿刺，缓解缺氧，然后再做气管插管或气管切开，并置入套管。

六、镇静剂应用

10%水合氯醛溶液0.5~1ml/kg，灌肠，但应尽量避免应用其他抑制呼吸的药物。

第四节　哮喘持续状态

【定义】

哮喘持续状态又称哮喘危重状态，是指哮喘发作时，经常规应用支气管舒张剂和糖皮质激素等药物治疗后，临床症状不缓解，出现进行性呼吸困难的严重哮喘发作。

【临床表现】

常在呼吸道感染、接触过敏原或长期哮喘难以控制的情况下，突然出现以下表现，此时应考虑哮喘持续状态的诊断。

1. 哮喘急性发作，呼吸困难进行性加重，呼气延长，大汗淋漓。

2. 患者烦躁不安、端坐呼吸，紫绀，语言不连贯或不能发声。

3. 哮鸣音广泛、调高，呼吸音减弱或消失，心率增快，奇脉。

4. 肺功能FEV_1（或PEFR）<60%预计值，当<33%预计值时，提示病情危重，气道严重梗阻。

5. 血气分析呈低氧血症、低碳酸血症；如二氧化碳分压由低值转为正常，或出现高碳酸血症，则提示病情恶化，患者处于危急状态，气道梗阻严重。

6. 出现气胸或皮下气肿，提示病情极重。

哮喘临床评分（Wood score）可作为参考（表2-5）。

表2-5　哮喘临床评分（Wood score）

	0分	1分	2分
紫绀	无	吸空气有	吸40%O_2仍有
PaO_2（mmHg）	70~100	<70	<70
呼吸音	正常	两侧对称	减弱或无
辅助呼吸肌应用	无	中等度应用	极用力
喘鸣音	无	中等度	明显
脑皮质功能	正常	抑制或烦闹不安	昏迷

评分>7分，$PaCO_2 \geqslant 65$ mmHg为气管插管指征。选择容量控制通气方式，以保证潮气量。如患儿处于极度衰竭状态，评分值反而降低，此时亦应及时气管插管，给予呼吸支持。

【监测】

1. 每小时观察记录鼻扇、三凹征、呼吸音、紫绀、呼气相时间及哮鸣音，并按哮喘评分表评分1次。

2. 应用机械通气者，每2小时记录1次潮气量、气道阻力、顺应性等。

3. 有病情变化或呼吸机应用效果不好者及时测血气，否则6~12小时测血气1次。

4. 常规监测呼吸、心率、心电图、血压。

5. **其他检查项目** CRP，血、尿、便常规，生化，胸片，胸部CT，肺功能（病情平稳时），BNP（疑有心衰时）。

【治疗】

总原则：扩张支气管，改善供氧，保持内环境稳定。

一、吸氧

以面罩吸氧为宜，吸气氧浓度宜高，30%~50%，加温加湿给氧，避免冷空气对气道的不良刺激，使PaO_2保持在70~90mmHg。吸氧效果差则及早应用CPAP，甚至气管插管呼吸支持。

二、镇静

10%水合氯醛溶液0.5ml/kg加等量生理盐水口服或灌肠，或用苯巴比妥每次5~10mg/kg肌内或静脉注射，呼吸衰竭者慎用。吗啡可引起组胺释放，应避免使用。

三、β_2受体激动剂

吸入速效β_2受体激动剂：0.5%沙丁胺醇（万托林）或0.25%特布他林（博利康尼）溶液雾化吸入。开始1小时内每隔20分钟吸入1次，3次无效可考虑应用其他药物。以后根据情况每2~4小时1次重复吸入，同时监测呼吸及心率。

PICU常用雾化吸入药物见表2-6。

表2-6 常用雾化吸入药物

体重	沙丁胺醇（ml）	异丙托溴铵（ml）	布地奈德（mg）	生理盐水（ml）
<20kg	1.25	1	0.5	2
>20kg	2.5	2	1	2

四、肾上腺皮质激素

1. 雾化吸入 布地奈德（普米克令舒），<6岁每次0.5mg，>6岁每次1mg，重症时可加量，<6岁每次1mg，>6岁每次2mg，用空气压缩泵（或气流量>6L/min氧气）作为动力的雾化器给药，本品可与沙丁胺醇、特布他林或异丙托溴铵溶液混合使用。

2. 静脉应用 雾化吸入效果不好时，早期静脉应用肾上腺皮质激素。甲泼尼龙1~2mg/（kg·次），静脉滴注，q12h或q8h；琥珀酸氢化可的松5~10mg/（kg·次），静脉滴注，q12h或q8h；地塞米松0.25~0.5mg/（kg·次），静脉滴注，q12h。

3. 口服 静脉应用3~5天后，如仍需大剂量激素维持治疗，可每日口服泼尼松1~2mg/kg，分2~3次口服，最大量40mg。经3~4天后减停。

五、氨茶碱

负荷量4~6mg/kg，最大量250mg，30分钟静脉滴注，然后以0.75~1.0mg/（kg·h）的维持量持续静脉泵入，每日剂量控制在24mg/kg以内。如24小时内已用过氨茶碱，直接应用维持量或1/2负荷量持续静脉滴注。

六、硫酸镁

通过干扰支气管平滑肌细胞内钙离子内流而起到松弛气道平滑肌的作用。25%硫酸镁溶液0.1ml/kg+10%葡萄糖溶液20ml缓慢静脉滴注，每日1~3次，可连续应用2~3天。伴有肾功能不全或低血压的哮喘患儿应禁用或慎用。

七、抗胆碱药

与β_2受体激动剂联合吸入可延长疗效。常用异丙托溴铵5~10μg/（kg·次），或0.025%异丙托溴铵溶液，<4岁每次0.5ml，4~12岁每次1ml，>12岁每次2ml，加入盐水中用空气压缩泵雾化吸入。

八、白三烯调节剂

可协助糖皮质激素更好地控制哮喘或减少糖皮质激素的用量。孟鲁司特钠（顺尔宁），<7岁每次5mg，>岁7每次10mg，每日1次。

九、维持液体及酸碱平衡

1/3张含钠液，最初2小时以5~10ml/（kg·h）速度纠正脱水，之后以1/4~1/5张含钠液维持，见尿后补钾，一般补液量为每日50~100ml/kg。当pH值低于7.2时再考虑补充碳酸氢钠纠正酸中毒。

十、机械通气指征

1. 严重呼吸困难。

2. 呼吸音几乎不能闻及。

3. 呼吸肌疲劳，患儿呈极度衰竭状态。

4. 意识障碍，血压改变（或高或低）。

5. FiO_2>60%仍有严重紫绀。

6. $PaCO_2$进行性增高超过65mmHg。

十一、使用呼吸机时的注意事项

1. 选择容量控制型通气方式。

2. 选用带套囊的气管插管，防止漏气。

3. 潮气量初调以8ml/kg计算，因气道阻力大，吸气峰压也应相对较高，但一般不宜超过40cmH$_2$O。然后根据血气和临床情况调整。

4. 应用PEEP或CPAP是治疗的关键，使过早闭陷的小气道扩张，抵消患儿产生的内源性PEEP，减轻呼吸肌群的负荷。一般PEEP为3~5cmH$_2$O。

5. 选择比生理频率略慢的呼吸频率。

6. 哮喘患者呼气时间延长，须调节合适的呼气时间，以避免气体进一步潴留肺内。

7. 如自主呼吸与呼吸机不合拍，应及早应用肌松剂，以保证有效通气，防止气道压力过高引起气压伤。可选用阿曲库铵，起始量0.3~0.6mg/kg静脉推注，维持量5~10μg/（kg·min）静脉滴注。

8. 维持血气在PaCO$_2$ 50~60mmHg，PaO$_2$ 80~100mmHg，SaO$_2$ 90%以上，pH7.20~7.30。

【治疗时注意事项】

1. 气管插管机械通气前勿使用麻醉剂或巴比妥类药物（因抑制呼吸中枢）。

2. 勿过量使用异丙肾上腺素（使分泌物黏稠，用尽糖原贮存，加重病情）。

3. 勿过量使用气雾剂（反复使用可加重哮喘，无效时即停用）。

第五节　支气管哮喘

【儿童哮喘诊断标准】

1. 反复发作喘息、咳嗽、气促、胸闷，多与接触变应原、冷空气、物理或化学性刺激、呼吸道感染以及运动等有关，常在夜间和（或）清晨发作或加剧。

2. 发作时在双肺可闻及散在或弥漫性，以呼气相为主的哮鸣音，呼气相延长。

3. 上述症状和体征经抗哮喘治疗有效或自行缓解。

4. 除外其他疾病所引起的喘息、咳嗽、气促和胸闷。

5. 临床表现不典型者（如无明显喘息或哮鸣音），应至少具备以下1项：

（1）支气管激发试验或运动激发试验阳性。

（2）证实存在可逆性气流受限：①支气管舒张试验阳性：吸入速效β₂受体激动剂（如沙丁胺醇）后15分钟，第1秒用力呼气量（FEV_1）增加≥12%；②抗哮喘治疗有效：使用支气管舒张剂和口服（或吸入）糖皮质激素治疗1~2周后，FEV_1增加≥12%。

（3）最大呼气流量（PEF）每日变异率≥20%，连续监测1~2周。

符合第1~4项或第4、5项者，可以诊断为哮喘。

【咳嗽变异性哮喘（过敏性咳嗽）诊断标准】

1. 咳嗽持续>4周，常在夜间和（或）清晨发作或加重，以干咳为主。

2. 临床无感染征象，或经较长时间抗生素治疗无效。

3. 抗哮喘药物诊断性治疗有效。

4. 排除其他原因引起的慢性咳嗽。

5. 支气管激发试验阳性和（或）PEF每日变异率（连续监测1~2周）≥20%。

6. 个人或一、二级亲属特应性疾病史，或变应原检测阳性。

以上1~4项为诊断的基本条件。

【5岁以下儿童喘息的特点】

一、5岁以下儿童喘息的临床表型和自然病程

1. 早期一过性喘息 多见于早产和父母吸烟者，喘息主要是由于环境因素导致肺的发育延迟所致。随着年龄的增长，肺的发

育逐渐成熟，大多数患儿在生后3岁之内喘息逐渐消失。

2. 早期起病的持续性喘息（指3岁前起病） 患儿主要表现为与急性呼吸道病毒感染相关的反复喘息，本人无特应性表现，也无家族过敏性疾病史。喘息症状一般持续至学龄期，部分患儿在12岁时仍然有症状。小于2岁的儿童喘息发作的原因通常与呼吸道合胞病毒等感染有关，2岁以上的儿童，往往与鼻病毒等其他病毒感染有关。

3. 迟发性喘息/哮喘 这些儿童有典型的特应症背景，往往伴有湿疹，哮喘症状常迁延持续至成人期，气道有典型的哮喘病理特征。

但是应该注意，第1、2种类型的儿童喘息只能通过回顾性分析才能做出鉴别。儿童喘息的早期干预有利于疾病的控制，因此不宜在对患者进行初始治疗时即进行如此分类。

二、5岁以下儿童喘息的评估

（一）喘息儿童如果出现以下临床症状特点，高度提示哮喘的诊断

1. 多于每月1次的频繁发作性喘息。

2. 活动诱发的咳嗽或喘息。

3. 非病毒感染导致的间歇性夜间咳嗽。

4. 喘息症状持续至3岁以后。

（二）哮喘预测指数

哮喘预测指数能有效地预测3岁内喘息儿童发展为持续性哮喘的危险性。

1. 主要危险因素

（1）父母有哮喘病史。

（2）经医生诊断为特应性皮炎。

（3）有吸入变应原致敏的依据。

2. 次要危险因素

（1）有食物变应原致敏的依据。

（2）外周血嗜酸性粒细胞≥4%。

（3）与感冒无关的喘息。

哮喘预测指数阳性：在过去1年喘息≥4次，具有1项主要危险因素或2项次要危险因素。如哮喘预测指数阳性，建议按哮喘规范治疗。对于反复喘息而抗生素治疗无效的学龄前儿童也建议使用抗哮喘药物诊断性治疗2~6周后进行再评估。

学龄前喘息儿童大部分预后良好，其哮喘样症状随年龄增长可能自然缓解。因此，对这些患儿必须定期（3~6个月）随访，重新评估以判断是否需要继续抗哮喘治疗。

【儿童支气管哮喘的病情严重程度分级及治疗方案】

详见表2-7。

表2-7 哮喘病情严重程度分级及治疗方案

分度	发作	FEV_1或PEF	PEF变异率	治疗		
				β_2受体激动剂	茶碱类	糖皮质激素
间歇状态	<2天/周 发作间期无症状 夜间无症状 活动无受限	≥80%预计值	<20%	吸入或口服	口服	/
轻度持续	发作>2天/周 但非每天有症状 夜间症状>2次/月 活动轻微受限	≥80%预计值	20%~30%	吸入或口服	口服	吸入
中度持续	每天有症状 夜间症状>1次/周 活动部分受限	60%~79%预计值	>30%	吸入或口服	口服	吸入
重度持续	每天持续有症状 每晚有症状 活动严重受限	<60%预计值	>30%	吸入或口服	口服或静脉	吸入或静脉

第六节　重症肺炎

【定义】

一、肺炎

是指不同病原体或其他病因所致的肺部炎症，以发热、咳嗽、气促、呼吸困难和肺部固定湿啰音为共同临床表现。

二、重症肺炎

是指除呼吸系统受累以外，其他器官系统也受累，且全身中毒症状明显，称为重症肺炎。

三、严重度评估标准

中华医学会儿科学分会呼吸学组2013年修订了社区获得性肺炎（CAP）严重度评估标准，见表2-8。

表2-8　社区获得性肺炎患儿病情严重度评估

临床特征	轻度CAP	重度CAP
一般情况	好	差
拒食或脱水征	无	有
意识障碍	无	有
呼吸频率	正常或略增快	明显增快[※]
紫绀	无	有
呼吸困难（呻吟、鼻翼扇动、三凹征）	无	有
肺浸润范围	≤1/3的肺	多肺叶受累或≥2/3的肺
胸腔积液	无	有

续表

临床特征	轻度CAP	重度CAP
脉搏血氧饱和度	>0.96	≤0.92
肺外并发症	无	有
判断标准	出现上述所有表现	存在以上任何一项

※注：婴儿RR>70次/分，年长儿RR>50次/分

【病因】

重症肺炎可由多种病原微生物引起，以细菌、病毒、支原体、衣原体、真菌、卡氏肺囊虫为主要病原体。5岁以上儿童可由肺炎衣原体引起肺部感染，而年长儿多为细菌合并非典型微生物感染。

【临床表现】

一、肺炎症状和体征

肺炎典型的临床症状为发热、咳嗽、气促、呼吸困难和肺部固定湿啰音。还可有肺实变的体征及胸腔积液、气胸等相应体征。

二、呼吸衰竭

表现为呼吸困难，呼吸急促，三凹征明显，口周发绀，可伴有烦躁或精神萎靡，严重者呼吸节律不整，下颌式呼吸和呼吸暂停，呼吸音减低，四肢末端发绀，昏睡或昏迷，甚至惊厥。注意"潜在呼吸衰竭"、急性肺损伤（ALI）和急性呼吸窘迫综合征（ARDS）的发生。

三、心力衰竭

肺炎合并心力衰竭的诊断标准：①呼吸突然加快，>60次/分；②心率突然加快，>180次/分；③突然发生极度烦躁不安，明显

发绀，面色苍白、发灰，指（趾）甲微血管充盈时间延长；④心音低钝，有奔马律，颈静脉怒张；⑤肝脏迅速增大；⑥尿少或无尿，颜面、眼睑或双下肢水肿。具有前5项即可诊断为心力衰竭。

重症肺炎可合并心肌炎，表现为面色苍白、心动过速、心音低钝、心律不齐、心电图示ST段下移和T波低平、倒置。

四、胃肠功能障碍和衰竭

胃肠道是多器官功能衰竭（MOF）的始动器官，临床包括中毒性肠麻痹、应激性溃疡和坏死性小肠结肠炎（NEC）。

五、中毒性脑病

可伴有双眼凝视、烦躁、嗜睡，脑水肿时可有意识障碍、惊厥、呼吸不规则、前囟隆起，脑脊液检查除压力和蛋白轻度增高外无异常。

应注意在重症肺炎病程中并发抗利尿激素分泌失调综合征（SIADH）、低钠血症、低钙血症，以及病毒或细菌等病原体直接侵入脑组织。

六、微循环障碍、休克

除原发病外，患儿可出现面色苍白，四肢发凉，皮肤花纹，足跟毛细血管充盈时间>3秒，尿量减少，每天排尿次数<5次或每小时少于10ml，眼底动脉痉挛，静脉曲张、扩张。如不能及时纠正，进一步发展为休克，可出现血压降低、神志模糊、昏迷及代谢性酸中毒，甚至死亡。

DIC时表现为循环障碍，微血栓，消化道及皮肤、黏膜出血，溶血及贫血，并由此引起脏器功能障碍。实验室检查：DIC在早期以凝血亢进为主要改变，后期则以纤溶亢进为主。若重症肺炎出现微循环障碍，早期即应警惕DIC的发生。

七、多器官功能障碍综合征（MODS）

重症肺炎病程中同时或序贯性出现2个或2个以上器官或系统发生功能障碍甚至衰竭，称为多器官功能障碍综合征（MODS）。在出现心力衰竭或呼吸衰竭时，一定要全力以赴抢救，防止出现第3个或更多器官功能衰竭。

【辅助检查】

一、病原学检查

应在开始抗生素治疗前留取常规微生物标本（痰、血液）；对所有18月龄以下婴儿均应取鼻咽抽吸物进行病毒抗原快速检测和（或）病毒分离；根据其必要性和可行性综合考虑是否采取创伤性诊断技术如环甲膜穿刺吸引、经皮肺穿刺、经人工气道吸引、经纤维支气管镜吸引、防污染标本毛刷采样和防污染支气管肺泡灌洗等。

创伤性诊断技术的应用主要限于：①特殊宿主（如免疫抑制）的肺炎；②疑似特殊病原体感染而呼吸道标本很难发现者；③已经多种抗生素治疗无效者；④需要与非感染性肺病鉴别者。

尽可能采集合格痰标本（可结合痰液细胞学涂片判断：中性粒细胞≥25个/低倍视野，上皮细胞<10个/低倍视野为合格标本）以明确诊断。

二、X线检查

早期肺纹理增强，透光度减低，两肺下野、中内带出现大小不等的点状或小片絮状影，或融合成片状阴影；有肺气肿、肺不张；伴发脓胸、脓气胸或肺大疱者则有相应的X线改变。胸部CT检查可以提供更多的信息。

【监测】

一、生命体征

基本的监测包括体温（T）、呼吸（R）、脉搏（P）、血压（BP）、经皮动脉血氧饱和度（SpO_2）等的监测，注意神志改变，瞳孔大小、面部及皮肤、黏膜颜色，尿量，以及有无球结膜水肿等，记录24小时出入量。

二、循环功能

注意中心及周围脉搏的强弱和节律、肢端温度及有创或无创性血流动力学监测。

三、呼吸功能

1.观察自主呼吸频率、深浅度；肺部呼吸音情况，啰音的性质、部位及多寡。

2.**动脉血气分析**　每日或随时进行监测。

3.**经皮动脉血氧饱和度监测**　是非侵入性监测动脉氧合的手段。需要注意的是，经皮动脉血氧饱和度（SpO_2）较动脉血氧饱和度（SaO_2）高约3%，在末梢循环不良时，SpO_2可明显降低，要注意鉴别。

四、呼吸机

1.注意人工气道的位置及是否通畅，观察气道分泌物的量、颜色及黏稠度，患儿自主呼吸与呼吸机的协调情况。

2.**呼吸机参数**　每小时记录1次，特别是在呼吸机参数更改时，要注意记录，并及时根据血气分析结果进行调整。

五、胸部X线

床旁X线摄片，帮助进行人工气道定位，了解肺部感染的部位和严重程度，及时发现各类肺部并发症，如肺不张、气胸、继发肺部感染等。

六、血液生化指标及病原学

根据病情，定时复查血常规，电解质，肝、肾功能，DIC常规等。每周进行病原学监测，并根据药敏结果调整抗生素。

【治疗】

总原则：积极控制感染，改善肺部通气，防治并发症。

一、一般治疗

（一）保持呼吸道通畅

加强气道管理，变换体位，拍背吸痰，雾化吸入，防止反流和呼吸道梗阻导致的窒息是治疗成功的关键。喘憋严重者可选用支气管解痉剂解除支气管痉挛，改善通气功能。

（二）氧疗

1. **吸氧指征**　出现呼吸困难、喘憋、口唇发绀、面色苍灰等，均应立即吸氧；或海平面、呼吸空气条件下，$SaO_2 \leqslant 92\%$ 或 $PaO_2 \leqslant 60mmHg$。

2. 经鼻持续气道正压通气（NCPAP）呼吸支持，尤其是对肺炎伴有先心病的婴儿具有心肺功能联合支持的作用。包括：①早期应用；②观察性应用和试验性应用；③早撤机应用：提早拔管撤离呼吸机，撤机后的NCPAP过渡。

3. **早期拔管撤机指征**　呼吸机条件为 $FiO_2<0.5$，$PIP \leqslant 20cmH_2O$，$PEEP \leqslant 6cmH_2O$，此时心衰基本纠正，血气基本正常。

（三）液体疗法

总液量为基础代谢正常需要量（60~80ml/kg）的80%为宜，用1/4~1/5含钠液，速度控制在5ml/（kg·h）以下，能口服时应立即停止输液。心力衰竭者严格控制静脉输液量和速度，限制含钠液输入，一般按40~60ml/kg补液，速度以不超过2~3ml/（kg·h）为宜。

（四）营养支持

患儿处于高代谢状态，故治疗初期即应予肠内营养支持，因为其符合肠道生理，可降低呼吸衰竭患儿上消化道出血的发生率。肠内营养以富含蛋白质和维生素的制剂为主，少食多餐稠流食，防止胃食管反流。重症不能经胃肠道进食者，给予高蛋白、高脂肪、低碳水化合物的胃肠外营养液，每天的蛋白质摄入量为1.5~2g/kg。

二、积极控制感染

经肺穿刺研究资料证明，重症肺炎绝大多数是由细菌感染引起，或在病毒感染的基础上合并细菌感染，因此需用抗生素治疗。

（一）抗生素使用原则

①静脉使用；②足量、足疗程，一般10~14天，重症3~4周；③根据细菌培养及药敏结果选择敏感抗生素；④早期治疗；⑤可联合应用抗生素；⑥重症病毒性肺炎可预防性应用抗生素抗感染。

（二）经验性抗菌治疗

应综合患儿年龄、病原体的流行病学分布和所在地区耐药情况，以及病情的严重程度、病程、原先抗生素使用情况、患儿的肝肾功能和免疫状态等可能影响用药的因素，全面评价，审慎决策。多先采用覆盖面广的抗生素，"重锤猛击"，待2~3天后获得病原学诊断依据，再改用针对性强、相对窄谱的抗生素。

1. 重症CAP 最常见的病原菌包括肺炎链球菌、流感嗜血杆菌、卡他莫拉菌和金黄色葡萄球菌，还有肺炎支原体和肺炎衣原体。可以首选下列方案之一：①阿莫西林/克拉维酸钾或氨苄西林/舒巴坦；②头孢呋辛或头孢曲松或头孢噻肟；③怀疑金黄色葡萄球菌肺炎时，选择苯唑西林或氯唑西林，万古霉素不作为首选；④考虑肺炎支原体肺炎时，可联合使用大环内酯类＋头孢曲松或头孢噻肟。

2. 重症医院获得性肺炎（HAP） 要多考虑耐药菌感染的问题，如厌氧菌、产超广谱β–内酰胺酶（ESBLs）革兰氏阴性杆菌、铜绿假单胞菌、真菌等。可选用方案：①第三、四代头孢菌素；②单酰胺环类；③碳青霉烯类；④必要时可联合万古霉素；⑤估计有真菌感染可能性时，应选用有效抗真菌药物。

（三）目标治疗

病原菌一旦明确，选择抗生素就要根据药敏试验结果针对该病原菌。

1. 肺炎链球菌 青霉素低度耐药者仍可用青霉素或阿莫西林，但剂量要加大，青霉素10万~30万U/（kg·d），分4~6次给予，阿莫西林则为90~100mg/（kg·d）。青霉素高耐药者，首选头孢曲松、头孢噻肟、万古霉素。

2. 流感嗜血杆菌、卡他莫拉菌 首选阿莫西林/克拉维酸、氨苄西林/舒巴坦，备选第二、三代头孢菌素或新一代大环内酯类。

3. 葡萄球菌 甲氧西林敏感者首选苯唑西林、氯唑西林，备选第一、二代头孢菌素。耐药者选用万古霉素或联用利福平。

4. 肠杆菌科细菌（大肠杆菌、肺炎克雷伯杆菌、变形杆菌等） 不产ESBLs菌首选头孢他啶、头孢哌酮、替卡西林/克拉维酸、哌拉西林/他唑巴坦等；产ESBLs菌首选亚胺培南、美罗培南、帕尼培南；产AmpC酶者可选头孢吡肟。

5. 铜绿假单胞菌 轻度者首选头孢哌酮/舒巴坦、头孢他啶、头孢吡肟、哌拉西林/三唑巴坦等；危重者宜抗生素联合治疗，可选择第三代头孢菌素或碳青霉烯类联合氟喹诺酮或丁胺卡那。鉴于药物可能引起不良反应，使用前应告知家长，征得其同意并签署知情同意书。

6. B族链球菌 首选大剂量青霉素、阿莫西林、氨苄西林。

7. 厌氧菌 首选青霉素联用克林霉素或甲硝唑，或阿莫西林、氨苄西林。

8. 嗜肺军团菌 首选大环内酯类，可联用利福平。

9. 百日咳杆菌，肺炎支原体、衣原体 首选大环内酯类，8 岁以上可选择多西环素。

10. 真菌 首选氟康唑（针对隐球菌、念珠菌和组织胞浆菌）、伊曲康唑（针对曲霉菌、念珠菌和隐球菌）。

（四）疗程

一般于退热和主要呼吸道症状明显改善后 3~5 天停药。一般肺炎链球菌肺炎，疗程 7~10 天；流感嗜血杆菌肺炎、甲氧西林敏感金黄色葡萄球菌（MSSA）肺炎，疗程 14 天左右；而耐甲氧西林金黄色葡萄球菌（MRSA）肺炎，疗程宜延长至 21~28 天；革兰氏阴性杆菌肺炎，疗程 14~21 天；铜绿假单胞菌肺炎，疗程需 21~28 天；肺炎支原体肺炎、肺炎衣原体肺炎，疗程平均 14~21 天，个别需更长；军团菌肺炎，疗程 21~28 天。应根据个体差异而确定其疗程。

经验性治疗 48~72 小时后对病情重新评估，有效者继续原方案治疗，一般不必顾及痰病原菌检查结果（血培养除外）；无效者应将病原菌结果结合临床，就其诊断意义作出判断，合理调整抗生素。

如果是联合治疗方案，更换新方案时应该"整体更换"，避免频繁更换抗生素。尽量避免抗生素治疗的混乱，而且应注意留有余地，但又必须"到位"。

三、积极处理并发症，保护脏器功能

（一）机械通气

见第十三章第三节。

（二）治疗心力衰竭

充分镇静、吸氧、保持呼吸道通畅、呼吸支持、控制入液量、利尿剂和血管扩张剂应用等。这主要是因缺氧、呼吸做功增加引起代偿性心功能不全（此时心排血量增加或正常）。对肺血多的先心病肺炎合并心衰和呼衰者，治疗主要是强心、利尿、限液、血管扩张剂应用和呼吸支持，主要减轻左心后负荷，起到心脏支持作用。由于缺氧和炎症介质等因素引起心肌损害，洋地黄剂量应减少1/4~1/3，心功能差者也可应用多巴胺或多巴酚丁胺，以增加心排血量。

（三）改善微循环、纠正DIC

选用酚妥拉明、山莨菪碱。小剂量为每次0.5~0.75mg/kg，间隔6小时或更长较为合适。

（四）胃肠功能障碍的处理

要控制感染，改善通气功能，早期应用血管活性药物改善微循环，同时应用微生态调节剂和肠黏膜保护剂。腹胀伴低钾血症者及时补钾，如系中毒性肠麻痹，应予禁食、胃肠减压；消化道出血者，除上述处置外，加用止血剂（凝血酶、立止血等），抑制胃酸分泌和保护胃黏膜药物（西咪替丁、奥美拉唑等），出血量多者，可适当输血。

（五）惊厥

给予镇静止惊。如脑水肿明显，症状严重，可给予20%甘露醇减轻脑水肿，降低颅内压，同时配以利尿剂，也可给肾上腺皮质激素以减轻病灶周围水肿，如地塞米松0.15~0.25mg/kg，每6小时1次，2~3天后逐渐减量或停药。

（六）纠正水、电解质与酸碱平衡紊乱

1. 代谢性或混合性酸中毒 可通过改善通气、退热、营养支持等对症处置予以纠正。轻度碱中毒可予0.9%氯化钠液。0.9%氯化钠液治疗无效，严重低钾血症时，可同时补充氯化钾。严重代谢性碱中毒可给予酸性药物氯化铵或盐酸精氨酸。所需盐酸精氨酸注射液量（ml）=BE×0.3×0.8×体重（kg），先用所计算结果1/2~2/3量。

2. 低钠血症 补充3%氯化钠液。所需量（ml）=［130-血清钠（mmol/L）］×体重（kg）×0.6×2。补钠速度不宜过快，按2mmol/h的速度纠正至血清钠恢复到120~130mmol/L。

3. 低钾血症 每日1.5~2.0mmol/kg（10%氯化钾1~1.5ml/kg）。重症患儿可经鼻饲给予10%氯化钾，每次5~10ml。

（七）肾上腺皮质激素的应用

使用指征为：①憋喘明显伴呼吸道分泌物增多者；②全身中毒症状明显，合并中毒性脑病、中重度感染性休克（须在有效抗菌药物使用基础上）、急性呼吸窘迫综合征者；③胸腔短期内有大量渗出者；④高热持续不退伴过度炎症反应者。出现上述情况，无出血倾向者可短期使用肾上腺皮质激素。可用泼尼松/泼尼松龙/甲泼尼龙1~2mg（kg·d），或琥珀酸氢化可的松5~10mg（kg·d），或用地塞米松0.2~0.4mg（kg·d），疗程3~5天。

（八）儿科软式支气管镜的应用

建议对儿童重症肺炎或难治性肺炎，经常规静脉抗感染治疗，胸部影像学无明显好转，甚至痰液堵塞导致肺不张阴影更加密实者，早期行支气管镜下局部灌洗治疗，以有效解除气道阻塞，也可直接镜下观察病变，钳取标本、吸取肺泡灌洗液进行病原学诊断等，有利于病情恢复。

第七节 气 胸

【定义】

气体进入胸膜腔，造成积气状态，称为气胸。

【病因及分类】

一、闭合性气胸

气体通过脏层胸膜进入胸膜腔。从早产儿到少年儿童均可见，多见于自发性气胸，各种肺部感染，如肺炎、肺脓肿、脓气胸、急性粟粒型肺结核和肺孢子虫病等。机械损伤包括呼吸道异物、肺部挫伤、肺和胸腔穿刺等。人工机械通气、压力调节不当等，也可引起气胸。用力过猛、咳嗽、喷嚏、屏气或高喊、大笑等可能成为气胸的诱因。

二、开放性气胸

胸壁穿透伤、肺部挫裂伤、胸部手术、胸腔穿刺或气管切开等，使外界空气通过胸壁伤口或软组织缺损进入胸膜腔，气体随呼吸自由进出胸膜腔。

三、张力性气胸

为气管、支气管或肺损伤处与胸膜腔相通，形成活瓣，气体随每次吸气进入胸膜腔，而呼气时活瓣关闭，导致胸膜腔内气体增多，压力高于大气压，称为张力性气胸。

【临床表现】

积气量小时可无症状。胸膜腔内积气量较多时，肺组织受压，患儿可出现呼吸短促、呼吸困难。呼吸困难程度与积气量的多少以及原有肺内病变范围的大小有关。如果气胸范围较大，可致胸痛、持续性咳嗽、发憋和青紫，出现呼吸减弱。张力性气胸时可表现为极度呼吸困难，烦躁，意识障碍，大汗淋漓，口唇发绀。

体检可见患侧胸廓饱满，呼吸活动度减低，气管向健侧移位，患侧胸部叩诊呈鼓音，呼吸音减低。胸腔内大量积气，皮下气肿。特别是张力性气胸时，可见肋间饱满，膈肌下移，气管与心脏均被推移至健侧，同时气促加重，严重缺氧，脉搏微弱，血压降低，发生低心排性休克。

X线胸片可见胸膜腔积气，无肺纹理可见；肺组织被压缩，向肺门处萎陷，透亮度减低。张力性气胸，纵隔向健侧移位明显，患侧肺组织完全萎陷，胸廓扩大。X线胸片难以显示时，CT可准确测量气体的量，比X线胸片能够提供更多有益的信息。

【治疗】

总的治疗原则是排除胸腔积气，促使肺脏复张，恢复心肺功能，纠正呼吸衰竭，同时治疗原发病和并发症。

一、保守治疗

小量胸腔积气，因气体可以在数周内自行吸收而不需抽气。

二、排气疗法

（一）胸腔穿刺抽气

中量气胸需进行胸腔穿刺，抽尽积气。穿刺部位为患侧第2肋间隙锁骨中线外侧1~2cm处，以避开乳房内动脉。

（二）胸腔闭式引流

1. **适应证**　①中大量气胸；②胸腔穿刺术治疗下气胸增加者；③需使用机械通气或人工通气的气胸或血气胸；④拔除胸腔引流管后气胸或血胸复发者；⑤开放性气胸、张力性气胸。

2. **操作方法**　根据临床诊断确定插管的部位。气胸引流一般在患侧第2肋间隙锁骨中线外侧，血胸则在腋中线与腋后线第6、7肋间隙。置入带侧孔的胸腔引流管，外接闭式引流装置，引流管要置于水面下3~4cmH$_2$O，引流管有气体溢出或液面随气体波动，表明引流管通畅。保证引流瓶低于胸部60~80cm，尽可能靠近地面，以防止瓶内液体倒流入胸腔，造成逆行感染。

3. 记录每小时或24小时引流液量。

4. **拔管指征**　引流管内无气体溢出，X线胸片显示肺已复张，患儿症状缓解。先夹住引流管，观察1~2天，如气胸不再复发，便可在患儿深吸气屏气时拔除导管。

三、手术治疗

单纯排气措施仍不能奏效者，可行胸腔镜直视下粘连烙断术，促使破口关闭。亦可考虑剖胸探查，修补裂口，或肺叶、肺段切除等手术治疗。

四、治疗原发病及并发症

1. 应合理应用抗生素治疗。

2. 宜及时供氧，或CPAP，或高频通气。

3. 皮下气肿和纵隔气肿，可随着胸腔内减压而自行吸收，只有在纵隔气肿张力过高而影响呼吸和循环时，可做胸骨上窝穿刺或切开排气。

第八节 胸腔积液

【定义】

正常人胸膜腔中存在少量液体，在呼吸运动时起润滑作用，主要由壁层胸膜以0.1~0.2ml/（kg·h）的速率分泌。正常情况下，胸膜腔内液体的分泌和吸收处于一种动态平衡的状态。若由于全身或局部病变等破坏了此种平衡，致使胸膜腔内的液体形成过快或吸收过缓，液体量超出正常范围，就会产生胸腔积液。

【病因】

一、渗出性胸腔积液

1. 多由感染引起，如肺炎、结核性胸膜炎、阿米巴脓胸等。

2. 结缔组织与变态反应性疾病：如类风湿关节炎、系统性红斑狼疮、硬皮病、皮肌炎等，可伴有胸腔积液。

二、漏出性胸腔积液

充血性心力衰竭、肾病综合征、肝硬化及胸部外伤等。

【临床表现】

一、症状和体征

少量胸腔积液时常无明显症状，大量胸腔积液时患者可有气促、胸闷、心悸、呼吸困难等。

随着积液量的增加，体检可见患侧胸廓饱满，呼吸动度减弱，纵隔、心脏向健侧移位，患侧触觉语颤减弱或消失，叩诊胸部呈浊音或实音，听诊呼吸音减弱或消失，早期胸膜摩擦音是少量胸腔积液的重要体征之一。

二、影像学检查

X线胸片可见胸腔有积液，上界有弧形致密暗影，患侧肋间隙增大，纵隔向健侧移位，膈肌下降；多普勒超声检查可确定积液的量、位置、是否包裹，以及协助穿刺抽液定位。

三、胸腔穿刺抽液检查

可帮助明确积液性质及病因诊断。

1. **渗出液** 多呈草黄色，稍浑浊，易凝固，比重>1.018，细胞数多高于500×10^6/L，蛋白含量>30g/L，胸水/血清比值>0.5，李瓦他试验（+）。渗出液常见于结核性胸膜炎、肺炎、恶性肿瘤、风湿性疾病等。可行病原体培养及涂片，以帮助诊断。

2. **漏出液** 与渗出液相反，透明清亮，静置不凝固，比重<1.018，细胞数常少于100×10^6/L，蛋白含量<30g/L。常见于充血性心力衰竭、肝病、肾病、低蛋白血症、甲状腺功能减退、缩窄性心包炎、肺栓塞等。

3. 血性胸腔积液多见于肺和胸膜恶性肿瘤、肺栓塞、胸部外伤、胸腔手术等，也可见于结核病或结缔组织病。

4. 脓性胸腔积液多为脓胸或继发感染，可将穿刺液进行病原学检查。

5.乳糜性胸腔积液也称乳糜胸，见于先天性胸导管发育异常、胸导管肿瘤、栓塞引起的淋巴淤滞等。

【治疗】

一、胸腔穿刺抽液及引流

少量积液不经穿刺亦可吸收；中等量以上积液，或伴有明显症状者，需行穿刺抽液，一般每天穿刺1~2次，直至抽净为止，疗效不佳时可采用胸腔闭式引流。脓胸、气胸者，宜及早行闭式引流。

二、胸腔内注药

可根据积液细菌培养及药敏情况选择抗菌药物。小儿脓胸脓液黏稠者，引流初期可局部应用链激酶或尿激酶等冲洗胸腔，以溶解纤维素。

三、治疗原发病

脓胸或脓气胸往往存在广泛的感染，需全身使用抗生素，疗程3~4周。

四、营养支持

补充维生素，给予血浆、全血、氨基酸、白蛋白等静脉输注，以促进机体康复。

五、手术治疗

慢性脓胸、持续性包裹性胸腔积液、内科治疗3个月以上不好转者，可考虑手术治疗。脓腔清除术或纤维板剥脱术，可清除脓液或切除纤维板，使肺恢复膨胀。早期应用胸腔镜手术较常规开胸手术有明显优势。

第三章 心血管系统疾病

第一节 心力衰竭

【定义】

心力衰竭（heart failure），简称心衰，是指心室收缩和（或）舒张功能障碍引起心排血量不足，组织的血液灌注减少，不能满足机体需要，造成神经−内分泌系统过度激活，导致的一系列病理生理改变，是各种心脏病的严重阶段。

【病因】

一、基本病因

（一）心肌收缩功能障碍

各种心肌炎、扩张型心肌病、心内膜弹力纤维增生症、川崎病、心肌梗死等。

（二）心脏负荷过重

指心脏在收缩时承受的阻抗负荷增加。

1. 前负荷过重　指心脏舒张期承受的容量负荷过大。见于左向右分流型先天性心脏病、瓣膜反流等。

2. 后负荷过重　指心脏收缩期承受的压力负荷过大。见于主动脉瓣狭窄、肺动脉瓣狭窄、肺动脉瓣闭锁、高血压等。

（三）心室充盈障碍

限制型或肥厚型心肌病。

（四）非心脏病原因

如重症肺炎、肺出血、ARDS等呼吸系统疾病；严重贫血、溶血等血液系统疾病；肾炎、肾动脉狭窄等肾源性疾病；窒息、高原缺氧、酸中毒等内环境紊乱因素；维生素B_1缺乏病、甲状腺功能亢进症、系统性红斑狼疮等全身性疾病。

二、诱因

在原发疾病基础上，以下常见因素可诱发心力衰竭。

1. 感染。呼吸道感染、感染性心内膜炎、风湿活动等。

2. 患儿剧烈哭闹或过度劳累后。

3. 内环境紊乱。如高血钾、低血钠、低血糖等。

4. 静脉输液过多、过快。

5. 洋地黄、氨茶碱、阿霉素等药物中毒。

【临床表现】

心衰患儿的典型临床表现见表3-1。

表3-1　心衰患儿典型临床表现

心肌功能障碍表现	肺淤血表现	体循环淤血表现	交感神经兴奋及全身表现
心脏扩大	呼吸急促、三凹征	肝脏肿大	哭闹、烦躁不安
心动过速	肺部啰音	颈静脉怒张	食欲缺乏、恶心、呕吐、腹痛
心音低钝	咯泡沫血痰	水肿	活动减少
外周灌注不良	低氧血症		多汗、少尿

【诊断标准】

一、小儿心力衰竭的诊断（中华医学会儿科分会心血管学组小儿心力衰竭诊断与治疗建议，2006年）

心衰的诊断是综合病因、病史、临床表现及辅助检查结果做出的。心衰的临床表现是诊断的重要依据。年长儿心衰的临床表现与成人相似，而新生儿、婴幼儿则与成人有明显差别。

（一）心肌功能障碍

1. 心脏扩大。

2. 心动过速。

3. 第一心音低钝，重者可出现舒张期奔马律，但新生儿时期很少听到。

4. 外周灌注不良，脉压窄，少部分患儿出现交替脉，四肢末端发凉。

（二）肺淤血

1. **呼吸急促**　重者有呼吸困难与发绀。新生儿与小婴儿吸乳时，多表现为气急加重、吸奶中断。

2. **肺部啰音**　肺水肿可出现湿啰音。肺动脉和左心房扩大压迫支气管，可出现哮鸣音。

3. **咯泡沫血痰**　系肺泡和支气管黏膜淤血所致，但婴幼儿少见。

（三）体循环淤血

1. 肝脏肿大伴触痛，短时间内增大更有意义。

2. **颈静脉怒张**　可见颈外静脉膨胀（半坐位），肝、颈静脉回流征阳性。婴儿此体征不明显，但可见头皮静脉怒张等表现。

3. **水肿**　小婴儿水肿常为全身性，眼睑与骶尾部较明显，体重较快增长，但极少表现为周围凹陷性水肿。

二、心衰程度的临床评估

1.根据临床表现，将心脏病儿童心功能分为4级，心力衰竭分为3度。

Ⅰ级：患儿体力活动不受限制，学龄期儿童能够参加体育课，并且能和同龄儿童一样活动。

Ⅱ级：体力活动轻度受限，休息时没有症状，但一般活动时出现症状，如疲乏、心悸或呼吸困难等。学龄期儿童能够参加体育课，但活动量比同龄儿童小。可能存在继发性生长障碍。亦称Ⅰ度或轻度心衰。

Ⅲ级：体力活动明显受限，轻体力活动即出现症状。例如步行15分钟，就可感到疲乏、心悸或呼吸困难。学龄期儿童不能参加体育活动，存在继发性生长障碍。亦称Ⅱ度或中度心衰。

Ⅳ级：不能从事任何体力活动，休息时亦有心衰症状，并在活动后加重。存在继发性生长障碍。亦称Ⅲ度或重度心衰。

2.婴儿心功能评估按以下计分法分级（表3-2）。

表3-2　婴儿心功能分级（改良Ross心衰分级计分法）

	0分	1分	2分
每次哺乳量（ml）	>105	75~105	<75
每次哺乳需时（分）	<40	40	>40
呼吸（次/分）	<50	50~60	>60
心率（次/分）	<160	160~170	>170
呼吸形式	正常	不正常	不正常
肝大肋下（cm）	<2	2~3	>3

总分：0~2分，无心衰；

　　　3~6分，轻度心衰；

　　　7~9分，中度心衰；

　　　10~12分，重度心衰。

【监测】

1. 病房内必须有人持续进行观察，每小时连续记录心率、心律、血压、呼吸、SpO_2、尿量等。

2. 通过胸片、心电图、超声心动图，可了解心脏血管结构，观察反映心脏收缩功能的指标射血分数（EF）是否低于45%，监测左室舒张末期容积指数及左室收缩末期室壁应力，并可同时估测肺动脉压。

3. 每次应用地高辛之前要测心率，观察心电图。

4. 脑钠肽（BNP）和氨基末端脑钠肽前体（NT-proBNP），是诊断心衰的客观指标。

5. 血常规、血生化、超敏CRP、血气及肌钙蛋白（cTn I 或 cTnT）检查，有助于评估全身及心肌缺血状况。

6. 有创性血流动力学检查主要用于经过无创性检查而诊断仍然不能明确的病例，如监测中心静脉压（CVP）、脉搏指示持续心输出量（PiCCO）等。

【治疗】

一、原发病治疗

如肺炎时积极抗感染，先心病患儿择时手术根治，由高血压、肺动脉高压、心律失常、心源性休克、电解质紊乱等所导致的心力衰竭，均须及时根据病因治疗。

二、一般治疗

1. **卧床休息**　采用半卧位，减轻心脏前负荷。

2. **安静**　防止躁动和剧烈哭闹，必要时使用镇静剂，如苯巴比妥、地西泮、吗啡［0.1~0.2mg/（kg·次）］，皮下或静脉注射；

避免便秘及排便用力，以减少心脏做功。

3. 给予营养丰富、易于消化的食物；婴儿吸吮费力，宜少量多次喂奶。

4. **适量限制水及食盐的摄入** 大约每日入量1200ml/m²，或50~60ml/kg。但长期低盐饮食和使用利尿剂更易发生低钾血症、低钠血症或低镁血症，必须及时纠正，维持水、电解质平衡。

5. **供氧** 应供给氧气，尤其是严重心衰伴有肺水肿者。需要注意的是，对于依靠开放的动脉导管而生存的先心病新生儿，如主动脉弓离断、大动脉转位、肺动脉闭锁等，供给氧气可使血氧增高而促使动脉导管关闭，危及生命。

6. **体位** 年长儿宜取半卧位，小婴儿可抱起，使下肢下垂，减少静脉回流。

三、正性肌力药的应用

（一）洋地黄制剂

其作用于心肌细胞上的Na^+–K^+–ATP酶，使细胞内Na^+浓度升高，从而增加心肌收缩力。需要注意其负性传导、负性心率、增加心肌耗氧量的作用。常用剂量及用法见表3–3。

表3–3 洋地黄制剂的临床应用

洋地黄制剂	口服	静脉滴注
地高辛	<2岁 40~60μg/kg	30~40μg/kg
	>2岁 30~40μg/kg	25~35μg/kg
毛花苷C（西地兰）		<2岁 40~60μg/kg
		>2岁 30~40μg/kg

地高辛首次给全量的1/2，余量分2次，间隔6~8小时给药。末次用药后12小时开始按维持量用药。维持量按负荷量的1/4给予，每日分2次，每12小时1次。

地高辛的治疗量与正性肌力作用呈线性关系，即小剂量有小作用，随剂量递增正性肌力作用加强。地高辛的消除量与体存量密切相关。即体存量多消除多，体存量少消除少，而不是按固定量消除。故开始可不用负荷量，直接给予每日维持量，经过4~5个半衰期（婴幼儿地高辛半衰期为32.5小时），血药浓度也可达到稳定状态。

小儿地高辛有效血药浓度一般为1~2mg/ml（1.3~2.6mmol/L）。>3mg/ml（3.9mmol/L），结合临床可考虑中毒的可能。

地高辛应用禁忌证：①原发性舒张功能障碍，如肥厚型心肌病、高血压性心脏病。②心室流出道梗阻，如法洛四联症、肺动脉瓣狭窄。

地高辛的毒性反应：主要为心律失常，如期前收缩、心动过速、不同程度的房室传导阻滞。其他多为胃肠道反应，包括恶心、呕吐及腹泻。

地高辛中毒的处理：

1. 立即停用地高辛和排钾利尿剂。

2. 对低钾血症及快速型心律失常而无传导阻滞者，给予补钾，按2mmol/（kg·d）。

3. 快速型室性心律失常，给予苯妥英钠2~4mg/（kg·次）静脉注射，必要时20分钟后重复；或利多卡因1mg/（kg·次）静脉注射，每5分钟可重复1次，连用3次，维持量20~50μg/（kg·min），静脉滴注，血药浓度1~5μg/ml。

4. 严重地高辛中毒，放置心脏起搏器或应用地高辛特异性抗体片断治疗。

（二）磷酸二酯酶抑制剂

通过抑制磷酸二酯酶活性，减少细胞内cAMP降解，增加细胞内Ca^{2+}浓度，增强心肌收缩力，使心排血量及每搏输出量增加；同时扩张外周血管，减轻心脏前、后负荷，使心室充盈压及体、肺循环阻力降低，不增加心肌耗氧量和心率。但不要长期应用，反而会增加病死率。氨力农：静脉注射首剂负荷量0.5mg/kg，继以3~10μg/（kg·min）静脉输入。米力农：作用较氨力农强10倍，副作用较轻，0.25~1.0μg/（kg·min）持续静脉输入。

（三）β受体激动剂

主要适用于洋地黄制剂疗效不显著或有毒性反应以及血压偏低的患儿。多巴胺或多巴酚丁胺：2~20μg/（kg·min）持续静脉滴注。肾上腺素：0.1~1.0μg/（kg·min）持续静脉滴注，最大量4mg/（kg·d）。特发性肥厚性主动脉瓣下狭窄（IHSS）、房颤、房扑患儿禁用。

四、利尿剂的应用

具体见表3-4。

表3-4 各种利尿剂的临床应用

分类	作用部位及机制	药物	用法
噻嗪类利尿剂	肾远曲小管近端和髓袢升支远端 抑制Na^+、Cl^-的重吸收，K^+排出	氢氯噻嗪（双氢克尿噻）	1~2mg/（kg·次），口服，bid或tid
袢利尿剂	髓袢升支粗段 利尿作用强大 抑制Na^+、Cl^-的重吸收，K^+排出	呋塞米（速尿）	1~4mg/（kg·次），口服，q8~12h 1~2mg/（kg·次），静脉注射，q8~12h 0.2~0.3mg/（kg·h），持续静脉滴注
保钾利尿剂	肾远曲小管远端和集合管 竞争性抑制醛固酮和直接抑制Na^+与K^+的交换	螺内酯（安体舒通）	1~2mg/（kg·次），口服，q12h

五、血管活性药物的应用

（一）扩血管药物

扩张动、静脉，减轻心脏前、后负荷。常用于原发性心肌病、心内膜弹力纤维增生症、二尖瓣或主动脉瓣返流及左向右分流型先心病所致的心力衰竭。

1. 酚妥拉明 0.1~0.3mg/（kg·次），静脉注射；1~15μg/（kg·min），持续静脉滴注。扩张小动脉，但因易导致心动过速，甚至心律失常，故不常用于心力衰竭。

2. 硝普钠 0.5~8μg/（kg·min），持续静脉滴注。均衡扩张小动脉和小静脉。应注意避光和避免氰化物中毒。一般使用不超过5天。必要时测血硫氰酸盐水平，应 <5mg%。

（二）血管紧张素转换酶抑制剂（ACEI）

扩张小动、静脉，减轻心脏前、后负荷，降低心肌耗氧量和冠脉阻力，防止心肌重构，逆转心室肥厚。

1. 卡托普利 <1月，0.1~0.5mg/（kg·次），口服，q8~12h，最大量2mg/（kg·d）；1月~1岁，0.5~1mg/（kg·次），口服，q8~12h，最大量4mg/（kg·d）。

2. 依那普利 新生儿，0.05~0.2mg/（kg·次），口服，q12~24h，最大量0.4mg/（kg·d）；>1月婴幼儿，0.05~0.25mg/（kg·次），口服，q12~24h，最大量0.5mg/（kg·d）。

六、改善心脏功能及保护心肌

1. 果糖–1，6–二磷酸（FDP） 可调节葡萄糖代谢，增强磷酸果糖激酶活性，刺激无氧糖酵解。用量为100~250mg/（kg·d），静脉滴注。静滴速度为10ml/min（75mg/min）。

2. 辅酶Q10 有增强心肌细胞线粒体功能的作用。用量为1mg/（kg·d），分2次口服，或5mg/次，肌内注射。长期治疗，一般在3月内显效。

七、急性肺水肿的治疗

1. 体位 半坐位，双下肢下垂床边，以利于呼吸，并可减少静脉回流。

2. 吸氧　应用经鼻持续气道正压通气（NCPAP），必要时气管插管。

3. 吗啡　0.1~0.2mg/（kg·次），肌内或静脉注射，呼吸功能不全者慎用。

4. 血管扩张剂　①酚妥拉明：0.1~0.3mg/（kg·次），静脉注射，或1~15μg/（kg·min），持续静脉滴注；②硝普钠：0.5~8μg/（kg·min），持续静脉滴注。

5. 利尿剂　呋塞米1~2mg/（kg·次）静脉注射，或0.2~0.3mg/（kg·h）持续静脉滴注。

6. 硝酸甘油　1~5μg/（kg·min）持续静脉滴注，减轻心脏前、后负荷。

7. 肾上腺皮质激素　地塞米松0.3~0.5mg/（kg·次）静脉注射，q12h。

八、非药物治疗

1. 心室辅助装置（VAD）　主要用于心衰末期，药物不能控制的心衰，作为心脏移植等待时期的治疗方法。对难治性心衰、心功能Ⅳ级时，使用VAD可延长生命，改善生活质量。应用时如发生肾灌注不足，可用小剂量多巴胺维持肾血流灌注。如合并电解质紊乱，如高血钙、低血钙、高血钾等，必须及时纠正。

2. 体外膜氧合（ECMO）　应用指征基本与VAD相同，除心功能不全外，还适用于因肺部疾病显著缺氧者。ECMO操作较复杂，常见的并发症与VAD相似。

3. 主动脉内球囊反搏（IABP）　对于心脏手术后或心肌炎、心肌病等并发心衰者，药物不能控制时可选用。IABP在小婴儿由于主动脉顺应性好而疗效较差。

4. 心脏移植　复杂先心病、心肌病等各种心脏病所致难治性心衰的终末期，可行心脏移植。严重肺动脉高压或肺部疾病而导致心衰不能控制时，须行心、肺同时移植。失败的主要原因是排斥反应。

第二节　暴发性心肌炎

【定义】

心肌炎是指局限性或弥漫性心肌间质炎症细胞浸润和邻近的心肌细胞坏死，导致不同程度的心功能障碍和其他系统损害的疾病。

暴发性心肌炎是指起病后在短时间内（数小时至数日）出现严重心功能不全、严重心律失常、心源性休克、栓塞甚至猝死等，仅占少数病例，但进展迅速，病死率高。

【病因】

病毒、细菌、真菌、立克次体、原虫等直接侵犯心脏和免疫反应对心肌的损伤。能导致心肌炎的病毒有：柯萨奇病毒（约占43.6%）、埃可病毒（约10.9%）、脊髓灰质炎病毒、流感病毒、副流感病毒、麻疹病毒、流行性腮腺炎病毒、单纯疱疹病毒、风疹病毒、腺病毒（约21.2%）等。结缔组织病、毒物、药物、过敏等因素也可引起。

【临床表现】

心肌炎的典型病例大多在心脏症状出现前数日或2周内有呼吸道或肠道感染症状，继之出现乏力、恶心、呕吐、心悸、气短、胸闷、头晕、面色苍白、多汗、心前区痛、手足凉、肌痛等症状，婴儿可有拒食、发绀、四肢凉、双眼凝视等。查体多有第一心音低钝、奔马律、心动过速或过缓、期前收缩、房室传导阻滞、心包摩擦音、心界扩大等。

暴发性心肌炎的重症病例起病多较急骤，患儿可诉心前区疼痛、头晕、心悸，部分患儿以严重腹痛或肌痛起病，病情进展急剧，可出现呼吸困难、烦躁不安、面色发绀、心音低钝、严重心律失常，双肺出现湿啰音，肝大有压痛，皮肤湿冷，多汗，脉搏细弱，血压下降或不能测出。

【心肌炎诊断标准】

根据儿童心肌炎诊断建议（2018版）摘录。

一、心肌炎的临床诊断

（一）主要临床诊断依据

1. 心功能不全、心源性休克或心脑综合征。

2. 心脏扩大。

3. 血清心肌肌钙蛋白T或I（cardiac troponin T or I，cTnT或cTnI）或血清肌酸激酶同工酶（creatinekinase-MB，CK-MB）升高，伴动态变化。

4. 显著心电图改变（心电图或24小时动态心电图）。

5. 心脏磁共振成像（cardiac magnetic resonance，CMR）呈现典型心肌炎症表现。

在上述心肌炎主要临床诊断依据"4"中，"显著心电图改变"包括：以R波为主的2个或2个以上主要导联（Ⅰ、Ⅱ、aVF、V_5）的ST-T改变持续4天以上伴动态变化，新近发现的窦房、房室传导阻滞，完全性右或左束支传导阻滞，窦性停搏，成联律、成对、多形性或多源性期前收缩，非房室结及房室折返引起的异位性心动过速，心房扑动，心房颤动，心室扑动，心室颤动，QRS低电压（新生儿除外），异常Q波等。

在上述心肌炎主要临床诊断依据"5"中，"CMR呈现典型心肌炎症表现"指具备以下3项中至少2项：①提示心肌水肿：T_2加权像显示局限性或弥漫性高信号；②提示心肌充血及毛细血管渗漏：T_1加权像显示早期钆增强；③提示心肌坏死和纤维化：T_1加权像显示至少1处非缺血区域分布的局限性晚期延迟钆增强。

（二）次要临床诊断依据

1. 前驱感染史，如发病前1~3周内有上呼吸道或胃肠道病毒感染史。

2. 胸闷、胸痛、心悸、乏力、头晕、面色苍白、面色发灰、腹痛等症状（至少2项），小婴儿可有拒乳、发绀、四肢凉等。

3. 血清乳酸脱氢酶（lactate dehydrogenase，LDH）、α-羟丁酸脱氢酶（α-hydroxybutyric dehydrogenase，α-HBDH）或天冬氨酸转氨酶（aspartate transferase，AST）升高。

4. 心电图轻度异常。

5. 抗心肌抗体阳性。

在上述心肌炎次要临床诊断依据"3"中，若在血清LDH、α-HBDH或AST升高的同时，亦有cTnI、cTnT或CK-MB升高，则只计为主要指标，该项次要指标不重复计算。

在上述心肌炎次要临床诊断依据"4"中，"心电图轻度异常"指未达到心肌炎主要临床诊断依据中"显著心电图改变"标准的ST-T改变。

（三）心肌炎临床诊断标准

1. **心肌炎**　符合心肌炎主要临床诊断依据≥3条，或主要临床诊断依据2条加次要临床诊断依据≥3条，并除外其他疾病，可以临床诊断心肌炎。

2. **疑似心肌炎**　符合心肌炎主要临床诊断依据2条，或主要临床诊断依据1条加次要临床诊断依据2条，或次要临床诊断依据≥3条，并除外其他疾病，可以临床诊断疑似心肌炎。

凡未达到诊断标准者，应给予必要的治疗或随诊，根据病情

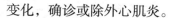

变化，确诊或除外心肌炎。

在诊断标准中，应除外的其他疾病包括：冠状动脉疾病、先天性心脏病、高原性心脏病以及代谢性疾病（如甲状腺功能亢进症及其他遗传代谢病等）、心肌病、先天性房室传导阻滞、先天性完全性右或左束支传导阻滞、离子通道病、直立不耐受、β受体功能亢进及药物引起的心电图改变等。

二、病毒性心肌炎的诊断

（一）病毒性心肌炎病原学诊断依据

1. 病原学确诊指标 自心内膜、心肌、心包（活体组织检查、病理）或心包穿刺液检查发现以下之一者可确诊：①分离到病毒；②用病毒核酸探针查到病毒核酸。

2. 病原学参考指标 有以下之一者结合临床表现可考虑心肌炎由病毒引起：①自粪便、咽拭子或血液中分离到病毒，且恢复期血清同型抗体滴度较第1份血清升高或降低4倍以上；②病程早期血清中特异性IgM抗体阳性；③用病毒核酸探针从患儿血液中查到病毒核酸。

（二）病毒性心肌炎诊断标准

在符合心肌炎诊断的基础上：①具备病原学确诊指标之一，可确诊为病毒性心肌炎；②具备病原学参考指标之一，可临床诊断为病毒性心肌炎。

三、心肌炎病理学诊断标准

心肌炎病理诊断主要依据心内膜心肌活检结果。活检标本取样位置至少3处，病理及免疫组织化学结果≥14个白细胞/mm²，包含4个单核细胞/mm²且CD_3^+T淋巴细胞≥7个/mm²。心内膜心肌活检阳性结果可以诊断，但阴性结果不能否定诊断。

四、心肌炎分期

1. 急性期 新发病,症状、体征和辅助检查异常、多变,病程多在6个月以内。

2. 迁延期 症状反复出现,迁延不愈,辅助检查未恢复正常,病程多在6个月以上。

3. 慢性期 病情反复或加重,心脏进行性扩大或反复心功能不全,病程多在1年以上。

【暴发性心肌炎的诊断】

1991年Lieberman根据心肌活检的组织学改变与临床表现,首次将心肌炎分为暴发性、急性、慢性活动性和慢性持续性4种类型。暴发性心肌炎的临床特点如下。

1. 起病均为非特异性流感样表现。

2. 病情迅速恶化,短时间内出现严重的血流动力学改变,临床表现为严重心功能不全等心脏受累征象。

3. 心肌活检显示广泛的急性炎症细胞浸润和多发性心肌坏死灶。

4. 1个月内完全康复或死亡(少数)。

5. 免疫抑制剂治疗只能减轻症状而不能改变疾病的自然病程。

上述5项中前3项即为该病的诊断要点,但患儿在发病危重之时不可能进行心肌病理活检,因此只能进行临床诊断。

【暴发性心肌炎临床分型】

一、急性泵衰竭引起的心力衰竭型

突然发生充血性心力衰竭和(或)心源性休克,继而发展为多脏器功能衰竭。急性期超声心动检查为心室肥厚,可能为心肌细胞肿胀和间质水肿所致。恢复到正常需数周到数年,肥厚持续时间长者与细胞浸润等因素有关。

二、阿-斯综合征发作型

突然起病，进展极为迅速，临床表现为突然晕厥，意识丧失，面色苍白，伴有抽搐及大小便失禁。听诊心率过缓（完全性房室传导阻滞），或过速（室性心动过速）。本型有呼吸道或肠道感染等前驱症状，较短时间内出现心脏症状（平均1.5天）。急性期积极治疗（包括应用临时起搏器），多可恢复正常，预后较好。

三、心动过速型

可表现为室上性心动过速及室性心动过速。前者前驱症状至心脏症状的时间较长（平均10天，即心房心肌炎型），可发生心房扑动、心房颤动或慢性房性心动过速，多为一过性，预后良好。室性心动过速病情多危重，可突然死亡。但多为一过性，急性期后心动过速消失，预后较好。可遗留室性期前收缩。

四、新生儿心肌炎

症状不典型，表现多样，有前驱病史，累及多个脏器。病情进展迅速，死亡率高，预后差。超声心动图表现类似扩张型心肌病。

【临床分期】

一、急性期

新发病，临床症状较明显而多变化，病程多在6个月以内。

二、恢复期

临床症状和心电图改变等均好转，但尚未痊愈，病程多在6个月以上。

三、迁延期

临床症状反复出现，心电图及X线改变无好转，病程多在1年以上。

四、慢性期

有进行性心脏增大或反复心力衰竭，病程在1年以上。

【辅助检查】

一、心电图

显示ST-T改变、各种快速型心律失常、传导阻滞、低电压、Q-T间期延长。

二、心肌酶

具体见表3-5。

表3-5　用于病毒性心肌炎诊断的酶

酶类	分布	发生改变的时间
天冬氨酸转氨酶（AST）	存在于心、肝、肾和肌肉内，敏感性和特异性均较差	发病后6~8小时开始上升，第2周达高峰，4周恢复正常
肌酸激酶（CK）	有4种同工酶 CK-MM（骨骼肌型） CK-MB（心肌型），主要存在于心肌，早期诊断价值大 CK-BB（脑型） CK-Mit（线粒体型）	一般起病后3~6小时即可出现升高，2~5天达高峰，多数在2周内恢复正常
乳酸脱氢酶（LDH）	存在于心肌、骨骼、肝、肾、血液，特异性差	发病后24~48小时开始上升，3~6天达高峰，8~14天恢复正常，最长2个月恢复

三、心肌肌钙蛋白

心肌肌钙蛋白（cTnI或cTnT）增高，对心肌炎的诊断特异性更强。

四、脑钠肽（BNP）

脑钠肽（BNP）和氨基末端脑钠肽前体（NT-proBNP），是诊断是否发生心力衰竭的客观指标。

五、超声心动图

可了解心内膜、心肌及心包内部结构，观察反映心脏收缩功能的指标射血分数（EF），监测左室舒张末期容积指数及左室收缩末期室壁应力，并可同时估测肺动脉压。

【治疗】

一、一般治疗

1. **卧床休息** 急性期至少应卧床3~4周，以减轻心脏负荷；有心力衰竭者休息应不少于6个月。

2. **吸氧** 面罩或头罩吸氧，维持动脉血氧分压≥70mmHg，经皮动脉血氧饱和度≥90%，若缺氧无法改善，则使用呼吸机辅助呼吸。这样给予足够的供氧，以满足心肌细胞及全身组织、器官代谢的需要。

3. **镇静** 防止躁动、剧烈哭闹，避免环境过冷或过热。治疗或护理尽量集中在一个时间段，以避免不必要的干扰或刺激。必要时使用镇静剂，如苯巴比妥、地西泮、吗啡 [0.1~0.2mg/（kg·次）] 静脉注射。避免便秘及排便用力。

4. **维持水、电解质平衡** 控制液量，按800~1000ml/（m^2·d）或50~60ml/（kg·d）。监测尿量，量出为入。Na^+2~3mmol/（kg·d）。每日监测电解质，以避免利尿剂应用导致的水、电解质失衡。

二、控制感染

1. **利巴韦林（病毒唑）** 10~15mg/（kg·d），分两次静脉滴注，疗程7~10天。

2. 干扰素 5~10U/（kg·d），肌内注射，疗程7~10天。

三、免疫调节剂

1. 静脉注射用人免疫球蛋白 2g/kg，单剂24小时静脉滴注，或400mg/（kg·d），共3~5天静脉滴注。

2. 胸腺肽及匹多莫德 均有增强细胞免疫功能的作用。

四、肾上腺皮质激素

多用于心力衰竭、心源性休克或高度房室传导阻滞的危重患儿。一般病例不常规应用。可静脉滴注甲泼尼龙5~10 mg/（kg·d），或氢化可的松5~10mg/（kg·d），连用3天，以后逐渐减量，改为口服泼尼松或甲泼尼龙，3~4周停药。

五、控制心力衰竭

可应用增强心肌收缩力的药物。

1. 血压正常时宜用磷酸二酯酶抑制剂。氨力农静脉注射，首剂负荷量0.75~1.0mg/kg，继以5~10μg/（kg·min）输入。米力农静脉注射，目前推荐不应用负荷量，因为可导致突发低血压，可以0.25~1.0μg/（kg·min）持续静脉输入。以短期静脉应用为宜，一般不超过1周。

2. β_1肾上腺素受体激动剂（儿茶酚胺类） 多巴酚丁胺2~25μg/（kg·min），或多巴胺5~10μg/（kg·min），持续静脉滴注；心源性休克时应用大剂量的多巴胺和多巴酚丁胺仍不能维持血压可加用肾上腺素。

3. 洋地黄制剂 暴发性心肌炎时对洋地黄制剂耐受性差，易发生中毒而出现心律失常，需要减少剂量。地高辛20~25μg/kg静脉滴注。维持量按5~8μg/（kg·d）静脉滴注，q12h。心衰控制后可按每日维持量5~8μg/（kg·d）口服。

六、改善心肌代谢

1. 大剂量维生素C静脉注射，100~200mg/（kg·d），应用3天。之后改为150mg/kg+5%葡萄糖液静脉滴注，qd。疗程3~4周。

2. 果糖-1，6-二磷酸（FDP）　100~200mg/kg静脉滴注，qd，疗程7~10天。

3. 辅酶Q10　5~10mg/d，口服，疗程3周。

4. 磷酸肌酸　1~2g/d，静脉滴注。

5. 能量合剂　三磷酸腺苷（ATP）、辅酶A等，静脉输入，疗程3周。

七、纠正严重心律失常

（一）室上性心律失常

1. 地高辛　地高辛20~25μg/kg静脉滴注。维持量按5~8μg/（kg·d）静脉滴注，q12h。如心衰不重，可按每日维持量5~8μg/（kg·d）口服。

2. 体外同步直流电复律　1~2J/kg。

（二）严重房室传导阻滞

1. 阿托品　0.01~0.03mg/（kg·次）静脉注射。

2. 异丙肾上腺素　5~10mg舌下含服。或0.05~0.4μg/（kg·min）持续静脉滴注。

3. 临时起搏器　在心率不能维持（<45次/分），伴有阿-斯综合征，充血性心力衰竭，室性心律失常时应安装临时起搏器。

（三）室性心动过速

1. 利多卡因　1mg/kg静脉注射，每隔5~10分钟重复1次，共3次。继以20~50μg/（kg·min）持续静脉滴注。

2. 苯妥英钠　2~4mg/kg静脉注射。每隔15分钟1次，至总量为 15mg/kg 为止。

3. 胺碘酮 5~10mg/kg，分成 1~2mg/kg，每隔数分钟 1 次静脉注射，以后每日用 5~10mg/kg。

4. 体外同步直流电复律 1~2J/kg。

八、人工机械辅助装置

如以上措施不能有效改善患儿的严重血流动力学障碍，可应用心室辅助装置（VAD）或体外膜氧合（ECMO）。

【监护】

1. 持续监测心率、血压、SpO_2，每小时记录 1 次。

2. 每日做心电图 1 次，有病情变化随时做心电图，或做 24 小时动态心电图。

3. 记录每日液体出入量。

4. 每次应用地高辛之前要测心率和观察心电图。

5. 避免烦躁、哭闹、活动及进食过多。

第三节 严重心律失常

【定义】

严重心律失常是指可引起严重血流动力学障碍、短暂意识丧失或猝死等危急状态的心律失常。

【分级】

严重心律失常包括以下 3 级。

一、致命性心律失常

包括心室扑动、心室纤颤、心脏停搏及电机械分离。

二、很危险心律失常

是指那些本身能导致明显血流动力学障碍又可随时转变为致命性心律失常的一类严重心律失常。包括二度Ⅱ型以上房室传导阻滞（尤其高二度或室内三支阻滞），部分病态窦房结综合征，室性心动过速，多源性、双向性、R on T型室性期前收缩等。

三、有潜在危险需紧急处理的心律失常

包括室上性心动过速、快速型心房颤动、心房扑动、多源性房性心动过速等。

【阵发性室上性心动过速】

一、定义及病因

阵发性室上性心动过速是一组异位冲动形成或折返环路位于房室束分支以上的快速型心律失常，简称室上速。常见于无器质性心脏病患儿，如预激综合征；也可发生于器质性心脏病，如风湿性心脏病、三尖瓣下移畸形、房间隔缺损，以及洋地黄中毒或心导管检查时。

常见诱因：心脏手术、急性感染、精神紧张、过劳或过度换气等。

二、机制

1. 折返机制。
2. 自律性增加。

三、临床特点

阵发性发作，突发突止，发作时间数秒至数日。心率：婴儿250~300次/分，儿童>180次/分。

婴儿：拒食、呕吐、不安、气促、出汗、苍白、四肢凉、发

绀等心源性休克表现。

儿童：心悸、心前区不适、心绞痛、头晕，超过24小时多出现心力衰竭。

四、心电图诊断

1. R–R间隔绝对均齐。心室率：婴儿200~300次/分；儿童180~220次/分。

2. QRS波形态正常，若伴有室内差异性传导则QRS波增宽，呈右束支阻滞型。若为逆行性旁路折返，则呈预激综合征图形。

3. 半数病例可见逆行性P波（Ⅱ、Ⅲ、aVF导联倒置，aVR导联直立）。

4. ST–T呈缺血性改变，发作终止后仍持续1~2周。

五、鉴别诊断

常需与窦性心动过速、心房扑动、室性心动过速进行鉴别（表3-6）。

表3-6 快速型心律失常的鉴别

	室上性心动过速	窦性心动过速	心房扑动	室性心动过速
临床表现	多数心脏正常	发热、休克、贫血	多数心脏正常	多数原有心脏病
发作与终止	突发突止	逐渐发生，逐渐终止	突发突止	突发突止
复发	常有	无	可有	可有
心率	60%>230次/分 平均240次/分	通常<230次/分	房率250~500次/分，室率1:1或4:1传导	通常<230次/分
心电图节律	绝对均齐	轻度不齐	房室传导1:1、2:1或3:1，心室率变动	轻度不齐

续表

	室上性心动过速	窦性心动过速	心房扑动	室性心动过速
P波	半数可见逆行性P波	正常窦性	扑动波在Ⅱ、Ⅲ、aVF、V₁导联明显	窦性P波，室房分离
QRS波	多数正常，可有室内差异性传导	正常窦性	多数正常，可有室内差异性传导	宽大畸形
室性融合波	无	无	无	常有
等电位线	有	有	无	有
刺激迷走神经	终止发作或不变	心率稍减慢	房室传导由1：1变为2：1或3：1	无效

六、治疗

总原则：迅速终止发作。

1. 普罗帕酮（心律平） 对于住院前未经过治疗的患者，首选普罗帕酮转复。1~1.5mg/kg+10%葡萄糖液10ml，缓慢静脉推注。首剂无效，间隔20~30分钟重复。一般不多于3次。平均复律时间8分钟。心脏扩大、心功能不全及传导阻滞者禁用。转复后立即改为口服，5mg/（kg·次），q6~8h。

2. 三磷酸腺苷（ATP） 0.04~0.05mg/kg，于2秒内快速静脉推注。首剂无效，3~5分钟后可以加倍剂量重复1~2次，有传导阻滞及窦房结功能不全者禁用。监测心电，ATP可致心脏停搏。0.1~0.2mg/kg（首剂最大量6mg）快速静注，之后快速推注2~5ml生理盐水，以防止其到达心脏前被红细胞快速分解。无效可加倍再次给予，第2次最大剂量12mg或0.3mg/kg。茶碱或甲基黄嘌呤（咖啡因、可可碱）能阻断受体与ATP的电生理作用，因此服用茶碱的患者对ATP不敏感，须加大剂量。

3. 洋地黄制剂 室上速合并心力衰竭者首选地高辛，起效慢，复律时间需半小时以上，预激综合征者慎用。逆传型房室折返性心动过速者禁用。

4. 维拉帕米（异搏停） 钙通道阻滞剂。对房室结有抑制作用，对房室旁路无效，故不宜用于逆传型房室折返性心动过速。0.1~0.2mg/kg（每次量不大于3mg）+10%葡萄糖液10ml缓慢静注。15~20分钟可重复1次。并发心力衰竭、低血压及传导阻滞者禁用。严禁与β受体阻滞剂合用。小于6个月者不首选此药，10%葡萄糖酸钙为备用拮抗药。

5. 胺碘酮 2.5~5mg/（kg·次）+10%葡萄糖液10ml缓慢静注。心功能不全者慎用。

6. 兴奋迷走神经 增强迷走神经张力，延缓房室传导，从而终止发作。适用于发病早期，无器质性心脏病、窦房结功能正常者。

儿童：①按压颈动脉窦，先右侧后左侧，不能同时按压。每次5~10秒。②刺激咽部，引起恶心。③屏气法：吸气后用力屏气10~20秒。④体位改变：卧位迅速变坐位、立位。⑤潜水反射：面部浸入冰水盆中5~7秒。小婴儿：用4~5℃的冰水袋或冰水浸湿的毛巾敷整个面部，引起潜水反射。每次0~15秒，无效3~5分钟后再重复，不超过3次。

7. 同步直流电复律 用于并发心力衰竭、心源性休克，心电图示QRS波宽大不易与室性心动过速鉴别者。0.5~1J/kg，无效可增至2 J/kg，一般可应用3次。有条件者，可使用经食道心房调搏或经静脉右心房内调搏，终止室上性心动过速。

8. 射频消融术 药物治疗无效或不能耐受药物治疗者，可选择射频消融术，对7岁以下儿童应严格掌握适应证。

【室性心动过速】

一、定义及病因

起源于希氏束分支以下的连续3个或3个以上的异位心搏称为

室性心动过速（简称室速）。室速大多由器质性心脏病所致，如严重心肌炎、先天性心脏病、长 Q-T 间期综合征，其他病因包括感染、缺氧、电解质紊乱、心脏手术等。但有些病例原因不明。本病在儿科较少见，但易致室颤而猝死，必须及时诊断和处理。

二、临床表现

症状与室上速相似，但往往比较严重。婴幼儿可有烦躁不安、面色苍白、呼吸急促，年长儿可主诉心悸、心前区疼痛，严重病例可有晕厥、休克、充血性心力衰竭等。

体格检查见心率增快，常在 150 次／分以上，节律整齐（尖端扭转型室速除外），第一心音可有强弱不等现象。发作短暂者血流动力学改变较轻，发作持续 24 小时以上者则可发生显著的血流动力学改变。

三、心电图诊断

心电图是确诊的重要手段。

1. 心室率常在 150~250 次／分之间，QRS 波宽大畸形，时限增宽，常大于 0.12 秒。

2. P 波与 QRS 波之间无固定关系，T 波方向与 QRS 波主波方向相反。

3. Q-T 间期多正常，可伴有 Q-T 间期延长，多见于多形性室速。

4. 心房率较心室率慢，有时可见到室性融合波或心室夺获。

有时与室上速伴室内差异性传导的鉴别较困难，可用食管内电极记录以帮助诊断，见到室房分离对室速的诊断有特异性。

四、治疗

（一）病因治疗

由心外原因引起者，如药物中毒、电解质紊乱等，纠正病因，室速可随之消失。

（二）终止发作

由于室性心动过速可使心排血量急剧下降，并随时有发展为心室颤动的危险，故应立即治疗，迅速终止发作。

1. 药物复律

（1）利多卡因：每次 1~2mg/kg，稀释后缓慢静脉注射。必要时可每隔 5~10 分钟重复使用，总量不超过 5mg/kg。室速纠正后以每分钟 20~30μg/kg 的速度静脉滴注维持。

（2）普罗帕酮：每次 l~2mg/kg，稀释后缓慢静脉注射。首剂无效，可隔 20 分钟重复使用，不超过 3 次。转复后以每分钟 5~10μg/mg 的速度静脉滴注维持。

（3）胺碘酮：每次 5mg/kg，稀释后缓慢静脉注射。如首次无效，15 分钟后可重复 1 次，继则静脉滴注维持，每日 10~15mg/kg 或 300mg。

（4）异丙肾上腺素：以 0.1mg 加入 5% 葡萄糖液 10ml 内缓慢静推，每次 0.5~1ml，必要时重复。继以每分钟 0.05~2 μg/kg 的速度静脉滴注维持。用于病态窦房结综合征、三度房室传导阻滞、心率缓慢所致尖端扭转型室速。

（5）硫酸镁：用于尖端扭转型室速，剂量 25~50mg/kg，最大量 2g，10~20 分钟静脉或骨髓内注射。

2. 同步直流电复律

并发血流动力学障碍，如室性心动过速伴有低血压、休克、心力衰竭、晕厥者，应迅速施行同步直流电复律，电能量按每次 1~2J/kg，婴儿一次最大量不超过 50J，儿童不超过 100J。若无效，隔 20 分钟可重复使用。洋地黄中毒、低钾血症的患者禁用。无电复律条件时，可在纠正血流动力学障碍的同时使用药物复律。

3. 心房或心室电起搏

对药物治疗无效而又不宜用电复律的

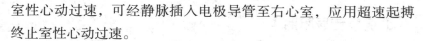

室性心动过速，可经静脉插入电极导管至右心室，应用超速起搏终止室性心动过速。

4. 植入型心律转复除颤器　对顽固性反复发作或曾有致命发作的患儿，也可采用植入型心律转复除颤器（ICD），应用超速起搏终止室性心动过速。

5. 经导管射频消融或手术治疗　适用于药物治疗无效的顽固性室速患者。

（三）方法的选择

1. 血流动力学状态稳定者　可选用药物复律，如利多卡因、普罗帕酮、胺碘酮、索他洛尔等。药物选择取决于室性心动过速的类型。缺血性室性心动过速首选利多卡因、胺碘酮；特发性室性心动过速首选维拉帕米、β受体阻滞剂；利多卡因无效、洋地黄中毒性室性心动过速首选苯妥英钠。

2. 血流动力学障碍者　血流动力学障碍者系指室性心动过速伴有低血压、休克、心力衰竭、晕厥者。可按下列步骤进行：①药物复律：利多卡因1mg/kg，稀释后缓慢静脉注射，继以20~30μg/（kg·min）持续静脉滴注。亦可静脉注射普罗帕酮、索他洛尔或胺碘酮。②体外同步直流电复律：电能量按每次1~2J/kg。③之后继续前述抗心律失常药物治疗。

3. 顽固性反复发作或曾有致命发作的患儿　可经静脉插入电极导管至右心室进行超速起搏治疗；安装植入型心律转复除颤器（ICD）治疗；经导管射频消融或手术治疗等。

（四）预防复发

某些抗心律失常药物对室性心动过速患者的长期预防性治疗有效，能减少或控制室性心动过速复发，降低心脏性猝死发生率，改善生活质量。可口服普罗帕酮、胺碘酮、索他洛尔等。

【房室传导阻滞】

一、定义及病因

房室传导阻滞是指从心房通过房室交界区传至心室的激动受阻。

按发病原因可分为先天性和后天性。先天性房室传导阻滞的原因通常为先天性心脏病或先天性房室传导系统发育缺陷，如先天性房室间隔缺损、先天性长 Q–T 间期综合征、特发性房室传导阻滞等。

后天性房室传导阻滞常见于病毒性心肌炎、心肌病、风湿热、药物中毒、电解质紊乱、心脏手术及迷走神经张力增高等。

按受阻程度，可分为一度、二度和三度房室传导阻滞。

二、临床表现

1. 一度房室传导阻滞　临床无症状，体征仅有第一心音减弱。

2. 二度房室传导阻滞　与传导阻滞的严重程度及心室率的快慢有关。可表现为无症状，或有心悸、头晕等。

3. 三度房室传导阻滞　表现不一，部分小儿并无主诉，病情较重者可有乏力、眩晕、活动时气短，更严重者表现为阿–斯综合征，甚至发生猝死。听诊心率慢而规则，第一心音强弱不等，大多数患儿心底部可听到 1~2 级喷射性收缩期杂音。

三、心电图诊断

（一）一度房室传导阻滞

根据年龄和心率计算，P–R 间期超过正常最高值，即 1 岁以内婴儿超过 0.14 秒，学龄前幼儿超过 0.16 秒，学龄儿童超过 0.18 秒，青春期超过 0.20 秒。偶尔见到与心房率无关的 P–R 间期长短不一或随患儿体位而变异的一度房室传导阻滞，多见于迷走神经张力不稳定的小儿。

（二）二度房室传导阻滞

1. 二度Ⅰ型房室传导阻滞（莫氏Ⅰ型，又称文氏现象） P-R间期逐步延长，最终P波后不出现QRS波；在P-R间期延长的同时，R-R间期往往逐步缩短，且脱漏的前后两个R波的距离小于最短的R-R间期的2倍。

2. 二度Ⅱ型房室传导阻滞（莫氏Ⅱ型） P-R间期固定不变，但心室搏动呈规则性的脱漏，且常伴有QRS波增宽。

3. 三度房室传导阻滞 心电图可见P波与QRS波之间彼此无关，心房率较心室率快，R-R间期基本规则。心室波形有两种形式：一为QRS波的形态、时限正常，表示阻滞在房室束之上；一为QRS波有切迹，时限延长，表示阻滞在房室束之下，此型预后较差。

四、治疗

（一）一度房室传导阻滞

着重病因治疗，不需特殊治疗，预后较好。

（二）二度房室传导阻滞

应针对原发疾病治疗，当心室率太过缓慢，心脏搏出量减少时，可用阿托品或异丙肾上腺素治疗，预后与心脏的原发疾病有关。

（三）三度房室传导阻滞

凡有低心排血量或阿-斯综合征表现者需进行积极治疗，可选用下列方法。

1. 异丙肾上腺素 2~5mg/次，舌下含服，q4~6h，或0.1~2.0μg/（kg·min）静脉滴注，好转后减量、停药或换药。

2. 阿托品 0.01~0.03mg/（kg·次）皮下注射或静脉注射，q4~6h。

3. 肾上腺皮质激素　由心肌炎或手术损伤引起者，可用肾上腺皮质激素口服或静脉滴注。开始用氢化可的松5~10mg/（kg·d），或地塞米松（氟美松）0.25~0.5mg/（kg·d）静脉滴注，以后用泼尼松1~2mg/（kg·d）静脉滴注，疗程2~8周。

4. 安装临时性或永久性人工心脏起搏器　凡反复发生阿-斯综合征，药物治疗无效，或伴有心力衰竭者，可考虑安装起搏器。一般先安装临时起搏器，经临床治疗可望恢复正常。若观察4周仍未恢复，可考虑安装永久起搏器。

四、无脉性心律失常

无脉性心律失常的心电图有4种表现：心脏停搏、室颤、无脉性室速（心电图呈室速波形，但摸不到脉搏）、无脉性电活动（摸不到脉搏，但心电图显示电活动，表现为除室颤或室速之外的波形，常见窦性心律）。

（一）心脏停搏

1. 心电图特征　呈等电位线，无P波、QRS波及T波。

2. 急救治疗　立刻开始心肺复苏（具体见第十三章第六节）。

（二）室颤和无脉性室速

1. 心电图特征

（1）室颤：QRS波振幅、时限无任何规律可循，无P波。

（2）无脉性室速：QRS波时限增宽，呈规则的室速波形，不能触摸到脉搏。

2. 急救治疗　立刻心肺复苏的同时尽早除颤。除颤能量首次2J/kg，若无效，自第2次除颤起增至4~10J/kg。除颤每延迟1分钟，复苏成功率降低7%~10%。

（三）无脉性电活动

1. 心电图特征　可见除室颤或室速外的其他心电活动，窦性心动过缓较常见，但摸不到脉搏。

2. 急救治疗　立刻开始心肺复苏，复苏过程中尽早发现并治疗可逆性疾病。

【监测】

1. 持续监测心电、血压。
2. 每日做心电图1次，有心律失常随时做。

第四节　脓毒症与脓毒性休克

【定义】

脓毒症（sepsis）是指感染（可疑或已证实）引起的全身炎症反应综合征（systemic inflammatory response syndrome，SIRS）。

脓毒性休克（septic shock）是发生在全身严重感染基础上，由细菌、病毒等微生物及其产物（如内毒素）所引起的急性微循环障碍，有效循环血量减少，组织器官血液灌注不足而致的临床综合征。

【概念】

一、全身炎症反应综合征（SIRS）

是指机体在各种感染、创伤、缺氧等因素刺激下产生的一种系统性炎症反应。

符合以下4项标准中至少2项，其中1项必须是体温异常或白细胞计数异常，即可考虑为SIRS。

1. 中心体温>38.5℃或<36℃。

2. 心动过速或过缓。平均心率>同年龄正常值＋2个标准差（SD）。须除外影响因素如外界刺激、长期服药、疼痛，或无法解释的心率在0.5~4小时内短期持续升高。或<1岁儿童，出现心动

过缓，心率<同年龄正常值第10百分位。须除外影响因素如迷走神经刺激、应用β受体阻滞剂、先天性心脏病，或无法解释的心率在0.5小时内短期持续下降。

3. 平均呼吸频率>同年龄正常值+2SD或急性期机械通气，机械通气与神经肌肉疾病及全身麻醉无关。

4. 白细胞计数>12×10⁹/L，或<4×10⁹/L（除外白血病化疗后白细胞减少）；或杆状核细胞>10%，或未成熟中性粒细胞>10%。

各年龄段生命体征和实验室检查参考范围见表3-7。

表3-7　小儿各年龄段生命体征和实验室检查参考范围

年龄段	心动过速（次/分）	心动过缓（次/分）	呼吸频率（次/分）	白细胞计数（×10⁹/L）	收缩压（mmHg）
<1周	>180	<100	>50	>34	<60
~1个月	>180	<100	>40	>19.5或<5；杆状核>10%	<60
~1岁	>180	<90	>34	>17.5或<5；杆状核>10%	<70
~6岁	>140	<60	>22	>15.5或<6；杆状核>10%	<70+（年龄×2）
~12岁	>130	<60	>18	>13.5或<4.5；杆状核>10%	<70+（年龄×2）
~18岁	>110	<60	>14	>11或<4.5；杆状核>10%	<90

注：心率、白细胞计数及血压低限为第5百分位，高限为第95百分位

二、感染（infection）

可疑的或已被证实的（培养、组织涂片或PCR阳性）由任何病原体导致的感染，或与感染高度相关的临床综合征。感染的证据包括临床表现及影像学、实验室检查异常（如在正常情况下无白细胞的体液中发现白细胞，内脏穿刺、胸部放射影像学符合肺炎特点，瘀点、紫癜样皮疹或暴发性紫癜）。

三、脓毒症（sepsis）

是指感染（可疑或已证实）引起的全身炎症反应综合征（SIRS）。

四、严重脓毒症（severe sepsis）

指脓毒症合并由脓毒症导致的器官功能障碍或组织低灌注（少尿、乳酸增高、低血压）。

五、脓毒性休克（septic shock）

是指脓毒症诱导的组织低灌注和心血管功能障碍。包括低血压、需要血管活性药物治疗或组织低灌注。

成人版脓毒性休克定义：在充分液体复苏情况下仍持续存在组织低灌注：收缩压（SBP）<90 mmHg或平均动脉压（MAP）<70mmHg，或SBP下降超过40mmHg，除外其他导致低血压的原因。

儿童脓毒性休克早期可以表现为血压正常，失代偿期才表现为血压下降，晚期呈难治性休克。故低血压不应作为儿童脓毒性休克的早期诊断依据。

六、脓毒症相关器官功能障碍（sepsis associated organ dysfunction，SAOD）

为严重感染导致的心血管和（或）非心血管系统或器官功能障碍。

【诊断标准】

根据儿童脓毒性休克诊治专家共识（2015版）及《2020拯救脓毒症运动国际指南：儿童脓毒性休克和脓毒症相关器官功能障碍管理》（以下简称2020版指南）摘录。

一、脓毒症

感染（可疑或已证实）伴以下情况考虑脓毒症。具体见表3-8。

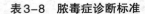

表3-8　脓毒症诊断标准

一般指标

体温变化：发热（肛温>38.5℃）或低体温（肛温<36℃）

心动过速：超过正常年龄相关值2个标准差，低体温者可以无心动过速

伴以下至少1项：意识改变、低氧血症、血乳酸增高或洪脉

炎性指标

白细胞增多（>12×10⁹/L）或减少（<4×10⁹/L），白细胞计数正常但未成熟白细胞>10%

血浆C反应蛋白（CRP）水平增高（比正常值高2个标准差）

血浆降钙素原（PCT）水平增高（比正常值高2个标准差）

血流动力学指标

低血压：成人收缩压<90mm Hg，或平均动脉压<70mm Hg，或收缩压下降>40mmHg，儿童低于年龄对应正常值2个标准差

器官功能障碍指标

低氧血症：PaO_2/FiO_2<300mmHg

急性少尿：尽管液体复苏充分，但尿量仍<0.5ml/（kg·h），至少持续2小时

肌酐升高：血肌酐>0.5mg/dl或44.2μmol/L

凝血功能异常：INR>1.5或APTT>60秒

腹胀/肠梗阻（无肠鸣音）

血小板减少：血小板<100×10⁹/L

高胆红素血症：血浆总胆红素>4mg/dl或70μmol/L

组织低灌注表现

高乳酸血症：乳酸>1mmol/L

毛细血管充盈时间延长（≥3秒）或皮肤出现花斑

二、严重脓毒症

严重脓毒症是指脓毒症诱导的组织低灌注或器官功能障碍，具体见表3-9。

表3-9 器官功能障碍诊断标准

心血管功能障碍

在1小时内静脉已输注≥40ml/kg等张液的情形下，符合以下任何1项

1. 血压下降且小于同年龄第5百分位或收缩压<同年龄正常值以下2个标准差

2. 需血管活性药物血压才能维持在正常范围［多巴胺>5μg/（kg·min）或给予任何剂量的多巴酚丁胺、肾上腺素或去甲肾上腺素］

3. 具备下列中2项

  （1）无法解释的代谢性酸中毒：碱缺失>5.0 mEq/L

  （2）动脉血乳酸水平增高（>正常年龄上限的2倍）

  （3）尿量<0.5 ml/（kg·h）

  （4）毛细血管充盈时间延长（>5秒）

  （5）核心温度与体表温度相差>3℃

呼吸系统 符合以下任何1项

1. $PaO_2/FiO_2<300$ mmHg，须排除紫绀型心脏病或已有肺部疾病患儿

2. $PaCO_2>65$ mmHg或较$PaCO_2$基线值提高20mmHg以上

3. 证实需氧（吸氧流量经试验降不下来）或须>50%氧浓度才能维持氧饱和度≥92%

4. 需要非选择性有创或无创机械通气

神经系统 符合以下任何1项

1. 格拉斯哥昏迷评分≤11分

2. 神志急速变化，格拉斯哥昏迷评分较原先的不正常状态下降≥3分

血液系统 符合以下任何1项

1. 血小板计数<$80×10^9$/L，或血小板计数比前3天内最高值下降50%（适用于慢性血液病或肿瘤患儿）

2. 国际标准化比值（international normal ratio，INR）>2

肾脏

血清肌酐>同年龄正常值上限2倍或本人肌酐基础值2倍

肝脏　符合以下任何1项

1. 总胆红素≥4 mg/dl（不适用于初生儿）

2. ALT为同年龄正常值2倍以上

三、脓毒性休克诊断

脓毒症患者出现组织灌注不足和心血管功能障碍即可诊断为脓毒性休克，具体表现如下。

1. 低血压　收缩压<该年龄组第5百分位，或<该年龄组正常值以下2个标准差。即新生儿<60mmHg，1~12个月<70 mmHg，1~10岁<70mmHg +［2×年龄（岁）］，≥10岁，<90 mmHg。

2. 需用血管活性药物才能维持血压在正常范围［多巴胺>5μg/（kg·min）或给予任何剂量的多巴酚丁胺、肾上腺素或去甲肾上腺素］。

3. 具备下列组织低灌注表现中3条。

（1）心率、脉搏变化：外周动脉搏动细弱，心率、脉搏增快。

（2）皮肤改变：面色苍白或苍灰，湿冷，大理石样花纹。如为暖休克可表现为四肢温暖，皮肤干燥。

（3）毛细血管充盈时间（CRT）≥3秒，暖休克时CRT可以正常。

（4）意识改变：早期烦躁不安或萎靡、表情淡漠。晚期意识模糊，甚至昏迷、惊厥。

（5）液体复苏后尿量仍<0.5ml/（kg·h），持续至少2小时。

（6）乳酸性酸中毒（除外其他缺血缺氧及代谢因素等），动脉血乳酸>2mmol/L。

四、脓毒性休克分期

1. 代偿期 儿童脓毒性休克的诊断与成人不同之处在于不一定具备低血压。当患儿感染后出现上述组织低灌注表现中的3条或以上，此时如果血压正常，则诊断脓毒性休克代偿期。

2. 失代偿期 代偿期组织灌注不足表现加重，伴血压下降，则进展为失代偿期。即收缩压<该年龄组第5百分位，或<该年龄组正常值以下2个标准差。

五、休克分型

1. 冷休克 低排高阻或低排低阻型休克，除意识改变、尿量减少外，表现为皮肤苍白或花斑纹，四肢凉，外周脉搏快，细弱，CRT延长。休克代偿期血压可正常，失代偿期血压降低。

2. 暖休克 高排低阻型休克，可有意识改变，尿量减少或代谢性酸中毒等，但四肢温暖，外周脉搏有力，CRT正常，心率快，血压降低。

在急诊室判断冷休克与暖休克的简单方法见表3-10。

表3-10　暖休克与冷休克的临床特点

	暖休克	冷休克
毛细血管充盈时间	≤2秒	>2秒
外周脉搏搏动	有力	减弱
皮肤花斑	无	有

【监测】

一、一般监测

T（肛、指温度）、R、P、BP、SpO_2、CRT、神志、瞳孔、尿量、皮温及颜色等，每小时记录1次。

二、血流动力学监测

重度休克患者可放置桡动脉导管和中心静脉导管或Swan-Ganz导管，持续监测动脉血压、中心静脉压（CVP）、肺动脉楔压（PCWP）和心输出量（CO）、心脏指数（CI）等。

1. 心脏指数（CI） CI= CO/体表面积（m^2）。正常值3.5~5.5L/（$min \cdot m^2$）。

2. 外周血管总阻力（SVR） SVR=（MAP−CVP）×80/CI。正常值800~1400dyne.sec/（$cm^3 \cdot m^2$）。

3. 肺血管阻力（PVR） PVR=（MPAP−PCWP）×80/CI。正常值75~240dyne.sec/（$cm^3 \cdot m^2$）。

4. 动–静脉血氧含量差（a–vDO_2） 正常值3~5ml/dl。

三、氧代谢监测

休克时主要表现为氧输送减少和氧利用障碍两个方面。

1. 氧输送（DO_2） 指心脏每分钟向外周组织输送的氧量，取决于心排血量（CO）及动脉血氧含量（CaO_2）。动脉血氧含量取决于血红蛋白（Hb）、动脉血氧饱和度（SaO_2）及PaO_2，正常值为17~20ml/dl。

$DO_2 = CO \times CaO_2 \times 10 = CO \times (Hb \times 1.34 \times SaO_2 + PaO_2 \times 0.0031) \times 10$

正常值550~650ml/（$min \cdot m^2$）。

2. 氧耗量（VO_2） 指每分钟机体实际的耗氧量，在正常情况下，VO_2反映了机体对氧的需求量。

$VO_2 = CO \times (CaO_2 - CvO_2) \times 10 = CO \times [(SaO_2 - SvO_2) \times 1.34 \times Hb + 0.0031 \times (PaO_2 - PvO_2)] \times 10$

正常值120~200ml/（$min \cdot m^2$）。

在正常生理状态下，DO_2在相当大的范围内变化时，VO_2均可保持恒定，称为"$DO_2 - VO_2$脱依赖"；但在感染性休克时，DO_2与VO_2几乎呈直线关系，氧摄取率下降，称为"病理性$DO_2 - VO_2$依赖"，提示组织存在缺氧。DO_2与VO_2的关系可以客观地反映组织灌注和氧合状态（图3-1）。

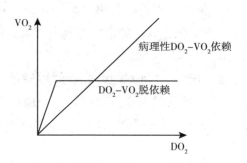

图3-1　氧输送(DO_2)与氧耗量(VO_2)关系示意图

四、血乳酸监测

每4~6小时1次动态监测。经适当治疗后乳酸浓度逐渐下降，提示预后良好。

五、炎症及病原学指标

CRP、PCT、G试验及GM试验，分泌物（痰液、尿、便）及血、脑脊液直接涂片染色镜检或进行细菌培养。

六、其他检查

血常规、凝血常规、X线胸片、心电图，每日1~2次。动脉和混合静脉血气，血电解质（K^+、Na^+、Cl^-、Ca^{2+}、Mg^{2+}等），血糖，白、球蛋白，肝、肾功能，每日监测1次。

【治疗】

一、抗感染治疗

1. 推荐诊断脓毒性休克后1小时内经验性应用有效抗微生物

制剂。尽可能在应用抗菌药物之前采集血培养，但不应导致抗菌药物应用延迟。经验药物的选择应根据流行病学及特点进行选择。儿童脓毒性休克以革兰氏阴性杆菌感染最为常见，可给予第三代头孢菌素+酶抑制剂类抗生素，酌情应用万古霉素。待血培养结果回报后调整抗生菌素应用。

总原则："重锤出击，降阶梯疗法"。尽可能足量、早期、联合、静脉途径用药，避免肌肉或口服给药。一般选定的抗生素不要过快更换，最好坚持使用2~3天，评价后效果确实不好，再改换其他药物。

2. 建议应用克林霉素及抗毒素治疗合并顽固性低血压的中毒性休克综合征。如果可以耐受，推荐应用肠道抗菌药物治疗难辨梭状芽孢杆菌肠炎。疾病严重者优先选择口服万古霉素。

3. 推荐早期积极控制感染源，包括对脓肿、脓胸及腹腔化脓性感染尽早切开引流、穿刺抽吸积脓或切除病灶等。如果怀疑导管相关感染，应立即拔除导管。

二、液体复苏

至少建立2条可靠的静脉通道，尽量放置中心静脉导管，若静脉通道不能及时建立，可采用骨髓通道输液。

1. **初始复苏** 首剂选择等张晶体液或0.9%氯化钠溶液，20ml/kg，5~10分钟内静脉推注。然后评估体循环灌注改善情况，包括意识、心率、脉搏、CRT、尿量、血压等。若循环灌注改善不明显，则再给予第2、3次液体，按等张含钠液10~20ml/kg，于0.5~1小时内静脉输入，1小时内液体总量可达40~60ml/kg。接近成人体重的患儿液体复苏量为：每次等渗晶体液500~1000ml/kg，或白蛋白300~500ml，30分钟内输入。

2. **继续补液阶段** 总量30~50ml/kg，1/2~2/3张液体，时间6~8

小时，速度5~10ml/（kg·h），病情严重患儿可达80~120ml/kg。根据患儿白蛋白水平、凝血功能状态等情况，适当补充胶体液，如Hb<70g/L，乳酸<4mmoL/L，输红细胞；Hb>70g/L，红细胞压积>40%，可输白蛋白、血浆等胶体液。用新鲜冰冻血浆纠正脓毒症导致的血栓性血小板减少性紫癜（TTP）、进行性DIC、继发性血栓性微血管病及凝血因子缺乏。

3. 维持输液阶段　24小时液量2~4ml/（kg·h），总量50~80ml/kg，可给予1/3张含钾液。根据血气分析结果给予碳酸氢钠，使pH>7.15即可。继续及维持输液阶段应进行滴定治疗以逆转低血压，增加尿量，恢复正常毛细血管充盈时间、外周脉搏及意识水平，但不引起肝肿大或肺部啰音。如出现肝肿大及肺部啰音，则提示液体容量负荷过度，应停止液体复苏，利尿或使用强心药物。如有条件可同时检测中心静脉压（CVP）的动态变化。若液体复苏后CVP升高不超过2mmHg，提示心脏对容量的反应性良好，可继续快速输液治疗；反之，则提示机体不能耐受快速补液。也可采用被动抬腿试验评估患儿的容量反应。第1小时液体复苏不用含糖液，若有低血糖，可用葡萄糖0.5~1g/kg纠正。

4. 评价患儿反应　脓毒性休克初始液体复苏的目标是，毛细血管充盈时间≤2秒，相应年龄的正常血压，正常脉搏（外周和中心脉搏无差异），肢端温暖，尿量>1 ml/（kg·h），意识好转，$SvO_2 \geqslant 0.70$，CI 3.3~6.0L/（min·m²）。若患儿对液体复苏无反应，应重新评价患儿并分析原因，如是否存在肠道出血、心功能障碍、低血糖、肾上腺皮质功能不全、气胸、心包填塞等。长期应用激素（如肿瘤、哮喘），对补液反应差者，适当给予激素治疗特别重要。若复苏过程中神经系统功能无好转，提示可能存在神经系统合并症。

三、纠正酸中毒

pH≤7.15时可以进行干预，即"宁酸勿碱"。常用5%碳酸氢钠溶液。用量（ml）= △ HCO_3^- × 0.5 × 患儿体重（kg）。先用半量，稀释成1.4%等渗液静滴。随后再测血气，以调整酸碱平衡。

四、血管活性药物

用于对扩容治疗反应欠佳的休克患儿。需要在充分液体复苏的基础上使用。如液体复苏后，血压仍偏低，可应用多巴胺、去甲肾上腺素、肾上腺素、血管升压素等；血压正常可用多巴酚丁胺、米力农等。

血管活性药物应用步骤如下。

1. 计算药量 所需药物的剂量（mg）=6×体重（kg），加入到100ml液体中，每小时输入的毫升数（ml/h）即为每公斤体重每分钟输入药物的微克数［μg/（kg·min）］。

2. 药物输注 必须用输液泵持续静脉输入。在持续心率、血压等血流动力学监测下逐渐增加剂量，直至血压达到可接受的水平或增加剂量不再有效时，换用或加用另一种药物。

3. 观察药效 此类药物一般在3~5分钟起效，5~10分钟达峰效应，停药后15分钟作用消失。因此，血管活性药物应用时医生必须在床边随时调整速度，每4~6小时调整1次，根据个体差异随时观察疗效，直至达到预计满意的效果。

4. 常用方法 首选多巴胺或去甲肾上腺素，多巴胺可根据病情从5~10μg/（kg·min）开始，逐渐递增剂量达20μg/（kg·min），如仍不能维持血压，冷休克使用肾上腺素，暖休克换用或加用去甲肾上腺素0.1~2μg/（kg·min）。如考虑外周阻力低，则用去甲腺上腺素0.5~2μg/（kg·min）。

5. 难治性休克 如患儿对扩容无反应，对儿茶酚胺类药物抵抗，则观察是否有否气胸，心包填塞，腹腔内高压，内分泌急症情况如肾上腺皮质功能不全、甲状腺功能不全等可能。如有肾上腺皮质功能不全可能，可加用氢化可的松等。仍无效，可试用体外膜氧合（ECMO）。

五、保证氧合与机械通气

休克患儿气道必须保持通畅，给予鼻导管或面罩吸氧，以保证血氧饱和度在95%以上。小婴儿可先采用经鼻持续气道正压通气（NCPAP），要注意提供足够的气流量；年长儿可选用面罩CPAP，或高流量鼻导管吸氧。

国内外指南中均建议，由于小婴儿和新生儿功能残气量较低，应尽早行气管插管与机械通气，保证有效通气在呼吸状况严重和恶化前进行。插管前应进行适当的心血管复苏，以免出现插管时心血管功能不稳定。

机械通气时应采取肺保护策略，包括采用压力通气模式，潮气量6~8ml/kg，平台压≤30cmH$_2$O，适当水平的高呼气末正压（PEEP），允许性高碳酸血症。有呼吸窘迫综合征可能时，应提高PEEP水平，以增加氧合和氧运输，但需注意其对心血管系统的副作用。

对于机械通气的脓毒症患儿，应给予镇静药物，以达到镇静目的。但不建议应用丙泊酚（<3岁）、依托咪酯或右美托咪定。

难治性脓毒性休克或脓毒症伴难治性呼吸衰竭时，建议使用ECMO，进行挽救性治疗。

六、免疫治疗

1. **肾上腺皮质激素** 根据2015版儿童脓毒性休克诊治专家共识，对充分液体复苏和血管升压药治疗未达目标者，可考虑应用激素。对儿茶酚胺抵抗和可疑存在或被证实存在肾上腺皮质功能不全的患儿可应用氢化可的松3~5mg/（kg·d），或甲泼尼龙1~2mg/（kg·d），分1~2次给药。

2. **静脉注射丙种球蛋白** 重症脓毒症患儿，可考虑适当给予丙种球蛋白。用法：400mg/（kg·次），qd，连用3~5次。

七、利尿剂与肾脏替代治疗

建议休克缓解后使用利尿剂逆转液体超负荷及不同程度的脑水肿。可选用渗透性利尿剂甘露醇，每次0.5~1g/kg，4~6小时1次。必要时加用呋塞米1~2mg/（kg·次）。如果不成功，可开始连续性静脉-静脉血液滤过（CVVH）或间断血液透析，以避免液体过载（超过体重的10%）。

八、纠正凝血功能紊乱

应尽早发现和治疗凝血功能障碍。早期可给予小剂量低分子肝素钙5~10U/kg，皮下注射，每6~12小时1次。进入低凝阶段时，可在肝素化的同时适当补充血浆、血小板、凝血因子等。进入纤溶亢进期时，给予6-氨基己酸或氨甲苯酸。

九、营养与胃肠道应激性溃疡的预防

在24~48小时后能够经胃肠道喂养的患儿给予经口或肠内营养，1周后不能经胃肠道喂养的患儿给予肠外营养，危重症患儿可予允许性低热量供应。为防治应激性溃疡，可使用质子泵抑制剂奥美拉唑或（和）H_2受体阻滞剂西咪替丁。

十、并发症治疗

1. **血糖控制** 指南建议按照与成人相似的目标控制血糖［≤10.0mmol/L（180mg/dl）］。由于一些高血糖患儿不能产生胰岛素，而另一部分则存在胰岛素抵抗，因此对于新生儿和儿童，葡萄糖应与胰岛素联合输注，可预防发生低血糖的潜在风险。当证实有低血糖时，首先静脉注射25%葡萄糖溶液2~4ml/kg，可提供0.5~1.0g/kg的葡萄糖。葡萄糖的输注速度应为4~6mg/（kg·min）。或持续输入10%葡萄糖氯化钠溶液。

2. 急性呼吸衰竭、ARDS、脑水肿、消化道出血、DIC等并发症的治疗见相关章节。

十一、总原则

为记忆方便，可将上述治疗方案简化为以下10条（10字记忆法）。

扩（扩容）、酸（纠酸）、缩（以收缩血管、升高血压作用为主的血管活性药物）、心（以增强心肌收缩力为主的正性肌力药物）、菌（有效的控制感染的措施）；氧（及早纠正低氧血症和机械通气）、激（激素及免疫调节剂）、脱（治疗中后期的液体超负荷）、凝（注意纠正凝血功能）、能（能量供给和肠内、肠外营养）。

【附】2020版指南脓毒症的临床实践管理流程，即脓毒症的集束化治疗（Sepsis Bundle）（图3-2，图3-3）

1. 初步识别为脓毒性休克的在1小时内完成，初步怀疑为脓毒症的在3小时内完成

（1）紧急诊断评估是否支持脓毒症相关器官功能障碍，开放静脉或骨髓通路。

（2）在使用抗生素前留取血培养。

（3）开始经验性广谱抗感染治疗。

（4）检测乳酸水平。

（5）如果存在休克，开始液体推注。

（6）如果休克持续存在，开始使用血管活性药物。

2. 持续再评估（6小时内完成）

（1）评估儿童急性呼吸窘迫综合征，呼吸支持。

（2）液体和血管活性药物滴定。

（3）感染源控制。

（4）如果休克持续存在，进行高级血流动力学监测。如进行有创动脉血压监测，放置中心静脉导管（监测CVP及ScvO$_2$），复查乳酸等。

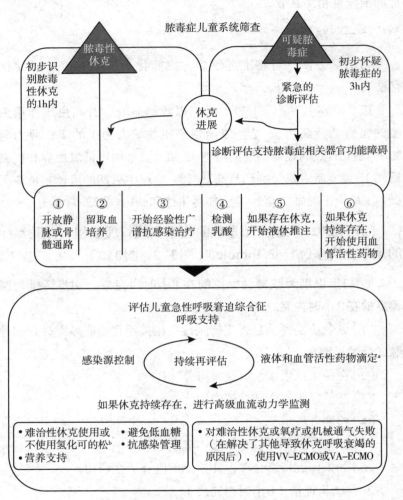

图3-2　2020版指南儿童初始复苏流程

a. 参见液体和血管活性药物流程

注意：如果：a）出现液体过负荷或b）医疗资源不足且患儿无低血压，则应不实施液体推注。液体（ml/kg）应按理想体重计算

b. 氢化可的松可能产生益处或危害

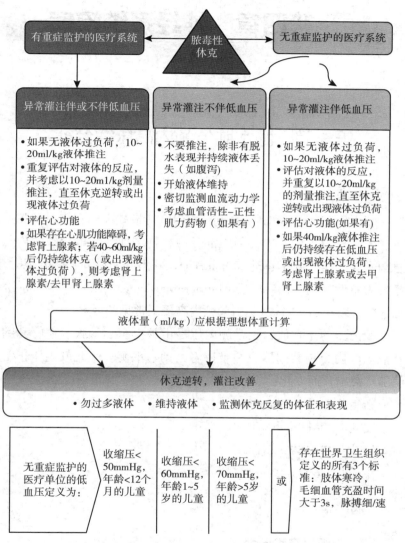

图3-3 2020版指南儿童液体及血管活性–正性肌力药物管理流程

第四章　神经系统疾病

第一节　脑水肿与颅内高压综合征

【定义】

颅内压（intracranial pressure，ICP）是指颅腔内容物对颅腔壁所产生的压力。颅腔内任何一部分内容物增加，均可导致颅内压急剧升高，当颅内压超过200mmH$_2$O，并引起一系列临床表现时，考虑为急性颅内高压综合征（intracranial hypertension syndrome）。脑水肿（cerebral edema）是引起颅内高压最常见的因素。

颅内压的正常值：正常颅内压是由脑组织、脑膜、血管和脑脊液等颅内容物共同形成并维持着其动态平衡。小儿颅内压正常值随年龄增长而变化：

新生儿：10~20mmH$_2$O；

婴儿：30~80mmH$_2$O；

幼儿：40~150 mmH$_2$O；

年长儿：60~180 mmH$_2$O。

【病因】

一、脑组织容积增大

（一）弥漫性脑水肿

1. 感染　感染后24小时即可发生脑水肿。

（1）颅内感染：脑炎、脑膜炎、脑膜脑炎、脑脓肿、脑型痢疾等。

（2）颅外感染：重症肺炎、中毒型痢疾、急性重型肝炎、中毒性脑病。

2. 缺氧　窒息、溺水、心搏骤停、癫痫持续状态、休克、严重贫血、严重心力衰竭、呼吸衰竭等。

3. 中毒　如一氧化碳中毒、氰化物中毒、铅或其他重金属中毒、农药中毒、食物中毒、药物中毒等。

4. 水、电解质紊乱　如严重的低钠血症、水中毒、酸中毒等。

5. 其他　如瑞氏综合征、高血压脑病、各种代谢性疾病等。

（二）局部脑水肿

1. 颅内占位性病变　常伴病灶周围脑水肿。

（1）脑肿瘤：胶质母细胞瘤、髓母细胞瘤、颅咽管瘤等。

（2）颅内出血：新生儿颅内出血、血液病（血友病、白血病、特发性血小板减少性紫癜、再生障碍性贫血）、脑血管畸形、脑外伤、脑囊肿等。

（3）颅内寄生虫病：如脑型囊虫病、脑型血吸虫病、阿米巴原虫脑脓肿等。

2. 脑梗死　脑血管病造成的缺血性或出血性脑梗死，是小儿急性偏瘫的重要原因之一。

二、脑脊液循环异常

1. 交通性脑积水（脑脊液在脑室系统以外受阻）　脑外伤、感染、先天畸形等。

2. 梗阻性脑积水（脑室系统的脑脊液流动受阻）　先天性脑积水、颅内感染粘连、肿瘤或较大血肿压迫等。

3. 脑脊液分泌过多或吸收障碍　结核、化脓性脑膜炎等。

三、脑血容量增大

1. 静脉回流受阻　上腔静脉综合征等。

2.**脑血管扩张** 低氧、CO_2潴留等。

3.**高容量血症** 高血压、真性红细胞增多症等。

4.**血管自动调节反射失效** 外伤、肿瘤、脑缺血、严重的高血压或低血压等。

【诊断】

一、病史

存在导致脑水肿和颅内压增高的原发病。

二、症状和体征

（一）主要指标

1.呼吸节律异常。

2.瞳孔不等大或扩大。

3.前囟隆起，张力增高。

4.无其他原因的高血压。

5.眼底有视乳头水肿。

（二）次要指标

1.昏睡或昏迷。

2.抽搐或肌张力增高。

3.呕吐。

4.头痛。

5.甘露醇治疗有效。

具备主要指标1项、次要指标2项以上，可初步做出诊断。

（三）确诊指标

1.**头颅CT或核磁共振（MRI）** 可观察到脑水肿的部位、程度、脑室扩张及移位情况，并可判断颅内高压的原因。

2.**脑脊液压力直接测定** 做腰椎穿刺直接测定脑脊液压力。

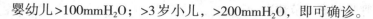

婴幼儿>100mmH$_2$O；>3岁小儿，>200mmH$_2$O，即可确诊。

三、脑疝

1.小脑幕裂孔疝（海马钩回疝） 在颅内高压临床表现的基础上，突然出现患侧瞳孔先缩小后扩大，对光反射消失；同侧第三对脑神经瘫痪，同侧偏瘫（"三同现象"）；意识障碍加深伴去大脑强直；呼吸节律不整等一系列中枢性呼吸衰竭的表现。

2.枕骨大孔疝（小脑扁桃体疝） 在颅内高压临床表现的基础上，出现颈项强直，头强迫位；双侧瞳孔散大，对光反射消失，眼球固定；呼吸不规则或短时间内呼吸停止；昏迷迅速加深。

【鉴别诊断】

一、小儿高渗性脱水

多为<6个月的婴儿（肾脏浓缩功能差），多有高热，汗出，惊厥，意识障碍，颅内压正常或偏低，高血钠，高渗透压。

二、脑干脑炎

可有呼吸节律不整，瞳孔不等大，神志可清醒，颅内压正常，常伴发热。

三、良性颅内压增高

起病可急可缓，持续1周或更久，除颅内压增高外，无其他症状。

【监测】

一、中枢神经系统

1.意识障碍程度，Glasgow昏迷评分，每天2次。

2.瞳孔大小，对光反射，q1h。

3.惊厥发作表现，肌张力。

4. 呼吸频率及节律。

5. 前囟大小、张力。

二、循环、呼吸系统

持续ECG、HR、RR、SpO_2、T监测，必要时放置动脉导管、中心静脉导管。

三、其他

24小时出入量（尿潴留或血压不稳时留置导尿管），动脉血气，血生化。

【治疗】

一、病因治疗

抗感染，抗休克，改善通气，防止二氧化碳潴留；严重中毒者行血液净化；颅内占位性病变要及时清除病灶等。

二、一般治疗

（一）体位

一般采用头高脚低体位，上半身抬高25°~30°。如有脑疝前驱症状，则以平卧为宜。翻身侧卧q6h，以防压疮。

（二）镇静、止痛及止惊

避免一切使颅内压增高的因素，如强烈刺激、搬动、颈部扭转或屈伸，及时处理高热、抽搐、咳嗽、尿潴留和便秘等。

（三）吸氧

充分给氧，保持氧分压>60mmHg，二氧化碳分压35mmHg，SpO_2>92%。

（四）液体疗法

1. 原则

（1）在维持有效循环血量和血压的前提下，使机体处于轻度脱水状态，避免片面强调限制液量而致过度脱水状态。

（2）根据病情不同阶段，决定输液与脱水的速度，而不是在24小时内均匀输入。

（3）强调维持内环境稳定，保持酸碱、水、电解质平衡，维持血糖、体温等处于正常水平。

2. 具体方法　总液量1200ml/（$m^2 \cdot d$）或30~50ml/（$kg \cdot d$），总张力1/3~2/3，速度一般不超过2~3ml/（$kg \cdot h$）。

（1）"快补慢脱"：脑水肿合并休克或严重脱水者。

（2）"快脱慢补"：脑水肿合并脑疝或呼吸衰竭者。

（3）"先利尿，再慢脱慢补"：脑水肿合并心肾功能障碍者，新生儿及婴儿脑水肿。

（4）"稳补稳脱"：轻症或恢复期脑水肿。

三、脱水疗法

1. 20%甘露醇　0.25~1g/（$kg \cdot 次$），静脉注射，q2~8h，15~30分钟内注射完，病情好转后先减量，后减次数。其渗透压是正常血浆的3.66倍。

2. 白蛋白　20%白蛋白0.5~1g/（$kg \cdot 次$），加10%葡萄糖液稀释至5%缓慢静脉滴注，1~2次/日，与呋塞米合用疗效增加，形成正常血容量脱水。

3. 呋塞米　1~2mg/（$kg \cdot 次$），静脉注射，q6~12h。

4. 高张盐　3%氯化钠液5~10ml/（$kg \cdot 次$），静脉注射，q4~6h，或0.1~1ml/（$kg \cdot h$）持续泵入。

四、其他降颅压治疗

1. 肾上腺皮质激素　地塞米松0.5~1mg/（$kg \cdot d$），分2次静脉滴注。

2. 10%甘油果糖　5~10ml/（$kg \cdot 次$），>1小时缓慢静脉滴注，每日1~2次。

3. **过度通气疗法**　应用呼吸机进行控制性通气，维持$PaCO_2$ 25~30mmHg，pH7.45~7.55，PaO_2 100mmHg以上。过度通气持续时间一般以不超过1小时为宜。

4. **冬眠疗法或亚冬眠疗法**　体温每降低1℃，可使脑代谢率下降6.7%，颅内压降低5.5%。目前主张在2小时内使肛温降至35℃，维持12小时，以后保持正常体温7~10天。

5. **控制性脑脊液引流**　通过前囟或颅骨钻孔将穿刺针置于侧脑室，接于引流瓶内，置于略高于穿刺针部位80~120mm处，可见脑脊液每分钟2~3滴均匀流出。此法既可放出脑脊液，降低颅内压，又可减少肿胀的脑容积，对脑疝者作用更为明显。

五、改善脑代谢药物

1. **脑代谢活化剂**　胞二磷胆碱，脑活素，细胞色素C，能量合剂。

2. **脑血管扩张剂**　尼莫通15μg/（kg·h），2小时后改为30μg/（kg·h）静脉滴注。

六、并发症治疗

1. **中枢性呼吸衰竭**　气管插管或气管切开进行机械通气。

2. **难治性颅内高压**　过度通气；去骨瓣减压；腰穿引流；脑脊液分流；中度低温；巴比妥类药物治疗等。

第二节　癫痫持续状态

【定义】

癫痫持续状态指一次癫痫发作持续5分钟以上或反复发作，间歇期意识不能恢复者。癫痫持续状态在任何类型的癫痫均可能发

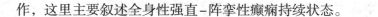

作，这里主要叙述全身性强直-阵挛性癫痫持续状态。

【病理生理】

癫痫发作时神经元反复放电，脑代谢率增加极快，耗氧量增加，造成脑缺氧，加以二氧化碳生成增多，脑血流量增加。此时，全身肌肉抽搐，气道受阻，可使呼吸循环功能紊乱，呼吸节律不整甚至停止，引起全身缺氧，血压异常，及酸中毒、低氧血症、高碳酸血症、低血糖、氮质血症等一系列代谢紊乱。同时，出现高热、血细胞增加等。癫痫持续发作超过60分钟可造成不可逆脑损伤。

【病因】

一般分为三大类。

一、特发性癫痫

长期服用抗癫痫药物的小儿突然停药是诱发癫痫持续状态的重要因素之一。

二、热性惊厥

是发热引起脑功能暂时紊乱，导致神经元异常放电的结果。常见于儿童呼吸道和胃肠道感染。部分患儿有家庭史。

三、症状性癫痫

由基础疾病或代谢障碍诱发的。

1. **中枢神经系统疾病** 感染、脑血管病、外伤、出血、脑瘤、瑞氏综合征、遗传代谢性疾病等。

2. **缺氧缺血性疾病** 窒息、呼吸循环衰竭、小儿高血压脑病等。

3. **水和电解质紊乱** 低钠、低钙、低镁、低血糖、水中毒等。

4. 中毒　药物、食物、重金属、酒精等中毒。

【临床表现】

一、症状

(一)惊厥性癫痫持续状态

1. 全身性　强直-阵挛性癫痫持续状态/肌阵挛性癫痫持续状态，表现为持续全身性强直-阵挛发作。

2. 部分性　表现为持续局灶性发作，如为半侧肢体抽搐，则为半身发作持续状态。

3. 小运动性　频发的肌阵挛发作和强直性发作，导致可逆性的假性痴呆和假性共济失调状态。

(二)非惊厥性癫痫持续状态

发作时以意识障碍和(或)精神行为异常为主要表现，无肌肉抽搐。

1. 全身性　分为失神发作持续状态、非典型失神持续状态和失张力癫痫持续状态。失神发作持续状态表现为发作性意识模糊，反应淡漠，少动或嗜睡，对强烈刺激有反应，唤醒后可用手势作答，多有明显的时间、空间及人物定向障碍，可呈频繁连续发作，持续时间可从1小时至数天；非典型失神持续状态表现为意识模糊，表情呆滞，双眼凝视或斜视，流涎等。

2. 部分性　多见于年长儿，发作时可有不同程度的意识障碍，以精神症状为主，可表现为反应迟钝、思维缓慢、嗜睡、活动减少，也可表现为异常兴奋、紧张、焦虑不安、幻觉、妄想、自动症等。

二、体征

1. 生命体征改变　如体温升高、紫绀、呼吸窘迫、血压升高或降低、心动过速或过缓。

2. 脑水肿时颅内压升高的体征。

3. 脱水、酸中毒。

【辅助检查】

1. **神经系统** 腰穿、脑电图、CT、MRI等。

2. **肾代谢系统** 血生化、肝功、血氨。

3. **呼吸系统** 血气分析。

4. **血和尿毒物检查** 尿常规、尿氨基酸及抗癫痫药物血浓度测定。

5. **感染源** 血常规、血培养、脑脊液培养、鼻咽拭子培养。

【监测】

1. **中枢神经系统** 抽搐发作时必须有一名医护人员严密观察，终止癫痫持续状态后24小时内严密监测神志、瞳孔反射、眼球运动、呼吸节律、肢体肌张力及对刺激的反应，每1~2小时记录1次。

2. **呼吸系统** 观察呼吸频率及节律，是否有三凹征、紫绀，每1~2小时记录1次。血气分析，每日1~2次，必要时放置动脉导管。

3. **循环系统** 血压、心率，每1~2小时记录1次。持续ECG、SpO_2监测。

4. **实验室检查** 血Na^+、K^+、Mg^{2+}、Ca^{2+}，BUN、血浆渗透压、血糖、尿酮体，每日1次。

5. 全日出入量，留置导尿管（尿潴留时）。

6. 必要时监测抗癫痫药物血浓度。

【治疗】

一、通畅气道和给氧

可应用牙垫，口、咽通气道。并随时吸出气道内分泌物。呼吸衰竭时行气管内插管，机械通气。此类患儿均有脑缺氧存在，故均应给予吸氧，使PaO_2维持在80mmHg以上。

二、建立静脉通路

可保证输液和抗惊厥药物顺利进入。因为此类患者常有低血糖，故葡萄糖应至少以100~150mg/（kg·h）速度输入，维持血糖150±10mg/dl。同时给予维生素B_1、维生素B_6，纠正酸中毒，可帮助部分患儿迅速控制惊厥。

三、呼吸循环支持

顽固性癫痫持续状态患儿应进入重症监护病房，维持呼吸循环功能正常及血压正常，避免疾病本身及高剂量长时间的镇静麻醉剂造成的呼吸循环功能不稳定。

四、对因治疗

抗惊厥治疗的同时，要注意积极寻找病因，控制原发病。如感染性急性脑水肿所致的癫痫持续状态，炎症刺激和高颅内压是引起顽固性惊厥的主要原因，应积极降颅压、抗感染，改善颅内微循环和清除自由基。

五、抗惊厥药物的应用

（一）原则

1. 迅速、足量、持续、序贯给药，必须静脉给药，使有效药物能尽快达到控制惊厥的血浓度。

2. 先给予足够的负荷剂量，再给予持续维持剂量，待惊厥控制后，再逐渐改为维持量。

3. 抗癫痫持续状态治疗以控制全身性惊厥为主，对可能遗留的局灶性小抽动酌情处理，不强调完全终止惊厥，应着重于病因治疗。

4. 对于顽固性癫痫持续状态，应根据病因选药。不同类型的癫痫持续状态在病因、机制、危害程度和预后方面均有不同，因此抗惊厥治疗在整个抢救措施中的紧迫性和重要性也不同。有的需以病因治疗为主，有的需权衡抗惊厥药物的治疗作用和副作用的利弊以决定用药方式。如颅内感染及颅脑外伤所致的癫痫持续状态，常需要超大剂量的苯巴比妥或硫喷妥钠等麻醉药物，此类药物有抑制脑细胞代谢、降低脑血流量和抗癫痫的双重作用。

（二）分期

一般将癫痫持续状态分为3个阶段。

1. 早期癫痫持续状态阶段　癫痫发作异常延长（大于5分钟），此时即需急诊应用一线药物，终止惊厥发作。

2. 癫痫持续状态　指惊厥持续30~60分钟，此时脑损伤及死亡风险加大。此阶段往往应用二线药物。

3. 难治性癫痫持续状态　指惊厥持续时间大于60~120分钟，对所有一线及二线药物无效的阶段，需要应用三线全身麻醉药物来控制癫痫发作。应进入ICU，在人工呼吸支持和血流动力学监测下实施治疗。

（三）抗惊厥药物

1. 一线药物

（1）地西泮（安定）：0.2~0.5mg/kg，缓慢静脉给予，最大剂量10mg/次。必要时可每5~15分钟重复1次，连用3次。地西泮是目前一线首选药物。

（2）氯醛：在没有建立好静脉通路前，可考虑使用10%水合氯醛0.5ml/kg（50mg/kg），用等量生理盐水稀释后灌肠。

2. 二线药物

（1）苯妥英钠：15~20mg/kg，用注射用水稀释后，10分钟内缓慢静脉推注，最大剂量1000mg/次。持续静脉滴注：儿童20~50μg/（kg·min），婴儿25μg/（kg·min）。

（2）苯巴比妥：首次负荷剂量10~20mg/kg，静脉推注速度<100mg/min。若惊厥持续，可追加5~10mg/（kg·次），之后以3~5mg/（kg·d）维持。最大剂量300mg/次，20分钟可重复应用1次。有时顽固的全身强直和阵挛性的惊厥发作，常需要超大剂量的苯巴比妥，首剂20mg/kg，以后10mg/kg，每30分钟1次，直至血药浓度达120~370mg/L。

（3）丙戊酸钠：首剂15 mg/kg，静脉输注15~30分钟，之后以1mg/（kg·h）维持。有效血药浓度为50~100mg/L。其副作用为胰腺炎，在严重肝脏损害或线粒体代谢障碍疾病中禁用。

3. 三线药物

（1）咪达唑仑：比地西泮作用强2~5倍，半衰期短，可持续静脉滴注。首剂0.1~0.3mg/kg，1~2分钟内静脉给予。最大剂量10mg/次，10~15分钟可重复应用1次。之后以1~5μg/（kg·min）或0.05~0.2mg/（kg·h）持续静脉泵入。如发作未得到控制，则每10分钟递增1μg/（kg·min），直至最大量5~8μg/（kg·min）。惊厥完全控制后至少维持有效剂量24小时，再每2小时递减1μg/（kg·min），直至停药。在不能建立静脉通路的情况下，可用咪达唑仑0.2~0.3mg/kg，最大剂量10mg，肌内注射。

（2）硫喷妥钠：5~15mg/kg，静脉注射，然后以1~3mg/（kg·h）持续静脉滴注。

（3）戊巴比妥：起效快，半衰期短，首次负荷量10~15mg/kg，静脉给予，之后以0.5~1mg/（kg·h）持续静脉滴注。

（4）异丙酚：起效快（2~4分钟），撤药后迅速苏醒。首次负荷剂量1~2 mg/kg，静脉推注，每3~5分钟可重复1次，最大剂量5mg/kg，之后可以1~2 mg/（kg·h）维持。如无效可每小时增加1mg/（kg·h），至最大维持量5mg/（kg·h）。儿童易发生输注综合征，表现为严重的代谢性酸中毒、横纹肌溶解、心功能及肾衰竭，3岁以下儿童禁用。

4. 其他

（1）利多卡因：2~3mg/kg，静脉注射，然后以4~10mg/（kg·h）持续静脉滴注，使血药浓度达2 mg /ml。

（2）1%~4%异氟烷吸入。

（3）氯硝西泮：0.02~0.1mg/kg，1~2分钟内静脉给予，比地西泮作用强5倍，脂溶性好。

（4）抗癫痫药物口服制剂

a. 托吡酯：可酌情试用，鼻饲给药，首剂5~10mg/kg，以后每日10mg/kg，分2次服，随之以5mg/（kg·d），分2次，长期维持治疗。

b. 左乙拉西坦：可酌情试用，鼻饲，首剂20~30mg/kg，全天40~60mg/kg，分2次服。

c. 拉莫三嗪：初始剂量0.15mg/（kg·d），每日服用1次，连服2周，随后2周每日1次，每次0.3mg/kg。此后每1~2周增加剂量，直至维持量1~5mg/（kg·d），单次或分2次服用，每日最大剂量为200mg。

对使用其他不明显抑制或诱导本品葡萄糖醛酸化药物的患儿，初始剂量为0.3mg/（kg·d），每日1次或分2次服用，连服2周，继以0.6mg/（kg·d），每日1次或分2次服用，连服2周。此后每1~2周增加剂量，每日最大增加量为0.6mg/kg，直至达到最佳疗效。通常达到最佳疗效的维持量为1~10mg/（kg·d），每日1次或分2次服用，每日最大剂量为400mg。

【附】儿童惊厥性癫痫持续状态急诊处理流程（图4-1）

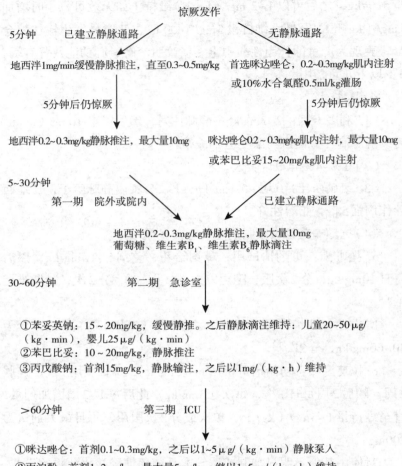

惊厥发作

| 5分钟 | 已建立静脉通路 | 无静脉通路 |

地西泮1mg/min缓慢静脉推注，直至0.3~0.5mg/kg　　首选咪达唑仑，0.2~0.3mg/kg肌内注射
或10%水合氯醛0.5ml/kg灌肠

5分钟后仍惊厥　　　　　　　　　　　　5分钟后仍惊厥

地西泮0.2~0.3mg/kg静脉推注，最大量10mg　咪达唑仑0.2~0.3mg/kg肌内注射，最大量10mg
或苯巴比妥15~20mg/kg肌内注射

5~30分钟

第一期　院外或院内　　　　　　　　已建立静脉通路

地西泮0.2~0.3mg/kg静脉推注，最大量10mg
葡萄糖、维生素B_1、维生素B_6静脉滴注

30~60分钟　　　　　　　第二期　急诊室

①苯妥英钠：15~20mg/kg，缓慢静推。之后静脉滴注维持：儿童20~50μg/
（kg·min），婴儿25μg/（kg·min）
②苯巴比妥：10~20mg/kg，静脉推注
③丙戊酸钠：首剂15mg/kg，静脉输注，之后以1mg/（kg·h）维持

＞60分钟　　　　　　　　第三期　ICU

①咪达唑仑：首剂0.1~0.3mg/kg，之后以1~5μg/（kg·min）静脉泵入
②丙泊酚：首剂1~2mg/kg，最大量5mg/kg，继以1~5mg/（kg·h）维持
③丙戊酸钠：首剂20~30mg/kg，之后以5mg/（kg·h）持续输注，最大量40mg/（kg·d）
④托吡酯：鼻饲，首剂10mg/kg，以后5mg/（kg·d），分2次
⑤左乙拉西坦：鼻饲，首剂20~30mg/kg，全天40~60mg/kg，分2次

图4-1　儿童惊厥性癫痫持续状态急诊处理流程图

第五章　消化系统疾病

第一节　急性肝功能衰竭

【定义】

急性肝功能衰竭是在多种致病因素作用下，肝脏在短期内发生大量肝细胞坏死或肝细胞功能严重受损，导致肝脏的合成、分泌、排泄和解毒等功能严重减弱所引起的一种临床综合征，主要表现为肝性脑病、凝血机制障碍、黄疸、腹水等。

【病因】

1. **感染性疾病**　病毒性肝炎（甲、乙、丙、丁、戊型肝炎病毒）、巨细胞病毒、单纯疱疹病毒、人类细小病毒B_{19}、EB病毒、腺病毒、肠道病毒等感染。

2. **中毒性疾病**　药物、重金属等中毒，如对乙酰氨基酚过量、异烟肼中毒、砷中毒等。

3. **代谢性疾病**　肝豆状核变性、尼曼-皮克病、半乳糖血症、遗传性果糖不耐受症等。

4. **浸润性肿瘤**　白血病、噬血细胞综合征、血管内皮瘤、淋巴瘤等。

5. **自身免疫性疾病**　自身免疫性肝炎、系统性红斑狼疮等。

6. **缺血性疾病**　肝血管闭塞、充血性心力衰竭、紫绀型先天性心脏病、布-加综合征、脓毒性休克等。

7. 病因不明

【发病机制】

病毒、毒素、药物等的直接毒性作用，也可能是免疫损伤。病理主要表现为肝细胞呈一次性坏死，坏死面积≥肝实质的2/3，或亚大块坏死，或桥接坏死，伴存活肝细胞严重变性，肝窦网状支架不塌陷或非完全性塌陷。

【临床表现】

1. **进行性肝脏损害**　肝进行性缩小，黄疸迅速加深，脾肿大，水肿和脱水，肝掌，呼气有肝臭味。

2. **肝性脑病**　意识改变，抑郁，淡漠，凝血酶原时间延长，继之兴奋狂躁或嗜睡，短时间内意识模糊，浅昏迷，昏迷。

3. **颅内压增高**　尖叫，抽搐，呕吐，血压增高。

4. **出血**　皮肤、黏膜出血，消化道出血，咯血，血尿，颅内出血。

5. **低血糖**

6. **肝肾综合征**　少尿，无尿，氮质血症，高钾血症，酸中毒。

7. **继发感染**　菌血症，呼吸道感染，胆道感染，泌尿道感染。

8. **水、电解质失衡**　低钾血症，低镁血症，低钠血症。

【诊断标准】

1. **急性起病，在两周内出现以下表现者**

（1）极度乏力，并有明显厌食、腹胀，频繁恶心、呕吐等严重消化道症状和（或）腹水。

（2）短期内黄疸进行性加深（血清总胆红素≥171μmol/L或每日上升≥17μmol/L）。

（3）出血倾向明显，凝血酶原活动度（PTA）≤40%，且排除其他原因。

（4）Ⅱ度及以上不同程度的肝性脑病。

（5）肝脏进行性缩小。

2. INR>2。

【监测】

1. **肝脏损害指标** 血清丙氨酸转氨酶、丙氨酸转氨酶/天门冬氨酸转氨酶比值、胆碱酯酶、乳酸脱氢酶、γ-谷氨酰转肽酶、碱性磷酸酶等。

2. **肝脏合成指标** 血清总蛋白、白蛋白、前白蛋白、甲胎蛋白、免疫球蛋白等。甲胎蛋白阳性，提示有肝细胞再生，预后良好。

3. **血浆凝血功能** 维生素K依赖因子（Ⅱ、Ⅶ、Ⅸ、Ⅹ因子）合成减少导致的凝血酶原时间（PT）、活化部分凝血活酶时间（APTT）、凝血酶时间（TT）延长，抗凝血酶Ⅲ减低。如出现血小板计数减少，应考虑DIC，进一步做纤维蛋白原（FIB）、纤维蛋白降解产物（FDP）等相关检测。

4. **血清脂类** 血清胆固醇低于2.6mmol/L提示预后不良。

5. 血氨、血游离氨基酸水平升高。

6. **肝脏解毒排泌功能** 血清胆红素、总胆汁酸测定。

7. **肝脏病理学检查** 经皮肝活检术、超声、CT等，了解肝脏损伤程度及评估预后。

8. **病因学** 血培养、真菌培养、病毒相关抗原及抗体检测、串联质谱分析、基因检测、毒物分析、骨髓穿刺等。

9. **其他** 血常规、血糖、血肌酐、血尿素氮、电解质、血气分析、脑电图等。

【治疗】

一、综合治疗

1. 生命体征监护 Ⅱ度以上肝性脑病、大出血、脑水肿的患儿入监护室，进行重症监护。

2. 卧床休息 减少体力消耗，减轻肝脏负担。

3. 饮食管理 高糖低脂适度蛋白饮食，保证每日 30~40kcal/kg 热量。供给富含支链氨基酸的食物，必要时可静脉注射支链氨基酸。

4. 维持液体、电解质及酸碱平衡，维持循环稳定；注意纠正低钠、低氯、低镁、低钾血症，防治低血糖，预防感染。

二、病因治疗

（一）药物性肝功能衰竭治疗

应首先停用可能导致肝损害的药物。对乙酰基氨基酚中毒者，应用N–乙酰半胱氨酸，口服给药首剂 140mg/kg，以后 4 小时以 70mg/kg 维持；静脉给药首剂 150mg/kg，以后 4 小时以 50mg/kg 维持，或 16 小时以 100mg/kg 维持。有条件者可尽快进行血液净化和血浆置换。

（二）抗病毒治疗

1. 巨细胞病毒或单纯疱疹病毒肝炎 可用阿昔洛韦或更昔洛韦，诱导治疗 5mg/kg，静滴，q12h，共 2~3 周；维持治疗 5mg/kg，静滴，qd，连用 5~7 天。总疗程 3~4 周。

2. 甲、乙、丙、丁、戊型肝炎 肝衰竭期多不推荐抗病毒治疗。对于乙型肝炎病毒（HBV）复制活跃的肝功能衰竭患儿，可采用及时有效的抗病毒治疗，如拉米夫定、阿德福韦酯、恩替卡韦和替比夫定等。

3. 抗内毒素治疗 肠源性内毒素血症是导致肝内微循环障碍的一个重要原因。口服乳果糖或新霉素可以促进肠道内毒素排泄，还可以用生大黄10~20g泡水饮，达到缓泻排毒作用。口服肠道微生态制剂可促进神经毒性代谢产物排出。

三、保肝、护肝和降酶治疗

甘草酸制剂、还原型谷胱甘肽、多烯磷脂酰胆碱、葡醛内酯等。

四、促进肝细胞再生

促肝细胞生长因子（HGF）、白蛋白、肝水解肽等均可选用。

五、并发症的治疗

（一）肝性脑病

去除诱因；限制蛋白质摄入；乳果糖；肠道清洁治疗；酌情使用精氨酸、谷氨酸、门冬氨酸鸟氨酸等降氨药物，补充支链氨基酸以调节血浆支链/芳香族氨基酸比例。

（二）颅内压升高

应用甘露醇、袢利尿剂、亚低温等治疗脑水肿。有惊厥发生，可应用小剂量止惊剂。

（三）凝血功能障碍

1. **维生素 K_1** 10mg/次，入壶静滴，每日1~2次。

2. 补充新鲜全血或血浆，凝血酶原复合物，q6~8h。

3. **防治DIC** 低分子肝素，10~100IU/kg，皮下或静脉注射，每日1~2次。

4. **门脉高压性出血** 首选生长抑素及其类似物，亦可用垂体后叶素。可用三腔管压迫止血。

（四）肾衰竭

急性肝衰竭的患儿常合并肾衰竭，表现为急性肾小管坏死，称为肝肾综合征（HRS）。其治疗的关键在于预防低钾、感染、出血等诱因，合理补液，少尿者适当应用利尿剂，肾灌注不足者可用白蛋白扩容或加用多巴胺、低分子右旋糖酐等。必要时使用人工肾疗法。

六、人工肝支持治疗

人工肝技术被认为能有效清除蛋白结合毒素和水溶性毒素，降低颅内压，改善肾功能。人工肝支持系统分为非生物型、生物型和混合型3种。非生物型人工肝方法是目前在临床广泛使用并被证明是确实有效的方法，包括血浆置换（PE）、血液灌流（HP）、血液滤过（HF）、血液透析（HD）、连续性血液透析滤过（CHDF）、分子吸附再循环系统（MARS）、血浆透析滤过（PDF）、血浆胆红素吸附（PBA）等。

可根据病情选择上述方法单用或联合应用：肝衰竭伴有肝性脑病时，可选用PE联合HP；伴有肾衰竭时，选用CHDF联合PE或PDF；伴有高胆红素血症时，选用PBA联合PDF；伴有水、电解质紊乱时，选用CHDF联合PE或MARS。有时同时将3种以上方法联合应用。

七、肝移植

（一）急性肝功能衰竭需要紧急肝脏移植的指征

1. PT>100秒，INR>2。

2. 或以下指标中的任何3个。

（1）年龄：<10岁，或>40岁。

（2）病因：非甲、乙型肝炎引起的肝衰竭，氟烷或药物诱导的肝衰竭。

（3）黄疸到发生肝性脑病的时间>7天。

（4）PT>50秒。

（5）血清总胆红素>300μmol/L。

（二）肝移植的绝对禁忌证

1. 不能控制的颅内高压。

2. 难治性低血压。

3. 脓毒症。

4. 成人呼吸窘迫综合征。

【附】

一、肝昏迷（肝性脑病）分度法

1. **Ⅰ度** 昏迷前驱期。轻度性格改变和行为失常，可有扑翼样震颤，脑电图正常。

2. **Ⅱ度** 昏迷前期。以意识错乱、睡眠障碍、行为失常为主，有扑翼样震颤及明显神经体征，脑电图有特征性异常。

3. **Ⅲ度** 昏睡期。以昏睡和精神错乱为主，各种神经体征持续或加重，可引出扑翼样震颤，脑电图异常。

4. **Ⅳ度** 昏迷期。神志完全丧失，不能唤醒，无扑翼样震颤。

二、儿童终末期肝病模型（pediatric end-stage liver disease model，PELD model）

一种改良后的儿童期慢性肝病的评估系统，又称PELD评分，其变量包括：血清白蛋白（Alb），总胆红素（TB），INR，年龄是否<1岁和发育不良情况（低于同年龄组2个标准差）。计算公式如下：

PELD评分=$0.480 \times \ln(TB) +1.857 \times \ln(INR) -0.687 \times \ln(Alb) +0.436$（如年龄<1岁）$+0.667$（发育障碍）

TB单位为mg/dl，Alb单位为g/dl。

适用于12岁以下的儿童。PELD评分越高，等待肝移植患儿的3个月生存率就越低。目前该模型用于预测肝移植患儿的死亡危险性。

第二节 急性胃肠功能障碍

【定义】

急性胃肠功能障碍（acute gastrointestinal dysfunction，AGD）是指在急性危重病状态下突然或逐渐出现严重腹胀、肠鸣音减弱或消失、呕吐咖啡色物质或便血等一系列胃肠道急性病理改变，以胃肠道黏膜损害及运动和屏障功能障碍为主要特点。

【病因】

1. 感染性疾病　如细菌、病毒等多种病原体所致的胃肠道局部或全身严重感染、脓毒症与脓毒性休克、腹膜炎等。

2. 非感染性疾病　包括严重烧伤、创伤大出血、各种非感染性休克、DIC、重症胰腺炎、窒息、中毒、重要脏器功能衰竭等。

3. 医源性因素　如大手术，麻醉并发症，持续全胃肠外营养，大量输血、输液，心肺复苏术后等。

4.各种原因所致的腹内压增高和腹腔间室综合征（abdominal compartment syndrome，ACS）。

【发病机制】

急性胃肠功能障碍与胃肠黏膜缺血、缺氧有关。

一、肠黏膜屏障受损

机械屏障、化学屏障、免疫屏障、生物屏障等受到损害。是急性胃肠功能障碍或衰竭的重要因素。

二、肠道微生态紊乱

菌群紊乱、定植、移位。

三、肠道动力障碍

肠道蠕动、摆动和分节运动减弱或消失。

【临床表现】

1. 腹胀，即腹部膨隆，常高出剑突。有时伴有腹痛、呕吐、不排气和不排便。

2. 肠鸣音减弱或消失（麻痹性肠梗阻），不能耐受饮食。

3. 黑便，呕吐或引流物为咖啡色，大便潜血试验阳性等消化道出血表现。

【诊断标准】

在急性危重病状态下突然或逐渐出现严重腹胀、肠鸣音减弱或消失、吐咖啡样物质或便血时，均可考虑胃肠功能障碍。

一、胃肠功能障碍病情分期与严重程度评分标准

腹部胀气、肠鸣音减弱：1分；

腹部高度胀气、肠鸣音接近消失：2分；

麻痹性肠梗阻、应激性溃疡出血（具有1项即可确诊）：3分。

二、2012年欧洲重症监护医学会（ESICM）急性胃肠损伤（acute gastrointestinal injury，AGI）分级标准

1. Ⅰ级（有发生胃肠功能障碍或衰竭的风险）　指胃肠道功能部分受损，表现为病因明确的暂时性胃肠道症状。如腹部术后恶心、呕吐及肠鸣音消失，休克早期肠动力减弱。

2. Ⅱ级（胃肠功能障碍）　指胃肠道的消化吸收功能不能满足

机体对营养物质和水的需求，但还没有影响到患者的全身情况。如胃轻瘫伴有大量胃潴留或返流，下消化道麻痹，腹泻。

3. Ⅲ级（胃肠功能衰竭）　指胃肠道功能丧失，尽管采取治疗干预，胃肠道功能不能恢复，而且全身情况没有得到改善。如持续食物不耐受——大量胃潴留、持续胃肠道麻痹、肠管扩张。

4. Ⅳ级（胃肠功能衰竭并严重影响其他脏器的功能）　指 AGI 发展成为直接危及生命的因素，并伴有多器官功能障碍综合征（MODS）和休克，或需急诊手术。如肠道缺血坏死、导致失血性休克的胃肠道出血、Ogilvie 综合征。

三、腹内高压（intra-abdominal hypertension，IAH）

指 6 小时内至少 2 次测量腹内压（intra-abdominal pressure，IAP）≥12 mmHg（1 mmHg=0.133 kPa）。1 天中至少 4 次 IAP 测量的平均值≥12 mmHg，同样需考虑 IAH。

四、腹腔间室综合征（ACS）

指腹内压持续增高，6 小时内至少 2 次 IAP 测量值均>20 mmHg，并出现新的器官功能障碍，或原有器官功能损伤加重。

以上为成人诊断标准，儿童 ACS 诊断标准为持续 IAP>10 mmHg，伴有由 IAP 升高导致的新的器官功能障碍或原有器官功能损伤加重。

【监测】

一、动脉血乳酸水平

正常值 1mmol/L，危重症时可达 2mmol/L，是反映组织低灌注的指标。

二、胃肠黏膜 pH 值（pHi）

反映胃肠道灌注和氧代谢的指标。

三、腹内压

患儿安静平卧，在腹肌无收缩情况下，以腋中线为零点，下尿管，并通过三通向膀胱内匀速缓慢注入加温生理盐水（NS）。膀胱内最多注入25mlNS。连通"测压尿袋装置"，在呼气末读数，并以"mmHg"为单位。

【治疗】

一、一般治疗

1. **禁食** 腹胀持续存在，进食后腹胀加重，或有胃潴留、上消化道出血时，宜禁食。至症状好转后及时喂养。

2. **胃肠减压** 腹胀明显且持续存在时，可行胃肠减压至症状好转。

3. 肠管排气或用生理盐水灌肠，刺激结肠蠕动。

4. **营养支持** 尽早予肠内营养、部分肠内营养或延迟1周后的肠外营养。

5. **纠正损害肠动力的因素** 如低钾血症者及时补充氯化钾，控制高血糖。

二、应激性溃疡的处理

1. **质子泵抑制剂** 奥美拉唑0.6~0.8mg/（kg·d）静脉滴注。

2. **H_2受体拮抗剂** 西咪替丁10~15mg/（kg·d）静脉滴注。

3. **黏膜保护剂** 磷酸铝凝胶、硫糖铝。

4. **局部止血** 凝血酶、云南白药交替口服；酚磺乙胺、巴曲酶等静脉滴注；冷盐水或8%正肾盐水洗胃；选择性插管灌注血管升压素，栓塞或经内镜止血；保守治疗无效，血压不能维持者考虑手术治疗。

三、选择性肠道去污（SDD）

NAC方案：诺氟沙星、两性霉素B、复方新诺明口服，疗程一般为1周。

四、微生态制剂

鼠李糖乳杆菌（LGG）和双歧杆菌BB12。可选用金双歧或丽珠肠乐，每次1粒，每日2次。

五、胃肠动力药物

1. 限制使用损害胃肠动力药物（如吗啡类），尽可能降低镇静深度。

2. **西沙比利** 作用于肌间神经丛，促进其释放神经递质乙酰胆碱，具有全胃肠道促动力的作用，可促进胃排空，为治疗功能性消化不良的首选药物。

3. **多潘立酮（吗丁啉）** 外周性多巴胺受体拮抗剂，促进胃肠道蠕动和张力恢复。

4. **新斯的明** 每次0.045~0.06mg/kg，皮下注射。

5. **酚妥拉明** 每次0.2~0.5mg/kg，静脉注射，每2~6小时1次。

6. 酌情使用胃复安和（或）红霉素，以促进肠蠕动。

7. **中药大黄** 使异常增殖的细菌和内毒素保持低密度和低水平，抑制肠道厌氧菌繁殖，并有抑制蛋白质分解和降低炎症介质的作用，还有抗凝止血作用。

8. **穴位针刺（足三里、合谷、中脘等）或脐部敷药（葱白或白芥子）** 能刺激神经末梢，促进肠蠕动。

六、保护胃肠黏膜的屏障功能

1. **防止内源性感染** 不滥用、不长期使用抗生素，不常规应用抗厌氧菌药物，应用微生态疗法，保持原籍菌处于优势菌状态，

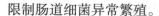

限制肠道细菌异常繁殖。

2. 避免和纠正持续低灌注　复苏时及时应用维生素 C、维生素 E 等自由基清除剂，尽早使肠道摆脱缺氧状态，使动脉血乳酸水平接近正常。

3. 代谢支持　尽早经口喂养，提高蛋白质含量，减少糖的供给量，使热：氮 ≤ 100 ∶ 1。添加谷氨酰胺，以维持肠黏膜结构和功能的完整性。可将丙氨酰谷氨酰胺加入静脉营养液中，或予 L–谷氨酰胺呱仑酸钠颗粒（麦滋林）口服。

4. 免疫治疗　可试用人抗血清、免疫球蛋白、抗内毒素的单克隆抗体等，加强肠道的免疫屏障功能。同时，不滥用肾上腺皮质激素及免疫抑制剂。

七、控制腹内压

1. 动态监测液体复苏，避免过度复苏。

2. 腹腔积液患儿，推荐使用经皮穿刺引流减压。

3. 床头抬高超过 20° 可能是加重腹内高压的额外危险因素，应加以注意。

4. 外科减压　是治疗 ACS，抢救生命的重要措施。

（1）结肠镜减压：保守治疗 24~48 小时未改善者，推荐使用结肠镜进行非外科减压（有效率可达 80%，但存在一定风险）。

（2）保守治疗无效者，当存在穿孔风险时，可行胸椎硬膜外麻醉的腹腔镜手术，术后一定程度上可以改善肠道功能，预防肠管扩张。

（3）大多数严重的腹主动脉瘤破裂或腹部创伤患者，可以不关腹，使用人工膜覆盖，以避免 ACS 进一步发展。

八、小结

1. AGI Ⅰ级　是一个自限性阶段，但进展为胃肠功能障碍或衰竭的风险较大。

2. **AGI Ⅱ级** 需要干预措施来重建胃肠功能。

3. **AGI Ⅲ级** 指胃肠功能经干预处理后较难恢复。

4. **AGI Ⅳ级** 胃肠功能衰竭，并威胁生命。临床上应积极恰当处理危重患者的胃肠道症状，并根据胃肠损伤程度给予相应的干预治疗措施，以保护和改善危重患者的胃肠功能，从而改善预后。

第三节 急腹症

【定义】

急腹症是指腹腔、盆腔和腹膜后组织和脏器发生了急剧的病理变化，从而产生以腹痛等腹部症状和体征为主，同时伴有全身反应的临床综合征。

【病因】

一、外科疾病

1. **感染与炎症** 急性阑尾炎、梅克尔憩室炎、急性胆囊炎、胰腺炎、肝脓肿、膈下脓肿、原发性及继发性腹膜炎。

2. **空腔器官穿孔** 胃及十二指肠溃疡合并穿孔、伤寒肠穿孔、坏疽性胆囊炎穿孔、腹部外伤致肠破裂。

3. **梗阻** 机械性肠梗阻、肠套叠、嵌顿性腹股沟斜疝、急性肠扭转、卵巢囊肿扭转、胆石症、尿道结石等。

4. **腹部出血** 肝破裂、脾破裂、肠系膜血管破裂、腹或腰部创伤致腹膜后血肿、腹主动脉瘤破裂出血等。

5. **先天性消化道畸形** 先天性胆总管囊肿、先天性肠旋转不良、先天性肠闭锁或狭窄、腹裂、胎粪性腹膜炎、先天性无肛等。

二、内科疾病

（一）腹内疾病

腹泻病、急性胃肠炎、肠系膜淋巴结炎、过敏性肠炎、小肠结肠炎、细菌性痢疾、肠痉挛、肠及胆道蛔虫病、胃及十二指肠溃疡、急慢性肝炎、急慢性胰腺炎、尿路感染、腹型紫癜等。

（二）腹外疾病

1. 呼吸系统疾病 上呼吸道感染、扁桃体炎、大叶性肺炎、急性胸膜炎等。

2. 心血管系统疾病 急性心力衰竭、心包炎、心肌炎、心绞痛、心肌梗死、肺动脉栓塞等。

3. 神经系统疾病 肋间神经痛、带状疱疹、腹型癫痫等。

4. 代谢性疾病 低血糖、糖尿病酮症酸中毒、尿毒症等。

5. 传染性疾病 伤寒、流行性脑脊髓膜炎等。

6. 中毒 食物、毒物、急慢性铅中毒等。

7. 变态反应性疾病 过敏性紫癜、荨麻疹、哮喘等。

三、小儿腹痛的年龄特点

新生儿期：多见于先天性畸形、肠闭锁、巨结肠。

2个月：多见于胎粪性腹膜炎、肠粘连。

2个月至1岁：多见于肠套叠、腹股沟斜疝嵌顿。

2岁至学龄前：多见于肠蛔虫病、阑尾炎、腹部外伤。

较大儿童：多见于阑尾炎、胰腺炎、胆囊炎、胆石症、大叶性肺炎、腹型癫痫、过敏性紫癜、肠系膜淋巴结炎、腹部外伤等。

【临床表现】

一、腹痛的部位

一般情况下最先出现腹痛的部位大多数是病变所在部位，其疼痛和该部位的脏器有显著关系。

1. **上腹痛** 消化性溃疡、急慢性胃炎、急性胰腺炎、胸膜炎、大叶性肺炎、胆道蛔虫病。

2. **右上腹痛** 胆总管囊肿、胆石症、胆囊炎、尿石症、胆道蛔虫病。

3. **左上腹痛** 多为脾脏创伤等。

4. **脐周围痛** 肠蛔虫病、肠痉挛、急慢性肠炎、过敏性紫癜等。（但小婴儿通常不管何处痛，都指向脐部）

5. **右下腹痛** 急性阑尾炎、肠炎、肠结核、肿瘤、肠系膜淋巴结炎、泌尿系感染。

6. **左下腹痛** 多为痢疾、粪便堵塞、乙状结肠扭转。

7. **全腹痛** 由结核、空腔脏器穿孔、急性出血坏死型胰腺炎、内脏破裂出血所致的弥漫性腹膜炎等。

二、腹痛的性质

1. **持续性钝痛或隐痛** 一般为炎症或出血刺激腹膜的表现，如腹膜炎等。

2. **阵发性绞痛** 一般是管腔阻塞或括约肌痉挛收缩的结果，据绞痛发作频率和剧烈程度，可反映梗阻的性质（单纯性和绞窄性）及程度（完全性和不完全性），如机械性肠梗阻、胆石症、输尿管结石等。

3. **持续性腹痛阵发性加剧** 多表示炎症和梗阻并存。见于绞窄性肠梗阻早期、胆石症合并胆管炎等。

三、腹痛的程度

1. 一般炎症引起的疼痛较轻，表现为持续性胀痛，患儿多能忍受。

2. 管腔梗阻的绞痛多较剧烈，患儿多不能忍受，表现为满床

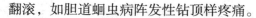

翻滚，如胆道蛔虫病阵发性钻顶样疼痛。

3. 胃、十二指肠溃疡穿孔常呈突发性而剧烈的刀割样疼痛。

4. 急性胰腺炎引起的腹痛，有时可非常剧烈，可能导致休克，但患儿宁愿平卧、侧卧、俯卧而不敢动。

可将疼痛分为轻度（隐痛）、中度和重度（剧烈疼痛），同时表示病变的轻、中、重度，但也因个人耐受程度有所差异。

四、伴随症状

1. 恶心、呕吐 呕吐为喷射性呕吐还是非喷射性呕吐，呕吐物是否含有胆汁、粪汁、血液等。

2. 腹胀 判断有无腹胀，是上腹部还是全腹，有无腹壁静脉显露、腹壁红肿现象。腹胀与呕吐的关系：食后呕吐时间越早，梗阻部位越高，腹胀越轻；梗阻部位越低，进食与呕吐间隔时间越长，腹胀越严重，甚至累及全腹。

3. 大便情况 新生儿及早产儿是否排过胎便，第一次排出胎便距出生的时间，大便的形状及颜色。

（1）果酱样血便是小儿肠套叠的征象。

（2）急性出血性坏死性肠炎则排出带腐肉臭的红豆汤样便。

（3）腹痛后停止排便排气，可能为机械性肠梗阻。

4. 伴发热、咳嗽者，多为呼吸系统疾病。

5. 伴尿频、尿痛、血尿或脓尿者，多为泌尿系统疾病，但阑尾脓肿也可有尿路刺激症状或里急后重等肠道刺激症状。

6. 伴黄疸者，多为肝胆疾病。

7. 急性腹痛伴中毒性休克多见于胃肠道穿孔、急性坏死性肠炎、急性胰腺炎、卵巢囊肿蒂扭转等。

五、查体

1. 全身情况 生命体征，有无脱水、休克等表现，有无心肺病变的表现，有无黄疸（肝胆疾病）、结膜苍白（出血性疾病）、皮疹（流行性脑脊髓膜炎、败血症、过敏性紫癜等）。

2. 腹部查体　腹部视、触、叩、听，注意腹膜刺激征部位、范围、程度，腹股沟区的查体，直肠指诊等。若全腹柔软，疼痛部位不固定，基本可除外外科急腹症。

3. 若触及腹部肿块，对腹痛有诊断意义。

（1）肠套叠可于右上腹或脐上方触及腊肠样肿块。

（2）蛔虫性肠梗阻常于疼痛缓解时于脐周触及不规则的条索状物。

（3）急性肠系膜淋巴结炎，可在右下腹触及肿大的淋巴结。

【辅助检查】

一、实验室检查

血常规，血生化，血、尿淀粉酶，肝功能等。

二、X线检查

1. 腹部透视　膈下游离气体、运动受阻。

2. 腹部立位平片　肠腔内气液平面或充气过大的肠袢、双泡征（十二指肠梗阻）、杯状充盈缺损（空气灌肠诊断肠套叠）、结石阴影（尿路结石或胆结石）、右上腹部或右下腹部钙化斑。钡餐、钡灌肠（肠旋转不良、巨结肠）。

三、腹部超声

肠套叠（同心圆包块）、肠旋转不良（肠盘旋征）、肿瘤、淋巴结、胰腺、阑尾。

四、腹腔穿刺

判断腹水的性质，腹膜炎、胰腺炎等。

五、腹部CT、ECT

胰腺、梅克尔憩室。

六、腹腔镜

直视腹腔组织、器官。

【诊断思路】

一、判定有无外科急腹症

（一）内科急腹症的特点

1. 有引起腹痛的内科疾病固有的症状和体征。

2. 一般先有发热或呕吐、腹泻，之后出现腹痛。

3. 发病一般缓慢，腹痛可轻可重，部位不明确，短期内病情不恶化，喜按。

4. 症状与体征不一致。即腹部体征不显著，多腹软，局部轻压痛或压痛，无反跳痛。

5. 短期内血象正常或稍高，无中毒颗粒。

6. 有其他部位的阳性体征，如大叶性肺炎肺部可闻及湿啰音。

7. 急诊腹透无阳性发现，特殊检查有内科疾病阳性发现。

（二）外科急腹症的特点

1. 起病急，腹痛多先于发热、呕吐。

2. 腹痛较剧烈且部位明确，急剧发展，不及时处理，短期内可迅速恶化，拒按，常频繁呕吐，或呕吐物含粪便。

3. 表情痛苦，呻吟，大汗，面色苍白，辗转不安。

4. 可有腹膜刺激征或肺、肝浊音界缩小或消失，腹部移动性浊音阳性，腹腔穿刺抽出血性、脓性或胆汁性液体。

5. 可有内出血征象：头晕、心慌、面色苍白、脉细数、血压下降等。

6. 腹式呼吸减弱或消失，肠鸣音亢进或消失。

7. 可扪及腹部包块或索状物。

8. 急诊腹透可见膈下游离气体、梯形气液平面、高度胀气。

9. 发病短期内，白细胞明显增高，进行性贫血。

10. 既往有腹部手术史而突发腹痛。

二、判定外科急腹症的性质

（一）确定腹痛的病因

炎症、穿孔、出血、梗阻等。

1. **炎症性急腹症的共同特点**　起病较急，腹痛一般为持续性；炎症所在处的症状、体征最明显；常有腹膜刺激征；腹痛后出现明显的全身中毒症状。

2. **穿孔导致的急腹症的共同特点**　突然发病，呈突发性持续性腹痛；腹痛剧烈，呈刀割样，腹痛开始在病变所在部位，之后迅速扩展至全腹；腹膜刺激征阳性；肠鸣音减弱或消失；腹部 X 线检查可见膈下游离气体；诊断性腹腔穿刺可抽出胃肠内容物。

3. **急性梗阻性疾病的共同特点**　起病急骤，开始症状即剧烈；腹痛为典型绞痛，有间歇期，呈阵发性加剧；多伴有呕吐，早期为反射性，晚期为逆流性。脏器梗阻所特有的征象：肠梗阻，可有肠鸣音亢进或气过水声；胆道梗阻时，可伴有畏寒、发热、黄疸等。

4. **腹腔出血性疾病的共同特点**　呕血、便血等，可有外伤史；可为持续性钝痛，腹膜刺激征较轻；可出现出血性休克征象和移动性浊音；红细胞计数和血红蛋白进行性下降；诊断性腹腔穿刺可抽出不凝血。

（二）定位及估计病情严重程度

1. 根据腹痛起始部位和阳性体征部位，结合腹腔内脏器在腹

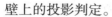

壁上的投影判定。

2. 根据病变的某些特征判定 如转移性右下腹痛伴右下腹固定压痛多为阑尾炎；脐周阵发性腹痛伴肠鸣音亢进及气过水声多为机械性肠梗阻；果酱样血便多为肠套叠。

3. 结合必要的检查 实验室检查、X线、B超等。

【 常见小儿急腹症的特点及治疗 】

一、儿童阑尾炎

1. 发病年龄 多见于6~12岁，3岁以下少见。

2. 发病特点 发病率低，易穿孔，易并发腹膜炎，全身症状重，压痛部位变异大，误诊率高，特殊类型多。

3. 临床表现 转移性右下腹痛、胃肠道症状、发热等。

4. 诊断 结合临床表现及体征，有助于诊断。

5. 治疗 一般手术治疗。

二、肠套叠

1. 定义 肠管的一部分及其系膜套进临近肠腔内的一种疾病。

2. 多见于4~18个月的婴幼儿，男孩发病率是女孩的3倍。

3. 临床表现 阵发性哭闹、呕吐、便血、腹部包块（腹痛发作间歇期，大多数患儿可在腹部触摸到一腊肠样肿块，是本病的确诊依据之一）。

4. 诊断 肠管超声有助于诊断。

5. 治疗 48小时内可行空气灌肠复位；若大于48小时，且复位失败，或腹胀加剧，有腹膜刺激征者，必要时行手术治疗。

三、急性肠梗阻

1. 梗阻按原因可分为机械性、麻痹性、血运性肠梗阻，进展很快的肠梗阻需注意肠扭转，术后患者多为粘连性肠梗阻。

2. 典型症状　腹痛、呕吐、腹胀、自肛门停止排气排便。

3. 体格检查　腹部膨胀明显，可出现肠型及蠕动波，肠鸣音亢进。

4. 辅助检查　X线检查见腹部有明显气液平面。

四、腹型过敏性紫癜

1. 定义　是血管变态反应性疾病，毛细血管脆性及通透性增加，血液外渗，产生皮肤紫癜、黏膜及某些器官出血，其中消化道黏膜及腹膜脏层毛细血管常受累。

2. 临床表现　消化道症状及体征，尤以腹痛为常见，常为阵发性绞痛，多位于脐周、下腹或全腹。

3. 发作时可因腹肌紧张及明显压痛、肠鸣音亢进而误诊为外科急腹症，予止酸、解痉等治疗无效，后期出现皮肤出血点、关节症状等，才确诊为过敏性紫癜，予糖皮质激素治疗后，腹痛很快消失。

第六章　血液系统疾病

第一节　弥散性血管内凝血

【定义】

弥散性血管内凝血（disseminated intravascular coagulation，DIC）是受多种因素影响后，凝血系统活化，表现为广泛的微血管内血栓形成，并由此引起循环和内脏器官功能障碍。

【病因】

许多疾病或理化因素均可诱发DIC。

一、各种感染

细菌、病毒、疟原虫等感染性疾病重症表现或脓毒性休克。

二、组织损伤

严重外伤或挤压伤、颅脑损伤、大面积烧伤、大手术、羊水栓塞等。

三、免疫性疾病

溶血性输血反应、暴发性紫癜、狼疮性肾炎等。

四、新生儿疾病

新生儿硬肿病、窒息、呼吸窘迫综合征、新生儿溶血、急性出血性坏死性小肠炎等。

五、肿瘤

实体瘤、血液系统恶性肿瘤。

六、血管性疾病

巨大血管瘤。

【发病机制】

DIC的发病机制虽然复杂，但可以从凝血、出血和溶血3个方面来阐述。

一、凝血

凝血启动因素：①血管内皮损伤，胶原组织暴露，激活凝血因子Ⅻ、Ⅺ和Ⅹ，启动内源性凝血系统；②激活外源性凝血系统，激活组织因子Ⅻ，进而活化因子Ⅹ，诱发凝血酶原转变成凝血酶，而且即使是在内毒素诱发的DIC，组织因子的释放也是凝血酶生成的根本原因。在微循环显微仪下可以清楚地看到患者微循环中有很多白色的微血栓，在小血管中可以看到很多红色的小血栓。微血栓堵塞了微循环，使组织和器官缺血缺氧，造成组织和器官的功能障碍，以致衰竭而发生死亡。

二、出血

出血的机制主要包括血小板和凝血因子被消耗、纤溶系统被激活和纤维蛋白降解产物（FDP）抗凝血作用等3个方面。

三、溶血

DIC发生时，沉着在微循环中的纤维蛋白丝束网，机械性地刮破了勉强流动而过的红细胞，使之挤伤或破裂而成盔形、三角形或其他形状的碎片而发生血管内溶血。溶血产生血红蛋白过多时，血红蛋白不能全部被结合蛋白所结合，游离的血红蛋白超过肾阈而入尿，形成血红蛋白尿。肾脏是人体重要排泄器官，代谢产物由此过滤。肾脏微循环约占全身微循环的25%。因此DIC患者常常发生急性肾功能障碍和肾衰竭。溶血发生后患儿可有贫血和黄疸等溶血性尿毒综合征的表现。

【 临床表现 】

DIC虽然是由多种不同原因引起，但其病理和临床表现大致相同，主要包括栓塞、休克、溶血及出血。

一、栓塞

广泛微血管内栓塞阻碍血流，致使受累组织和器官缺血、缺氧、代谢障碍、功能减退，甚至出现坏死。由于栓塞部位及程度不同，临床表现亦多种多样。

1.**皮肤栓塞**　比较多见，形成大片瘀斑、出血点。

2.**消化道栓塞**　胃肠道黏膜坏死，可引起消化道出血。

3.**肾脏广泛栓塞**　可出现血尿、少尿、无尿，而致急性肾衰竭。

4.**肾上腺皮质栓塞**　造成出血、坏死。

5.**肺栓塞**　可致呼吸困难、肺出血、大量咯血、急性呼吸衰竭。

6.**脑栓塞**　发生惊厥、昏迷。

7.**肝栓塞**　发生局灶性坏死，可出现黄疸、肝大、腹痛、腹水及转氨酶升高。

8.**胰腺栓塞**　可致出血坏死型胰腺炎。

9.**四肢栓塞**　四肢末端发生坏死。

二、休克

表现为一时性或持久性血压下降，面色青灰或苍白，黏膜青紫，肢端冰冷，精神萎靡和尿少。与微血管舒缩紊乱、微循环障碍有重要关系。DIC发生后微血管阻塞不通，加重微循环障碍，血液淤滞，回心血量更少，则又加重休克，二者形成恶性循环，此时既要纠正微血管舒缩紊乱，又要用抗凝疗法。

三、溶血

临床可见黄疸、血红蛋白尿、发热、面色苍白、乏力、腰背酸痛。大量红细胞破坏又会产生红细胞素，加重凝血过程，从而加重DIC。镜下可见红细胞变形而成盔形、三角形、芒刺细胞或其他形状的碎片。

四、出血

为本症的常见现象。DIC早期高凝状态主要损害是栓塞（肺、脑），患者可迅速死亡而无出血；中期消耗性低凝状态出血明显并逐渐加重；后期发生纤溶亢进时出血更加严重，轻者仅见皮肤出血点或大便隐血试验阳性，重者则为自发性多部位出血，或穿刺部位伤口渗血不止，且渗出血液往往不凝固，严重者泌尿道或颅内出血。出血量多者可致贫血或休克，甚至死亡。

【诊断】

一、一般诊断标准

DIC必须存在基础疾病，结合临床表现和实验室检查才能做出正确诊断。

（一）临床表现

1. 存在易致DIC的基础疾病，如感染、恶性肿瘤、病理产科、大型手术及创伤等。

2. 有下列1项以上临床表现：①严重或多发性出血倾向；②不能用原发病解释的微循环障碍或休克；③多发性微血管栓塞的症

状、体征。

（二）实验室检查指标

1. 同时有下列3项以上异常

（1）血小板计数<100×10^9/L，或呈进行性下降。

（2）血浆纤维蛋白原含量<1.5g/L，或>4.0g/L，或呈进行性下降。

（3）3P试验阳性，或血浆FDP>20 mg/L，或血浆D-二聚体水平较正常增高4倍以上（阳性）。

（4）PT延长或缩短3秒以上，或APTT延长或缩短10秒以上。

（5）抗凝血酶Ⅲ（AT-Ⅲ）活性<60%，或蛋白质C（PC）活性降低。

（6）血浆纤溶酶原抗原（PLg：Ag）<200 mg/L。

（7）因子Ⅷ：C活性<50%（肝病必备）。

（8）血浆内皮素-1（ET-1）>80ng/L，或凝血酶调节蛋白（TM）较正常增高2倍以上。

2. 疑难或特殊病例有以下2项以上异常

（1）凝血酶原片段1+2（F1+2）、AT和纤维蛋白肽A（FPA）水平增高。

（2）血浆可溶性纤维蛋白单体（SFM）水平增高。

（3）血浆纤溶酶-纤溶酶抑制物复合物（PIC）水平升高。

（4）组织因子（TF）水平增高（阳性）或组织因子途径抑制物（TFPI）水平下降。

3. 白血病DIC实验室诊断标准

（1）血小板计数<50×10^9/L或进行性下降，或有2项以上血小板活化分子标志物血浆水平升高（β-TG、PF4、TXB_2、GMP-140）。

（2）纤维蛋白原<1.8g/L或进行性下降。

（3）3P试验阳性，或血浆FDP>2.0mg/L，或D-二聚体水平升高（阳性）。

（4）PT延长3秒以上或进行性延长，或APTT延长10秒以上。

（5）AT–Ⅲ活性<60%，或PC活性降低。

（6）血浆PLg：Ag<200mg/L。

（7）血浆凝血因子激活分子标志物（F1+2、TAT、FPA、SFM）水平升高。

4. 肝病DIC实验室诊断标准

（1）血小板计数<50×10⁹/L或进行性下降，或有2项以上血小板活化分子标志物血浆水平升高（β–TG、PF4、TXB₂、GMP–140）。

（2）纤维蛋白原<1.0 g/L或进行性下降。

（3）因子Ⅷ：C<50%（必备标准）。

（4）PT延长5秒以上，或APTT延长10秒以上。

（5）3P试验阳性，或血浆FDP<60 mg/L，或血浆D–二聚体水平升高（阳性）。

（6）血浆凝血因子激活分子标志物（F1+2、TAT、FPA、SFM）水平升高。

5. 新生儿期DIC诊断条件

（1）临床上有出血、微循环障碍及（或）休克表现。

（2）5项主要实验室指标：①血小板计数<100×10⁹/L；②出生4天之内PT≥20秒，5天以上≥15秒；③APTT>45秒；④纤维蛋白原（FIB）<115g/L；⑤D–二聚体阳性（>200μg/L）。5项中3项阳性，诊断成立；如仅2项阳性，须伴TT>25秒才能确诊。

二、中国弥散性血管内凝血诊断积分系统（CDSS）

2014年，中华医学会血液学分会血栓与止血学组为进一步推进中国DIC诊断的科学化、规范化，统一诊断标准，建立了中国弥散性血管内凝血诊断积分系统（Chinese DIC scoring system，CDSS）（表6–1）。DIC是一个动态的病理过程，检测结果只反映这一过程的某一瞬间，利用该积分系统动态评分将更有利于DIC的诊断。

表6-1 中国弥散性血管内凝血诊断积分系统（CDSS）

积分项	分数
存在导致DIC的原发病	2
临床表现	
不能用原发病解释的严重或多发出血倾向	1
不能用原发病解释的微循环障碍或休克	1
广泛性皮肤、黏膜栓塞，灶性缺血性坏死、脱落及溃疡形成，或不明原因的肺、肾、脑等脏器功能衰竭	1
实验室指标	
血小板计数	
非恶性血液病	
$\geq 100 \times 10^9/L$	0
$80\sim<100 \times 10^9/L$	1
$<80 \times 10^9/L$	2
24h内下降$\geq 50\%$	1
恶性血液病	
$<50 \times 10^9/L$	1
24h内下降$\geq 50\%$	1
D-二聚体	
<5 mg/L	0
$5\sim9$ mg/L	2
≥ 9mg/L	3
PT及APTT延长	
PT延长<3s且APTT延长<10s	0
PT延长≥ 3s或APTT延长≥ 10s	1
PT延长≥ 6s	2
纤维蛋白原	
≥ 1.0g/L	0
<1.0g/L	1

注：非恶性血液病：每日计分1次，≥ 7分时可诊断为DIC；恶性血液病：临床表现第1项不参与评分，每日计分1次，≥ 6分时可诊断为D1C

【临床分型】

一、急性型

此型最为多见，病程数小时到数天，出血严重，但也有少数病例无出血而死亡。常见于休克、误输异型血、暴发型紫癜、急性病毒或细菌感染、急性肺栓塞、大面积烧伤、外科情况、毒蛇咬伤、体外循环等。

二、亚急性型

病程数日到1~2个月，出血较轻，常见于恶性肿瘤、急性白血病、溶血性尿毒综合征、血小板减少性紫癜等。

三、慢性型

较少见，病程数月到1~2年，出血轻微或无出血，诊断困难，可见于慢性肝病、紫绀型先天性心脏病、阵发性夜间血红蛋白尿、慢性血小板减少性紫癜、系统性红斑狼疮等。

【临床分期】

一、高凝血期

为DIC发病的早期，凝血因子相继被激活，大量凝血酶形成，在其作用下纤维蛋白肽A和B被切除，形成可溶性纤维蛋白单体，后者相互聚集，在因子Ⅷa的作用下，在微血管内沉积形成微血栓。

二、消耗性低凝血期

由于体内大量血栓形成，消耗了纤维蛋白原及凝血因子，导致这些因子的浓度不断下降。

三、继发性纤溶期

继发于以上两期之后的纤溶活跃期，微血栓大量沉积在小血管，刺激血管内皮细胞，通过 t–PA 的释放，以及因子 XIIa 与凝血酶和激肽释放酶的作用二级化纤溶系统。纤溶被激活后，大量纤溶酶除降解纤维蛋白（原）生成纤维蛋白降解产物以外，还能水解各种凝血因子使之进一步减少。

【实验室检查】

一、凝血因子消耗证据

1. **血小板（PLT）减少**　$PLT<100×10^9/L$。

2. **凝血酶原时间（PT）延长**　PT正常值12秒，异常>15秒，或与正常人对照>3秒。新生儿正常为16~31秒。或活化部分凝血活酶时间（APTT）延长或缩短10秒以上。

3. **纤维蛋白原（FIB）减少**　FIB<160mg%（正常200~400mg%）。

4. **试管法凝血时间异常**　正常值5~12分钟，高凝状态<3分钟，低凝状态>12分钟。

5. **抗凝血酶Ⅲ（AT–Ⅲ）**　DIC早期即明显减少。正常值为80%~100%（活性）。

6. **因子Ⅷ：C测定**　DIC时Ⅷ：C减少，而ⅧR：Ag不减或增加，故Ⅷ：C/ⅧR：Ag比值降低（正常时比值为1）。

以上有3项异常，即可诊断为DIC，如仅有2项异常，则需再加1项纤溶亢进指标。

二、纤溶系统活化证据

1. **凝血酶时间（TT）**　正常值20秒，异常>25秒，或与正常人对照>3秒有诊断意义。

2. **血浆鱼精蛋白副凝试验（3P试验）**　阳性（++）。

3. 优球蛋白溶解时间缩短 <2小时。

4. 全血块溶解时间缩短 正常24小时内不溶解，DIC时0.5~1小时内溶解，反映纤溶亢进。

5. 纤维蛋白降解产物（FDP）测定 正常人定性试验阴性，定量<10mg/L，当>20mg/L时提示纤溶亢进。免疫法（Fi试验）正常值1：8，>1：8为异常。D-二聚体增高对DIC的诊断均有特异性。

三、近年来开展的对DIC有诊断意义的实验

1. 反映血管内皮细胞损伤的分子标记物 组织因子（TF）、凝血酶调节蛋白（TM）、前列环素（PGI_2）、血浆内皮素-1（ET-1）、组织型纤溶酶原激活物（t-PA）等。

2. 反映血小板激活的分子标志物 β-血小板球蛋白（β-TG）、血小板因子4（PF4）、血栓烷B_2（TXB_2）、α-颗粒膜糖蛋白（GMP-140）、P选择素等。

3. 反映凝血和纤维蛋白溶解激活的分子标志物 凝血酶原片段1+2（F1+2）、纤维蛋白肽A（FPA）、可溶性纤维蛋白单体（SFM）、凝血酶-抗凝血酶复合物（TAT）、纤溶酶-$α_2$-抗纤溶酶复合物（PAP）等。

【治疗】

一、治疗原发病，密切监护

除去诱因，如控制感染、纠正休克、阻断促凝物质进入血液循环等，有助于DIC的纠正。吸氧、开放静脉、保持呼吸道通畅，监测血常规+CRP，PCT，血气，钾、钠、钙离子，血糖，乳酸，异常血红蛋白及凝血常规，DIC常规。

二、抗凝治疗

目的在于阻断或减慢微血管内凝血过程，多与凝血因子的补充同步进行。

（一）肝素

对凝血3个阶段均有抑制作用，多在DIC高凝期及低凝期早期应用。

1. 适应证　①处于高凝状态者；②有明显栓塞症状者；③消耗性凝血期表现为凝血因子、血小板、纤维蛋白原进行性下降，出血逐渐加重，血压下降或休克者；④准备补充凝血因子（如输血、血浆等）或应用纤溶抑制药物而未能确定促凝物质是否仍在血中发生作用时，可先应用肝素。

2. 禁忌证　以下情况禁用或慎用肝素：①手术后或损伤创面未经良好止血者；②近期有严重的活动性出血者；③DIC晚期以继发性纤溶为主者；④原有重度出血症如血友病、蛇毒所致DIC等；⑤对合并有严重肝脏病患者，尚有争议，较多学者认为弊多利少。

3. 剂量及用法

（1）高凝阶段：试管法凝血时间<3分钟，没有出血现象，有时可见瘀斑。以肝素治疗为主：①每次0.5~1mg/kg（1mg=125U），静脉滴注，每4~6小时1次。肝素用后4~6小时在肝内为肝素酶灭活。此时禁忌输血，输血会加重DIC。②肝素10IU/（kg·h）持续静脉滴注。③肝素皮下注射，每次0.25~0.5mg/kg，每12小时1次。④低分子肝素0.1ml/10kg，皮下注射，每12小时1次。

（2）低凝阶段：试管法凝血时间>12分钟，有轻度出血现象。此时继用肝素治疗，并输新鲜血1次，10ml/kg，以补充凝血因子及血小板。

（3）纤溶亢进阶段：出血不止，此时治疗以止血为主。采用6-氨基己酸以及其他多种止血药。输新鲜血或补充各种缺乏的凝血因子。停用肝素或同时采用小剂量肝素（0.25mg/kg）以抗凝。6-氨基己酸每次0.1g/kg，对羧基苄胺每次8~12mg/kg，氨甲环酸每次10mg/kg，以上药物任选1种加入小壶静滴，每4~6小时1次。维持试管法凝血时间在17~20分钟（外国主张30分钟）。达不到此时间要加大肝素用量。只要凝血因子补足，则应用肝素不会加重出血。可监测试管法凝血时间，依次调整剂量。若用肝素后病情加重，出血更显著，应立即用10%葡萄糖酸钙10ml加入10%葡萄糖20ml静滴。给肝素后出血加重，试管法凝血时间>20分钟，说明肝素过量。此时加用鱼精蛋白，1mg鱼精蛋白可对抗1mg肝素，其用量与最后1次肝素相等。

4. 肝素停药指征　①诱发DIC的原发病已控制或缓解。②用药后病情好转，出血停止，血压稳定。③凝血酶原时间和纤维蛋白原恢复正常或接近正常（前者一般24小时内恢复，后者于1~3天内恢复），即可逐渐减量至停药。用药时间一般3~7天。因血小板的回升缓慢（数天到数周），故不宜作为停药的指征。④根据病情及化验结果而定。但注意不能突然停药，用药时间一般持续3~7天，急性病如流行性脑脊髓膜炎用药24小时即可停药。

5. 肝素疗效判断　肝素治疗有效者于24~48小时凝血因子消耗停止，随后凝血因子及凝血过程恢复正常。凝血酶原时间恢复最快，约于24小时内恢复正常。纤维蛋白原回升时间需1~3天。血小板恢复缓慢，约数天到数周。优球蛋白溶解试验结果12~72小时内恢复正常。

6. 肝素应用时的监测与拮抗　肝素应用时要注意监测试管法凝血时间。宜将试管法凝血时间维持在17~20分钟（国外主张30分钟）。达不到此时间要加大肝素用量，依次调整到所需剂量。若用肝素后出血加重，试管法凝血时间>20分钟，说明肝素过量，此时加用鱼精蛋白。1mg鱼精蛋白可拮抗1mg肝素，其用量与最后1次肝素相等。

（二）抑制血小板聚集药

1. 双嘧达莫　有抑制血小板中磷酸二酯酶的作用，从而使血小板内环磷酸腺苷（cAMP）含量增高，后者能抑制二磷酸腺苷

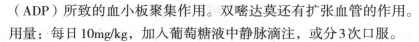

（ADP）所致的血小板聚集作用。双嘧达莫还有扩张血管的作用。用量：每日10mg/kg，加入葡萄糖液中静脉滴注，或分3次口服。

2. 阿司匹林　有防止血小板聚集和黏附的作用。用量每次10~20mg/kg，每日3次。阿司匹林与双嘧达莫合用可加强治疗作用。此二药合用易于掌握，又较安全，不需监测化验指标，用于亚急性DIC较为合适。

3. 低分子右旋糖酐　增加血容量，疏通微循环，维持血液胶体渗透压，降低血液黏滞性，降低周围循环阻力。抑制血小板和红细胞黏附和破坏，减少促凝物质的产生，防止或减少微血栓形成，起到抗凝作用。个别病例可引起寒战、发热、胸闷、心律不齐、呼吸困难等副作用，需加以注意。剂量及用法：每次5~10ml/kg，每12小时1次，或每日1次。

三、补充疗法（替代治疗）

目前认为在活动性DIC未控制之前，仅补充下列成分是安全的。

1. 血小板　一般有出血的患者和血小板计数<50×10^9/L时，具备输注血小板的指征，可输注悬浮血小板。

2. 血浆　新鲜冰冻血浆（FFP），最初剂量15ml/kg。矫正凝血缺陷可能需要应用大容量血浆。

3. 纤维蛋白原制剂　纤维蛋白原特异的缺乏可通过给予提纯的纤维蛋白原浓缩剂或冷沉淀物加以纠正，剂量每3g或可提高血浆纤维蛋白原大约1g/L。

4. 凝血酶原复合物或抗凝血酶Ⅲ（AT–Ⅲ）复合物。

四、促纤维蛋白溶解剂

肝素只有抗凝作用，对已形成的血栓不起作用。可用促纤维蛋白溶解剂加速血栓的溶解。

链激酶：系β–溶血性链球菌产生的一种激酶。它能激活前活化素。活化素又激活纤维蛋白溶解酶原而变成纤维蛋白溶解酶。此酶水解纤维蛋白使血栓内部发生崩解。同时能抑制血小板聚集而产生抗凝作用。在病程后期继发纤溶亢进时不宜应用。

剂量及用法：每个人体内均存在链激酶抗体，且含量差异很大，主要决定于咽喉部溶血性链球菌感染的时间。链激酶进入体内先中和抗体，然后才发生治疗作用。中和剂量因人而异。一般成人用量为50万~100万U，加入液体50~100ml，30分钟静脉滴入。以后再静脉滴注2.5万~15万U，视患者情况随时调整剂量。最好在肝素用后6~12小时，血栓形成停止，且栓塞会阻碍供血、供氧的情况下应用。小儿剂量酌减。可持续应用3~7天。用药后如有明显出血可静脉注射6-氨基己酸。可于用药前先用异丙嗪防止过敏反应。

五、抗纤溶药物

纤溶亢进阶段，可适当应用。此类药物的主要作用是阻碍纤维蛋白溶解酶原转变为纤维蛋白溶解酶，抑制纤维蛋白的分解，从而防止纤维蛋白溶解亢进所引起的出血。

1. 6-氨基己酸　每次0.1g/kg，缓慢静脉注射或稀释后静脉滴注，每6~8小时1次。

2. 对羧基苄胺　每次8~12mg/kg，静脉滴注，每4~6小时1次。

3. 氨甲环酸　每次10mg/kg，静脉滴注，每4~6小时1次。

六、糖皮质激素

有关DIC时是否应使用糖皮质激素尚未取得一致意见，一般认为如果治疗原发病有需要，可在肝素化的基础上慎用。

七、支持及器官保护措施

与DIC同时存在的缺氧、血容量不足、低血压、休克或序贯的多器官功能损伤，要尽快加以纠正，保护器官功能，提高疗效。

第二节 噬血细胞综合征

【定义】

噬血细胞综合征（hemophagocytic syndrome，HPS），又称噬血细胞性淋巴组织细胞增生症（hemophagocytic lymphohistiocytosis，HLH），是一组病因各异，临床表现相似的免疫调节异常综合征。主要特征为发热，肝、脾肿大，血细胞减少和组织细胞噬血现象（主要见于骨髓、肝、脾和淋巴结）。

【发病机制】

目前认为HLH是吞噬细胞异常活化，吞噬血细胞和分泌大量炎症细胞因子，如 γ 干扰素、肿瘤坏死因子 α 和白介素（IL-2、IL-6、IL-8、IL-10、IL-12和IL-18）以及巨噬细胞集落刺激因子等，发生组织、细胞损伤等严重全身性炎症反应，常伴有自然杀伤（NK）细胞、CD8+和细胞毒性T淋巴细胞数量和功能的降低。

【分类】

一、原发性HLH

是指具有分子遗传学异常的HLH，包括家族性HLH（FHL）、免疫缺陷综合征相关HLH和EB病毒驱动HLH。FHL目前已经明确的有5个亚型：①累及9q21.3~22（FHL一型）；②穿孔素基因突变（FHL二型）；③*UNC13D*基因突变（FHL三型）；④*STX11*基因突变（FHL四型）；⑤*STXBP2*基因突变（FHL五型）。发病年龄常<4岁。

二、继发性HLH

1. 感染相关性 包括病毒、细菌、真菌、支原体及寄生虫感染等。

2. 内源性 组织损伤，代谢产物等。

3. 肿瘤相关性 如单核细胞白血病、淋巴瘤、恶性组织细胞病等血液系统肿瘤。

4. 风湿性疾病 又称巨噬细胞活化综合征（macrophage activation syndrome，MAS），是风湿性疾病一种致死性并发症。多继发于幼年特发性类风湿关节炎，也可见于系统性红斑狼疮、皮肌炎、川崎病和成人类风湿关节炎等。

继发性HLH的发病可较晚。最常见的临床表现为发热，斑丘疹和出血性皮疹，体重降低，烦躁不安，肝、脾大。严重者可在数小时至48小时出现急性肺损伤，严重呼吸困难，神经系统症状，肝功能异常，LDH>1000U/L等，并出现多器官功能衰竭。脑脊液、外周血和骨髓可见噬血细胞。

【诊断】

一、满足以下8条中的5条即可诊断

1. **发热** T ≥ 38.5℃。

2. 脾肿大。

3. **血细胞减少（3项中至少2项减低）** 血红蛋白<90g/L，血小板<100×10^9/L，中性粒细胞<1.0×10^9/L。

4. **生化异常** 高甘油三酯血症（空腹甘油三酯>3.0mmol/L或>265mg/dl），和（或）低纤维蛋白原血症（<1.5g/L），其中1项异常。

5. 骨髓、脾和淋巴结内发现噬血细胞，骨髓检查排除恶性增生性疾病。

6. NK细胞活性减低或缺乏。

7. **血清铁蛋白** 异常增高 ≥ 500μg/L。

8. 可溶性IL-2受体（CD25）增高 ≥ 2400U/ml和NK细胞数量减

少或缺如。

二、发现以下任何1项分子遗传学异常者，结合临床可诊断为FHL

1. 穿孔素基因突变（FHL二型）。
2. *UNC13D*基因突变（FHL三型）。
3. *STX11*基因突变（FHL四型）。
4. *STXBP2*基因突变（FHL五型）。

三、以下病理学、免疫学和生化检查有助于诊断和判断HLH活动度

1. 巨噬细胞活化状态　噬血现象，组织细胞表面CD163和血清可溶性CD163，血清铁蛋白和细胞因子浓度。

2. T细胞活化　血清细胞因子浓度和铁蛋白水平。

3. NK细胞脱颗粒试验。

【治疗】

一、病因治疗

继发性HLH明确感染为原发疾病者，应积极予抗感染治疗，如抗EB病毒治疗，并给予支持疗法和对症处理。

如果为风湿性疾病引发的巨噬细胞活化综合征（MAS），尽早使用免疫抑制剂、免疫调节剂和（或）细胞毒性药物遏制过度炎症反应，阻止炎症级联反应。

如果怀疑因使用免疫抑制剂导致医源性免疫缺陷，由此诱发HLH，应立即停用免疫抑制剂。

对于病情稳定、临床症状轻者，可先加用糖皮质激素，如不能控制，可加用环孢素A（CSA）及依托泊苷（VP16）。临床资料表明，EBV相关HLH，早期应用VP16效果较好。

二、免疫抑制剂（化疗疗法）

对于原发性HLH和其他手段治疗无效的继发性HLH应给予化疗，分为早期治疗（8周）和后续治疗两个阶段（HLH-2004方案）。

（一）诱导治疗（8周）

1.**地塞米松（Dex）** $10mg/(m^2 \cdot d)$ 静脉注射×2周，$5mg/(m^2 \cdot d)$×2周，$2.5mg/(m^2 \cdot d)$×2周，$1.25mg/(m^2 \cdot d)$×1周，第8周起减量直至停药。

2.**依托泊苷（VP16）** $150mg/(m^2 \cdot d)$ 静脉滴注×2周，每周2次；第3周开始每周1次，共8周；第9周开始维持阶段，每2周1次，剂量同前。

3.**环孢素A（CSA）** $6mg/(kg \cdot d)$，分2次口服，每12小时1次，监测血药浓度，维持在$200\mu g/L$左右。

4.**鞘内注射** 化疗前和化疗2周时常规腰穿，如2周后中枢神经系统症状加重或脑脊液异常无改善（包括细胞数和蛋白），开始鞘内注射治疗，每周1次，共4周。

（二）维持治疗（9~40周）

1.**地塞米松（Dex）** $10mg/(m^2 \cdot d)$×3天，静脉注射或口服，每2周1次。

2.**依托泊苷（VP16）** $150mg/(m^2 \cdot d)$ 静脉滴注，每2周1次。

3.**环孢素A（CSA）** $6mg/(kg \cdot d)$，分2次口服，每12小时1次，一直口服至第40周。

（三）挽救治疗

挽救治疗方案尚未得到统一，目前有使用抗人胸腺淋巴细胞球蛋白（ATG），氟达拉滨＋大剂量激素，生物制剂抗TNF-α单克隆抗体英夫利昔（infliximab）$5mg/kg$，每3周1次，共2次，抗TNF-α单克隆抗体依那西普（etanercept）$0.8mg/kg$，每周1次，抗CD52单克隆抗体等方案的报道。

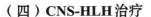

（四）CNS-HLH治疗

对有中枢神经系统受累证据的患者，病情允许时及早鞘内注射甲氨蝶呤和地塞米松。

三、造血干细胞移植

原发性HLH，NK细胞活性持续减低、诱导8周未缓解、停药复发者，可进行造血干细胞移植，包括脐血干细胞、造血干细胞和骨髓移植。患者经移植后的3年存活率为50%左右。

四、对症治疗

1. **多脏器功能不全的支持治疗**　重症监护，监测患儿心率、呼吸及血压等；保持呼吸道通畅；维持水、电解质及酸碱平衡；纠正凝血紊乱；保护脏器功能；退热及防治惊厥。

2. **积极抗感染**　尽可能找到感染源，应用三代头孢菌素或碳青霉烯类抗生素、氟康唑及磺胺甲噁唑（SMZ）预防真菌及卡氏肺孢菌感染。

3. **输注血制品**　血浆、血小板、冷沉淀、纤维蛋白原等。

4. **静脉用人血免疫球蛋白**　0.5g/（kg·次），连用4天，早期应用有效。抗人胸腺淋巴细胞球蛋白（ATG）对风湿病并发的MAS有效。

5. **血浆置换**　重症患者可考虑行血浆置换治疗。

【预后】

年龄小（<6月龄）、病程大于1个月、中枢神经系统受累、白蛋白水平低（<25g/L）、LDH明显升高（>2000 U/L）、NK细胞比例明显下降（<3%）者，以及EBV感染相关的HLH预后较差。治疗4周后仍无效者，继续用药可能亦无效，提示预后不良，多见于原发性或无明确诱因的HLH。部分原发性HLH治愈者，仍有复发的可能。

第三节　溶血危象

【定义】

溶血性贫血的患儿，由于某些诱因加重红细胞破坏，突然出现一系列明显而严重的大量急性溶血发作的表现，如寒战、高热、烦躁不安，较大儿童能诉腰痛、四肢疼痛、腹痛、少尿或尿闭，血红蛋白大幅度下降，贫血、黄疸加重，肝、脾较前明显肿大，或出现休克、心力衰竭、肾衰竭等，称为溶血危象。

【病因】

一、急性感染

急性感染是最常见的原因，与病原菌毒素对红细胞的直接作用，以及感染时脾脏反应性增加，加强了对循环血液中红细胞的清除，使短时间内大量红细胞在脾脏内被破坏有关。感染时白细胞大量被激活，吞噬入侵的微生物，产生大量具有细胞毒性的氧自由基，这种氧自由基一方面能杀死入侵的微生物，另一方面也杀死组织细胞，而引起血管内溶血。

二、蚕豆与药物

在红细胞葡萄糖-6-磷酸脱氢酶（G-6-PD）缺乏症患儿中，除急性感染可诱发急性溶血外，蚕豆与有氧化作用的药物亦可诱发，前者称蚕豆病，后者称药物性溶血性贫血，G-6-PD缺乏是发病的内在因素，感染、蚕豆与药物是外在因素，内、外因素必须相互作用始能发病。

【临床表现】

一、症状和体征

起病急骤、患儿突然贫血加重、面色苍白、全身乏力、心悸、气短，随后黄疸加深，同时伴寒战、发热、烦躁不安。较大儿童能诉四肢、腰背、腹部及肝、脾区疼痛，脾脏明显增大，肝不大或轻度肿大，急性血管内溶血者出现棕红色或酱油色尿，持续7~14天后会自然缓解。急性肾衰竭及休克等危重表现在小儿不多见。溶血危象可反复发作，特别是在新生儿或婴儿。

二、实验室检查

血红蛋白急剧下降，或原有贫血突然加重。末梢血中出现幼稚红细胞，可见Howell-Jolly小体、Cabot环、嗜碱性红细胞、多染性或点彩红细胞。白细胞数可显著增高，血小板正常。网织红细胞增加更为显著，可达60%。血清间接胆红素突然或较前明显增高。血管内溶血者，尿液可呈棕红色或酱油色，尿隐血试验和Rous试验阳性。骨髓红细胞系增生极度活跃，中、晚幼红细胞显著增高，粒红比例倒置。进行溶血性疾患有关的实验室检查可明确原发病的诊断。

【治疗】

一、去除诱因

应迅速确定发生溶血危象的病因并去除诱因，如由蚕豆或药物引起者，需及时停食蚕豆或停药；伴感染者应用抗生素。

二、输血

输血量一般每次10ml/kg，但对自身免疫性溶血性贫血所致的溶血危象，输血应采取慎重态度，必要时可输入红细胞悬液或洗涤红细胞5ml/（kg·d）。若为G-6-PD缺乏症患儿，供血者宜先做

G–6–PD筛选检查，并应尽量避免采用亲属血，以免输入G–6–PD缺陷者的血液，导致再次溶血。

三、肾上腺皮质激素

有减轻溶血和抑制抗体产生的作用，除治疗自身免疫性溶血引起的溶血危象外，对疾病本身的治疗亦是首选药物。首选甲泼尼龙5~10mg/（kg·d），也可给予氢化可的松10mg/（kg·d），一般患儿可用泼尼松，剂量为2~2.5mg/（kg·d）。大剂量泼尼松于出现治疗反应后逐渐减量，3~4周内停药。

四、免疫抑制剂

肾上腺皮质激素连用3周无效者，应减量并逐渐停药改用其他药物，如免疫抑制剂：硫唑嘌呤1.25~2.5mg/（kg·d），达那唑15~20mg/（kg·d）等。对G–6–PD缺乏症患者的应用目前尚有争议，大多认为对控制溶血无明显效果。输液、补碱、纠酸、补钾应特别慎重，以防止高钾血症。

五、丙种球蛋白

人血丙种球蛋白0.2~0.4g/（kg·次）静脉滴注，可减慢溶血。如不能终止溶血发生，可增加至1g/（kg·次）。尤其对于SLE等自身免疫性溶血性贫血有效。

六、脾切除术

适用于其他治疗无效的异常红细胞在脾脏被破坏的溶血患者，如遗传性球形红细胞增多症或者重型地中海贫血。应注意掌握脾切除指征。

七、保护脏器功能

保护各脏器功能是艰巨的任务，尤其是肾脏功能，充分水化、碱化尿液等十分重要。

第四节　再生障碍危象

【定义】

溶血性疾患突然发生短暂的骨髓红细胞系统生血抑制引起的一过性严重贫血称为再生障碍危象，简称再障危象，与再生障碍性贫血不同，具有自限性、病程短、预后良好的特点。

【病因】

1981年Pattison等在6例出现再障危象的镰状细胞贫血患儿的血清中发现了人类微小病毒（human parvovirus，HPV）B19，证明了人类微小病毒与慢性溶血性贫血再障危象的联系。HPV的传播方式仍不清楚，最有可能是粪－口、口－口或呼吸道传播，血液及血浆制品亦被认为是一种传播途径，但不是主要的途径。HPV感染往往在家庭内暴发，除慢性溶血性贫血发生再生障碍危象外，家庭中的其他正常成员亦可同时受到感染。再障危象在缺铁性贫血及恶性营养不良等疾患中亦可见到。

除HPV B19外，传染性肝炎病毒、EB病毒、风疹病毒等的感染也可以导致骨髓造血功能的抑制和停滞。其他如慢性溶血性贫血患者使用某些药物，如磺胺类药物、氯霉素、青霉素、异烟肼、两性霉素B、头孢菌素、阿司匹林、安乃近、保泰松、苯妥英钠等也可发生再障危象。

【临床表现】

正常人感染HPV B19后血红蛋白虽暂时下降至100g/L左右，但一般不出现临床症状。约70%慢性溶血性贫血患者，由于血红蛋白减少，红细胞生存期缩短，所以 HPV B19 感染能导致再生障碍危象的发生，表现为虚弱、嗜睡和皮肤苍白等，亦偶见皮疹；血红蛋白降至 40g/L 以下时，网织红细胞缺乏，骨髓象显示红细胞系的再生不良或再生障碍，此时出现发热、寒战、嗜睡及干咳、咽痛、恶心、呕吐、腹痛、腹泻等急性呼吸道和胃肠道症状，因血红蛋白急剧下降，患儿面色苍白、乏力，但无溶血、黄疸或黄疸加重等表现。本症预后良好，多在 7~10 天内恢复，常需输血治疗，不然会有生命危险。经治疗症状消退，血液学改变恢复正常。

【实验室检查】

一、常规监测

血红蛋白急剧下降或原有贫血突然加重。血红蛋白常降至 20~60g/L。白细胞、血小板正常，少数病例二者均减少。网织红细胞较发病前明显减少，可降至 1% 以下，甚至为 0。胆红素不增加甚或减少。血清铁、血清铁饱和度增加，血中促红细胞生成素增高，当骨髓造血功能恢复时，二者可突然下降。

二、骨髓象

红细胞系统增生受抑制，有核红细胞很少，粒红比例为 8：1，可见巨大的原红细胞。绝大多数的患儿可发现，是再生障碍危象的特征之一。粒细胞系统可减少或相对增高，巨核细胞在有血小板减少的病例常减少，淋巴细胞往往相对增多。

三、细胞免疫

细胞免疫反应被认为是抗 HPV B19 感染的最重要方式，细胞毒性 T 细胞在对抗 HPV B19 感染中起到重要的作用，而 HPV B19 特异性的 T 细胞反应可提供诊断 HPV B19 既往感染的新方法。在没有

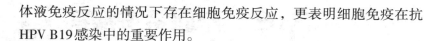

体液免疫反应的情况下存在细胞免疫反应，更表明细胞免疫在抗HPV B19感染中的重要作用。

四、细胞因子

白细胞介素（IL）-1β、IL-6和IFN-γ的mRNA水平增高，并在2个月~3年后仍可被检测到。

五、HPV B19抗体

HPV B19抗体的检测是目前诊断HPV B19感染和流行病学调查的主要方法。病毒血症出现在感染1周后，通常持续5天。病毒血症后期（感染第10~12天）可检测到HPV B19特异性IgM抗体，持续约5个月以上，大约在感染15天后能检测到特异性IgG抗体，并维持高滴度数月，或长期存在于体内。临床症状出现后的短时期内可检测到IgA抗体，也可通过PCR检测HPV B19的DNA。电镜可以直接在患儿血清中看到病毒颗粒。

【治疗】

由于本病呈自限性过程，多在病程第2~6周可自然恢复，故本病并不需要特殊的治疗，治疗的关键在于通过对症治疗和支持治疗帮助患者度过危险期。

1. **抗病毒治疗** 更昔洛韦、丙种球蛋白可能对某些病毒有效。

2. **对贫血严重者给予输血** 对于成分血选择，应视原发病而定，如G-6-PD缺乏症可选用浓缩红细胞，而自身免疫性溶血性贫血则选用洗涤红细胞，输血量一次不宜过多。血小板过低（$<20 \times 10^9$/L），有自发出血倾向时，可输注血小板。

3. 治疗原有的慢性溶血性贫血。

第七章 泌尿系统疾病

第一节 急性肾衰竭

【定义】

急性肾衰竭（acute renal failure，ARF）是指肾小球滤过率在短期内（数小时或数天）急性下降，导致通过肾脏排泄的代谢产物在血液中蓄积，进而出现一系列临床表现。其特征为：

1.血肌酐和尿素氮水平升高（血肌酐>176μmol/L，血尿素氮>15mmol/L）。

2.少尿或无尿 尿量<0.5ml/（kg·h）或<300ml/（m^2·d）。

3.有时见"多尿"或"非少尿性"急性肾衰竭。

4.可持续4~6周，通常被认为是可逆的或可痊愈的。

2005年荷兰阿姆斯特丹急性肾衰竭国际研讨会提出急性肾损伤（AKI）的定义：不超过3个月的肾脏结构或功能异常，包括血、尿、肾组织检查或影像学方面的肾损伤标记物异常。近年来，已渐采用AKI的概念取代ARF。

【病因】

可分为肾前性、肾性和肾后性。

一、肾前性病因（肾灌注不足）

占AKI的55%~60%。

各种原因引起血容量绝对或相对不足而导致肾脏严重缺血、

肾小球灌注不足、肾小球滤过率（GFR）降低。

（一）低血容量

1.血液丢失 外科手术、肿瘤、胃肠道出血。

2.胃肠道丢失 呕吐、腹泻、鼻胃管引流。

3.肾性丢失 失盐性肾病、肾上腺皮质功能不全、尿崩症、药物性或渗透性利尿。

4.皮肤、黏膜丢失 高温、烧伤等。

（二）有效循环血量减少

1.心搏出量减少 充血性心力衰竭、心源性休克、肺动脉高压、肺栓塞、正压机械通气、严重心律失常、心包填塞。

2.系统性血管（容量血管）扩张 败血症、过敏反应、药物（降压药、扩血管药物过量）。

3.第三间隙（一般指组织间隙）丢失 肾病综合征、胃肠道潴留、胰腺炎、腹膜炎、大面积损伤伴挤压伤。

（三）肾脏动脉灌注损伤

如肾动脉狭窄。

（四）在特殊背景下应用某些特殊药物

如在肾动脉狭窄或严重的肾脏低灌注情况下应用血管紧张素转化酶抑制剂（ACEI）或血管紧张素Ⅱ受体拮抗剂（ARB）；肾脏低灌注时应用非甾体类抗炎药（NSAID）。

二、肾性病因（肾实质病变）

占AKI的35%~40%。

（一）肾小球肾炎［急性肾小球肾炎和（或）血管炎］

如急性链球菌感染后肾炎、狼疮性肾炎、紫癜性肾炎、肺出血-肾炎综合征、特发性或抗中性粒细胞胞质抗体（ANCA）相关性或抗基底膜相关性急进性、新月体性肾小球肾炎等均可引起。

（二）肾小管疾病（急性肾小管坏死）

1.肾毒性物质损伤

（1）内源性：如草酸盐、尿酸等。

（2）外源性：①生物毒素：如蛇毒、蝎毒、蜂毒、生鱼胆、毒蕈等。②试剂：有机溶剂（如乙醇、四氯化碳），重金属类（如汞、铅、砷、铋），X线造影剂，免疫抑制剂（如环孢素），化疗制剂（如顺铂、甲氨蝶呤、丝裂霉素）等。③抗生素类：如氨基糖苷类、四环素、头孢菌素、万古霉素、两性霉素B等。④杀虫剂：有机磷农药等。

2.急性肾缺血 如烧伤、创伤、大手术、大出血及严重失盐、脱水，急性肌红蛋白尿，革兰氏阴性杆菌败血症等造成肾脏缺血、缺氧，导致急性肾小管坏死。

3.间质性疾病 如急性间质性肾炎。感染（如流行性出血热）或变态反应，药物（如青霉素、磺胺类、止痛药或非甾体类抗炎药）等均可引起。

4.血管病 肾动脉或肾静脉血栓、血管炎、溶血性尿毒综合征、败血症等引起的弥散性血管内凝血（DIC）。

5.其他 肾移植的急性排斥反应等。

三、肾后性病因

约占AKI的5%。

肾以下尿路梗阻，使肾盂积水，肾间质压力升高，肾实质因此受挤压而损害。长时间的尿路梗阻造成反射性肾血管收缩，肾脏发生缺血性损害。

1.解剖异常所致梗阻 后尿道瓣膜、尿道狭窄或憩室；膀胱输尿管连接处或肾盂输尿管连接处梗阻。

2.异物或外部压迫所致梗阻 结石、肿瘤、血块等。

3. 神经性梗阻　如神经源性膀胱。

【临床表现】

一、少尿型急性肾衰竭

可分为少尿期、多尿期和恢复期。

（一）少尿期

一般急性肾损伤均有，特别是在急性肾小管坏死时。可持续10~14天。

1. 少尿　尿量<0.5ml/（kg·h）或<300ml/（m²·d）。或无尿：尿量<50ml/d。

2. 水钠潴留　表现为全身性水肿，胸、腹水，血压升高，并发有肺水肿、脑水肿、心力衰竭等。

3. 尿毒症　蛋白质代谢产物及细胞分解产物蓄积体内引起全身各系统中毒症状：厌食、恶心、呕吐、呕血、烦躁、嗜睡、贫血、出血倾向、皮肤瘙痒等；其严重程度与血中尿素氮及肌酐增高的浓度相一致。

4. 电解质紊乱　高钾血症、低钠血症、高磷血症、低钙血症、高镁血症等。

5. 代谢性酸中毒　表现为疲乏、嗜睡、面色潮红、口唇樱红色、恶心、呕吐、呼吸深大，甚至出现昏迷等。

6. 心力衰竭、肺水肿　表现为呼吸困难、不能平卧、心率加快、肺底出现湿啰音、下肢浮肿等。

7. 高血压　长期少尿患者可出现轻或中度高血压。

8. 易合并感染　以呼吸道及泌尿道感染为常见。

（二）多尿期

尿量>400ml/（m²·d），肾功能逐渐恢复。尿量增加后数天，血BUN及Cr开始下降，毒物积蓄有所缓解，各系统症状减轻。一般持续1~2周。

1. 脱水及低钠血症 反应差、表情淡漠、恶心呕吐等。多由大量排尿引起。

2. 低钾血症 肌肉无力、松软以致麻痹，呼吸困难，胸闷，腹胀，心音低钝，心脏扩大等。心电图Q-T间期延长，T波低平，u波出现，ST段下降，房室传导阻滞等。

3. 抵抗力低 易感染。

4. 氮质血症 早期持续甚至加重，后期肾功能逐渐恢复。

（三）恢复期

随着尿量逐渐恢复正常，血BUN、Cr逐渐正常，肾小管浓缩功能和酸化功能亦逐步恢复。但偶见遗留不同程度的肾功能损害，形成慢性肾功能不全。

二、非少尿型急性肾衰竭

无少尿表现，每天平均尿量仍可达600~800ml。临床表现较少尿型急性肾衰竭轻，并发症少，病死率低。多继发于氨基糖苷类抗生素及造影剂等药物所造成的肾损害。

【辅助检查】

一、尿常规、尿沉渣、尿培养、尿微量蛋白

可见尿蛋白、白细胞、红细胞及管型，尿比重可减低。

二、B超检查

可观察肾脏大小，同时看有无肾盂积水及肾脏结石，评估肾脏血流灌注。

三、血生化

尿素氮、肌酐、胱抑素C、电解质、肌酸激酶、尿酸盐、乳酸

脱氢酶等。

四、血常规

可见血红蛋白降低和网织红细胞计数增高，多由失血或溶血所致；血小板计数减少，多由溶血性尿毒综合征、严重脓毒症、弥散性血管内凝血所致。在继发感染时，可见白细胞增多、核左移。外周血涂片可发现溶血证据。

五、凝血全套

提供弥散性血管内凝血、肝衰竭的证据。

六、免疫指标

抗核抗体和抗双链DNA抗体（阳性提示系统性红斑狼疮）；补体C3和C4（急性链球菌感染后肾小球肾炎有C3降低，系统性红斑狼疮可有C3、C4同时降低）；抗中性粒细胞胞质抗体（ANCA）。

七、腹部X线平片

观察肾脏大小，并看是否有阳性结石。

八、肾穿刺

适用于有急进性肾炎证据的患儿。

九、放射性核素检查

有助于发现肾血管性病变（栓塞）所致或梗阻所致肾后性ARF。

十、肾前性和肾性肾衰竭的鉴别

见表7-1。

表7-1　肾前性和肾性肾衰竭的鉴别

	肾前性		肾性	
	儿童	新生儿	儿童	新生儿
尿钠（mmol/L）	<20	20~30	30~40	30~40
尿渗透压（mOsm/L）	400~500	>350	<350	<300
滤过钠排泄分数（%）	<1	<2.5	>2	>3
尿/血渗透压	>2	>1.5	<1	<1
尿/血肌酐	>10	>30	<20	<10
肾衰竭指数	<1	<2.5	>2	>2.5

【诊断标准】

一、AKI诊断标准

肾功能在48小时内突然降低，至少2次血肌酐（Cr）升高的绝对值>26.5μmol/L；或血Cr较前一次升高50%；或持续6小时以上尿量<0.5ml/（kg·h）。

二、AKI分期标准

见表7-2。

表7-2　AKI分期标准

分期	Cr	尿量
1期	Cr升高>26.5μmol/L或较前次升高>50%	<0.5ml/（kg·h），>6h
2期	Cr较前次升高>200%~300%	<0.5ml/（kg·h），>12h
3期	Cr较前次升高>300%或>353.6μmol/L（急性升高>44.2μmol/L）	<0.3ml/（kg·h），>24h 或无尿12h

单独根据尿量改变进行诊断和分期时，必须除外尿路梗阻或其他可导致尿量减少的可逆因素。

【 治疗 】

一、治疗原则

积极控制原发病因，并去除加重AKI的可逆因素，避免使用肾毒性药物。

1期（风险期）：以去除危险因素为重点。积极寻找病因、明确诊断，保护肾脏功能。监测每日出入量，评估血容量，维持电解质、酸碱平衡。

2期（损伤期）：以减轻靶器官受损程度、预防再次损伤为防治重点。及早发现各种感染，提供营养支持。必要时尽早实施肾脏替代治疗，预防并发症。

3期（衰竭期）：应尽早开始肾脏替代治疗，有效治疗并发症，目的不仅仅是替代肾脏功能，而是维护机体内稳态，为多器官功能的恢复创造条件。

二、支持及药物治疗

（一）少尿期

1. **严格控制水分入量**　以"量出为入，宁少勿多，缺什么补什么"为原则。每日液量＝尿量＋不显性失水＋异常损失－食物代谢和组织分解所产生的内生水。不显性失水按400ml/（$m^2 \cdot d$）计或婴儿20ml/（$kg \cdot d$），幼儿15 ml/（$kg \cdot d$），儿童10ml/（$kg \cdot d$），体温升高1℃，不显性失水增加75ml/（$m^2 \cdot d$）；内生水按100ml/（$m^2 \cdot d$）计。异常丢失包括呕吐、腹泻、胃肠引流等。每日注意评估患者有无脱水或水肿，严格监测体重、血钠、血压，使体重每日下降5~10g/kg。

2. **热量和蛋白质**　高热量、低蛋白、低盐、低钾、低磷饮食。婴儿维持热量在每日120kcal/kg，年长儿适当维持更高热量。蛋白质限制在0.5~1.0g/（kg·d），以优质蛋白为主。高分解状态或不能口服者，可考虑静脉营养。

3. 高钾血症

血钾>6.5mmol/L，或合并心脏传导异常。

（1）5%碳酸氢钠每次2ml/kg，促使钾离子转移至细胞内。

（2）10%葡萄糖酸钙0.5ml/kg静脉滴注，拮抗钾对心肌的毒性作用。

（3）胰岛素0.1U/kg联合葡萄糖0.5~1.0g/kg静脉注射，可将钾离子转移至细胞内。须密切注意血糖，防止低血糖的发生。

（4）吸入或静脉注射沙丁胺醇，可将钾离子转移至细胞内。体重<20kg者，喷雾剂量为2.5mg；体重>20kg者，喷雾剂量为5mg。单剂静脉注射不短于15分钟（4~5μg/kg）。

（5）严重高钾血症药物治疗无效者尽早进行透析治疗。

4. 低钠血症　血钠<130mmol/L。分为稀释性或缺钠性，在少尿期前者多见，应严格控制水分入量；缺钠性者当血钠<120mmol/L，又出现低钠症状时，可补充3%氯化钠，每1.2ml/kg可提高血钠1mmol/L，可先给予3~6ml/kg。

5. 代谢性酸中毒　轻症多不需要治疗，当血碳酸氢根<12mmol/L时，给予5%碳酸氢钠1ml/kg，可提高碳酸氢根1mmol/L。注意预防纠酸后的低钙血症。

6. 高血压、心力衰竭、肺水肿　严格限制水分入量，限盐，利尿，药物治疗无效者尽早进行透析治疗。利尿可用呋塞米，每次2~3mg/kg；降压可舌下含服或口服硝苯地平（0.25~0.5mg/kg）等。

（1）高血压危象：硝普钠0.5~10μg/（kg·min），可持续静脉滴注，注意避光；拉贝洛尔0.3~3.0mg/（kg·h），静脉滴注，可致心动过缓，气道高反应性疾病患者禁用；尼莫地平1~3μg/（kg·min），静脉滴注。

（2）心力衰竭：以利尿、限盐、限水及扩张血管为主。

（3）肺水肿：利尿、扩张血管、加压面罩给氧，无效者尽早进行透析治疗。

7. 低钙血症和高磷血症　严重的或症状性低钙血症，可用10%葡萄糖酸钙1ml/kg，最大剂量10ml。限制食物中磷酸盐的摄入，使用含钙的磷酸盐结合剂，或口服10%氢氧化铝凝胶10ml/次，3~4次/日，儿童按年龄酌减。

（二）多尿期

1. 低钾血症　给钾2~3mmol/（kg·d）口服，低钾明显可静脉补充，浓度不超过0.3%。

2. 水和钠的补充　尿量过多者适当限制水分入量，以尿量的1/2~1/3为宜。

（三）恢复期

此期肾功能日趋正常，应注意休息和加强营养，防治营养不良、贫血，预防感染。

三、透析治疗

儿童首选腹膜透析，也可用间歇性或连续性血液透析滤过疗法。若经上述治疗，出现以下情况之一，可考虑尽早行透析治疗：①高钾血症明显，血钾>6.5mmol/L，或高代谢状态时血钾>6.0mmol/L；②体液超负荷，出现充血性心力衰竭、肺水肿或药物不能控制的严重高血压；③严重代酸，pH<7.2或HCO_3^-<12mmol/L，血尿素氮持续升高，>28.56mmol/L，或血浆肌酐>707.2μmol/L并出现中枢神经系统症状如抽搐、昏迷等。

四、其他治疗

急进性肾小球肾炎、急性间质性肾炎等所致的AKI，强调激素冲击和（或）免疫抑制剂治疗，部分危重急进性肾小球肾炎患者还可联合使用血浆置换或免疫吸附疗法。心钠素、生长因子、异整合素及 ATP-MgCL$_2$ 等可试用。

【监护】

病初应每日评估患儿临床有无脱水或水肿，每日监测尿量、体重及电解质的变化，每日或隔日定期监测尿素氮及肌酐水平，尿常规、尿微量白蛋白，同时监测体温、呼吸及血压等，并注意预防感染，防止发展至慢性肾脏疾病。

第二节 急进性肾小球肾炎

【定义】

一、急性肾小球肾炎

广义上指一组病因不一，临床表现以突发血尿、少尿、水肿和高血压为特点的肾小球免疫性炎症。在儿童中，绝大多数系由急性链球菌感染引起，因此急性肾小球肾炎狭义上指急性链球菌感染后肾小球肾炎（acute post-streptococcal glomerulonephritis，APSGN）。

二、急进性肾小球肾炎

急性起病，以持续性少尿或无尿、进行性肾功能不全、广泛的肾小球新月体形成为特征的肾小球肾炎，称为急进性肾小球肾炎（rapidly progressive glomerulonephritis，RPGN），简称急进性肾炎，也称新月体性肾炎。占小儿肾小球肾炎的2%左右。

【病因】

一、感染性

急性链球菌感染后肾小球肾炎（APSGN）是A族β溶血性链球

菌中致肾炎菌株感染（如扁桃体炎、猩红热、脓皮病等）引起的免疫复合物性肾炎。致肾炎菌株的详细致病抗原目前尚不完全清楚。除早已公认的链球菌细胞壁M蛋白成分外，还报道有细胞质内的链球菌素、链球菌致热外毒素（SPE）、肾炎菌株协同蛋白（NSAP），肾炎相关纤维蛋白溶酶受体（NAPlr）等也被认为是参与肾炎发生发展的主要抗原。总之，APSGN的发病机制是由于致肾炎菌株抗原通过原位或循环免疫复合物的方式在肾小球上皮下沉积，并通过经典和（或）旁路途径、Leptin途径激活补体，导致一系列免疫炎症反应，从而引起病理生理改变。

二、非感染性

急进性肾小球肾炎（RPGN）包含了由多种原因所致的一组疾病，如原发性急进性肾小球肾炎、继发于全身性疾病的急进性肾小球肾炎，以及在原发性肾小球疾病的基础上形成广泛新月体，即其他病理类型转化而来的新月体性肾小球肾炎。有些肾脏疾病如系统性红斑狼疮肾炎、过敏性紫癜肾炎、IgA肾病等也可表现为急进性肾炎。

【病理分型】

急进性肾炎根据免疫病理可分为3型。

1. I型（抗肾小球基底膜抗体型） 由于抗肾小球基底膜抗体与肾小球基底膜抗原相结合激活补体而致病，荧光下IgG和C3呈线性沉积，血中抗肾小球基底膜抗体阳性，可有肺出血，被称为肺出血–肾炎综合征。约占30%，新月体多，预后最差。

2. II型（免疫复合物型） 因肾小球内循环免疫复合物的沉积或原位免疫复合物形成激活补体而致病。约占50%，预后较 I 型为好。

3. Ⅲ型（非免疫复合物型）　免疫荧光阴性，血中发现抗中性粒细胞胞质抗体（ANCA）阳性，被称为 ANCA 相关性肾炎。约占20%。

【临床表现】

本病多发生于年长儿童，男孩多于女孩，1/3~1/2 有前驱病史，表现为病前 2~3 周内出现发热、乏力、关节痛、肌痛等上感症状或非特异表现。起病初期与急性肾小球肾炎类似，表现为水肿、少尿、血尿、蛋白尿、高血压等。但 2~3 周后，上述症状不仅不能缓解，反而加剧，出现持续性少尿、严重高血压及循环充血。肾功能在 2~3 个月内进行性减低，并出现尿毒症及酸中毒的表现，如恶心、呕吐、厌食、面色苍白、皮肤瘙痒、鼻出血、紫癜、呼吸深大、精神萎靡、表情淡漠。

【辅助检查】

1. **尿液分析**　肉眼血尿、大量蛋白尿、白细胞尿及管型尿，尿比重及渗透压降低。

2. **血常规**　多有严重贫血，白细胞及血小板可正常或增高。

3. **免疫球蛋白**多增高，表现为 γ 球蛋白增高、IgG 增高，C3 可正常或降低。血中抗肾小球基底膜抗体阳性主要见于肺出血-肾炎综合征。抗中性粒细胞胞质抗体（ANCA）阳性见于 ANCA 阳性的急进性肾炎。

4. **血生化**　肾功能不全时表现为血尿素氮、肌酐浓度进行性升高，肌酐清除率明显降低。

5. **超声波检查**　双肾明显肿大且皮质回声增强，皮、髓质交界不清。

6. **肾活检**　是诊断本病最重要的手段，光镜下超过 50% 的肾小球形成新月体，而且新月体的体积占肾小球体积的50%以上则可诊断为新月体性肾炎。肾活检指征如下：

（1）症状不典型（如急性期补体不下降或持续低下>2个月，持续高血压3~4周）。

（2）蛋白尿达肾病水平且持续。

（3）肾功能进行性下降。

（4）起病后肉眼血尿>3周，镜下血尿>1年，持续蛋白尿>3个月无好转。

【治疗】

一、一般治疗

卧床休息、低盐饮食。肾衰竭后应摄入低蛋白质饮食，每日热量55~60kcal/kg，以维持基础代谢及氮平衡。可采用呋塞米2mg/kg利尿。降压可选用硝苯地平0.25~0.5mg/（kg·次），每日3~4次；普萘洛尔0.5~1mg/（kg·次），每日3~4次，可逐步加量；哌唑嗪0.02~0.05mg/（kg·次），每日3~4次；尼卡地平0.5~1mg/（kg·次），每日2次；卡托普利1~2mg/（kg·d），分2~3次服。

二、肾上腺皮质激素冲击疗法

首选甲泼尼松龙15~30mg/kg，总量每日<1g，溶于100~200ml 10%葡萄糖中静脉滴注，一般应在1~2小时内滴完，每日1次，连续3次为1个疗程。3天之后可开始第2个疗程，隔日冲击1次，共冲击3次。然后改为泼尼松2mg/（kg·d），隔日1次顿服。

三、免疫抑制剂

环磷酰胺静脉冲击治疗，间隔半月~1个月冲击1次，剂量为0.5~0.75g/m^2。也可采用环磷酰胺3mg/（kg·d），或硫唑嘌呤2mg/

（kg·d）口服。四联疗法指采用泼尼松2mg/（kg·d）、环磷酰胺3mg/（kg·d）或硫唑嘌呤2mg/（kg·d）、肝素或华法林，以及双嘧达莫5~8mg/（kg·d），4种药物口服联合治疗。现多改进为甲泼尼龙及环磷酰胺冲击治疗后，采用泼尼松、双嘧达莫、肝素或华法林持续口服及环磷酰胺间断冲击治疗。

四、血浆置换或免疫吸附治疗

血浆置换主要目的是清除致病抗体如抗肾小球基底膜抗体、免疫复合物、炎症因子等。每次置换50ml/kg，隔日1次，持续2周或直至血中抗肾小球基底膜抗体消失。免疫吸附主要选择性地清除各种IgG抗体，可连续吸附数次，直至血中抗体消失。尿毒症或严重高血钾、严重循环充血时可用腹膜透析或血液透析治疗。

五、抗凝治疗

可用肝素50U/（kg·次）静脉注射，随后以20U/（kg·h）持续静脉滴注，或25U（kg·次）皮下注射，每日2次，根据APTT调整剂量，疗程10~14天，可连用2~3个疗程。还可选用低分子肝素，其出血及降血小板的副作用要小于肝素。病情稳定后改为华法林，初始剂量0.2mg/kg，维持量0.05~0.3mg/kg，每日1次口服，每5~7天根据PT或INR（2.0~2.5）调整剂量，INR>3.5立即停药，共用6个月。双嘧达莫5~8mg/（kg·d），每日3次，可连续应用6个月。

六、其他

中药可用川芎嗪4mg/（kg·d）静脉滴注2~4周抗凝。尿毒症前期可用生大黄0.3~0.5g/（kg·d）口服或保留灌肠治疗，还可试用尿毒清（5g/d，分3次口服）。肺出血-肾炎综合征患儿可进行肾移植，肾移植后血中抗肾小球基底膜抗体可作用于移植肾引起复发，因此肾移植前需透析半年直至血中抗体转阴后才能进行。

第三节 溶血性尿毒综合征

【定义】

溶血性尿毒综合征（hemolytic uremic syndrome，HUS）是一种以微血管病性溶血性贫血、消耗性血小板减少和急性肾功能不全三联征为特点的一组综合征，是儿童期常见的导致肾功能不全的病因之一，病死率高。

【病因】

一、感染

最常见，包括细菌、病毒及立克次体等。如产生螺旋毒素的致病性大肠杆菌及志贺氏痢疾杆菌Ⅰ型、肺炎链球菌、空肠弯曲菌、伤寒杆菌、假单胞菌属、耶辛那菌、类杆菌等细菌感染，流感病毒、EB病毒、柯萨奇病毒、埃可病毒、人类免疫缺陷病毒（HIV）等病毒感染均可引发本病。

二、药物

使用环孢素、丝裂霉素、光神霉素、利福平、长期服用避孕药等也可致本病。

三、免疫与遗传缺陷

继发于无丙种球蛋白血症、先天性胸腺发育不全、G-6-PD缺陷等。

四、其他

器官移植、肺癌、恶性高血压及自身免疫性疾病等。

【分型】

临床上依据有无腹泻，将HUS分成典型HUS及非典型HUS。

一、典型HUS

多有血样便、水样便等消化道前驱症状，故又称腹泻后HUS（D+HUS）。90%的儿童HUS属于此种类型。

二、非典型HUS

特指与补体系统相关的基因异常和免疫系统改变所致的HUS（D–HUS）。

三、继发性HUS

继发于某种疾病，如系统性红斑狼疮（SLE）、抗磷脂综合征、硬皮病等，或应用某种药物后。

【临床特点】

一、一般症状

多数患儿有乏力、恶心、呕吐、腹泻、纳差等前驱症状，神经系统表现可有嗜睡、易激惹，严重时抽搐、昏迷等。D+HUS伴有腹泻或者血性腹泻，少数患儿有上呼吸道感染症状。

二、微血管病性溶血性贫血

表现为面色苍白、黄疸、肝大、血尿或者酱油色尿、腰背部酸痛，常有部分患儿出现贫血性心力衰竭或水肿。实验室检查表现为血红蛋白降低、间接胆红素增高、外周血红细胞碎片阳性。

三、消耗性血小板减少

表现为皮肤、黏膜出血，呕血，便血或血尿，血小板计数低于$150 \times 10^9/L$，部分病例血小板可在正常范围。

四、急性肾功能不全

90%以上的患儿会出现急性肾功能不全，表现为少尿、无尿、氮质血症，少数伴有高血压，D+HUS高血压常为一过性，随肾功能好转可恢复。

【实验室检查】

一、血液检查

血红蛋白迅速下降至70~90g/L，严重的可低至65g/L，网织红细胞升高，血小板减少，白细胞升高可达$20 \times 10^9/L$，分类以中性粒细胞为主，末梢血涂片可见形态异常破碎红细胞。血清结合珠蛋白含量降低，抗人球蛋白试验阴性，乳酸脱氢酶（LDH）增高，凝血功能检查一般无异常。

二、尿液检查

常表现为镜下血尿，10%的患者有肉眼血尿，尚有程度不等的蛋白尿、白细胞及管型，严重溶血者可有血红蛋白尿。

三、肾功能检查

存在不同程度的代谢性酸中毒、高钾血症及氮质血症。

四、病原学检查

D+HUS患者大便中可检出大肠杆菌$O_{157}:H_7$和螺旋毒素，血清学检查可发现螺旋毒素及抗$O_{157}:H_7$内毒素抗体。无腹泻或排除以上细菌感染的患儿可视为D–HUS，应全面检查，找出病因。如完善补体C3检查。补体C3降低提示补体调节异常，而补体C3正常亦不能排除。还应完善血清H因子、I因子浓度及基因分析等检查。

五、肾组织活检

是确诊的依据，并可估计预后。可在急性期过后病情缓解时进行。因为急性期有血小板减少和出血倾向。肾活检表现为肾脏微血管病变，微血管栓塞。

【诊断】

诊断依据三联征：

1. 机械性、非免疫性溶血性贫血（Hb<100g/L，乳酸脱氢酶升高，结合珠蛋白检测阴性）伴有破碎红细胞（>1%）。

2. 血小板减少（<150×10^9/L）。

3. 急性肾损伤（血肌酐>正常高限）。

【鉴别诊断】

1. 血栓性血小板减少性紫癜（TTP） TTP与溶血性尿毒综合征相似，易混淆。但TTP主要见于中青年，发热及中枢神经系统症状更为突出，皮肤出血也较多见。

2. 溶血性尿毒综合征也可见于系统性红斑狼疮、结节性多动脉炎、干燥综合征、类风湿关节炎、恶性高血压或肾移植后排斥反应，故应注意有无原发疾病或诱因。

【治疗】

HUS的主要治疗包括血浆治疗、透析、降压、抗凝、抗感染、纠正水及电解质紊乱、免疫抑制剂等。

一、一般治疗

抗感染，停用可疑药物，高热量、低蛋白饮食，限制水、钠摄入量，有效控制高血压、脑水肿、心衰。

二、纠正贫血

一般主张尽可能少输血，以免加重微血管内溶血。如贫血严重，Hb<60g/L，可输洗涤3次的新鲜红细胞2.5~5ml/（kg·次），于2~4小时内缓慢输入，必要时可隔6~12小时重复输入。血小板减少而出血明显者可输注血小板悬液。

三、抗凝、抗血小板与纤溶治疗

目前存在争议，临床上可酌情选用下列药物：

1. 肝素100U/（kg·次），溶于10%葡萄糖液中静脉滴注；或低分子肝素80U/（kg·次）皮下注射或静脉注射。

2. 尿激酶3~6万U/d，溶于10%葡萄糖液中静脉滴注。

3. 阿司匹林1~3mg/（kg·d）；双嘧达莫3~5mg/（kg·d）。服药期间需注意监测血小板。

四、输注血浆

15~30ml/（kg·次），1~2天输注1次。可补充HUS患者血浆中缺乏的抑制血小板凝集因子。

五、血浆置换

可清除患者循环中的毒性物质，较血浆输入疗效更佳，尤其当患者存在心、肾功能不全时，应首选血浆置换。血浆置换应在临床症状出现24小时内开始，标准的血浆置换量为40ml/（kg·d），强化治疗需要增加置换量。对部分顽固病例，每日予2次标准血浆置换。血浆置换首日推荐量为40ml/（kg·d），此后10~20ml/（kg·d）。对于血浆置换的疗程目前尚未达成一致。有学者认为血浆置换需持续至血小板减少和神经系统症状缓解、Hb稳定、血清LDH正常

1~2周，然后逐渐减少置换量，直至停止。对于肺炎链球菌感染引起的HUS，血浆治疗是禁忌的，因为血浆中含有的抗Thomsen-Friedenreich抗原的抗体可能会加重病情。

六、AKI的治疗

按照AKI治疗原则，严格控制水、钠入量，纠正电解质紊乱、氮质血症和代谢性酸中毒，补充足够的热量。依据病情尽早开始透析治疗（腹膜透析或血液透析）。

七、甲泼尼龙冲击疗法

用于溶血难以控制的HUS危重患儿的治疗，可以控制溶血危象或改善病情，剂量为10~30mg/（kg·d），3日为1个疗程。同时给予抗凝治疗，并监测凝血酶原时间及外周血象变化。

八、肾移植

部分患儿经上述治疗反应不佳，而逐渐出现慢性肾衰竭，可考虑行肾移植手术，但肾移植后此病可再发。

第八章　内分泌系统疾病

第一节　应激性高血糖

【定义】

空腹血糖>7.0mmol/L（126mg/dl），或随机血糖>11.1mmol/L（200mg/dl），称为高血糖症。血糖>300mg/dl称严重高血糖症。

在应激原和损伤因子（如创伤、感染、烧伤、手术、缺氧、失血等）强烈刺激下，内分泌系统能协助维持机体的自稳性，但内分泌反应又可加重应激时的代谢紊乱，产生应激性高血糖。在应激状态下血糖水平越高，提示病情越重，预后越差，病死率越高。

【病因】

一、应激性

在危重状态下，高血糖的发生主要是由于机体在各种应激原和损伤因子的强烈刺激下，大量分泌释放具有升糖作用的儿茶酚胺、皮质醇、生长激素、胰高血糖素等激素，促进糖原分解、糖原异生，使血糖升高，同时还通过不同途径拮抗胰岛素的生物效应，产生"胰岛素拮抗"，造成高血糖与高胰岛素血症（血胰岛素>10μU/ml）同时存在的现象。这也是应激性高血糖与糖尿病性高血糖的主要区别所在。

二、医源性

抢救危重症患儿过程中，若输注含糖液体过多、过快，可导致医源性高血糖，并加重已发生的应激性高血糖。

三、糖尿病

是以胰岛 β 细胞分泌胰岛素相对或绝对缺乏造成的糖、脂肪和蛋白质代谢紊乱的一类全身代谢性疾病。由于胰岛素不足或缺如，导致糖的利用和蛋白质合成减少，抑制肝糖原和脂肪分解的作用减弱，出现血糖升高和血游离脂肪酸增多，造成血浆渗透压升高、酮症酸中毒等。检测血中胰岛素和C肽水平降低，糖化血红蛋白（HbA1c）升高 >6%。

【诊断】

非糖尿病应激性高血糖目前尚无统一诊断标准，一般也是采用糖尿病性高血糖的标准，即空腹血糖 >7.0mmol/L（126mg/dl），或随机血糖 >11.1mmol/L（200mg/dl）。血糖 >300mg/dl 称严重高血糖症。在危重症应激状态下，血糖高于正常，排除糖尿病，即可诊断应激性高血糖。

危重症患儿出现下列现象常提示本病：

1. 重度脱水甚至休克时尿量仍多，经常规补液等治疗循环无改善。

2. 原发病不能解释的进行性意识障碍、惊厥甚至昏迷。

3. 原发病不能解释的颅内出血或颅内出血经手术止血满意后再出血。

【治疗】

1. **原发病治疗** 纠正低血压、低氧血症，脏器功能支持。

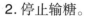

2.停止输糖。

3.补液

（1）补液量：缺水量可根据累计丢失量按轻、中、重度脱水粗略计算。

（2）补液性质：首批以0.9%NaCl等渗液为主，如合并高钠血症或心力衰竭不能耐受，可用0.45%NaCl。原则上输入液体的渗透浓度应只比患儿血浆渗透浓度低40mmol/L。

（3）补液速度：开始4小时输入总量的1/3，其后8小时再输入1/3，其余1/3在24~48小时内补足。并应根据血压、尿量、中心静脉压及血浆渗透浓度等动态监测进行调整。

4.小剂量胰岛素持续输注法

经上述治疗后血糖仍持续升高并>15mmol/L，可使用小剂量胰岛素0.05~0.1U/（kg·h）持续静脉滴注，使血糖控制在4.4~6.1mmol/L的正常范围。

5.注意事项

（1）控制血糖下降速度在每小时2.2~4.4mmol/L为宜，避免血糖下降速度过快而引起脑水肿。

（2）血糖降至17mmol/L时减停胰岛素静滴，并酌情给予5%葡萄糖液。

（3）如治疗2~4小时后血糖下降速度仍<2mmol/（L·h），可将胰岛素输入速度增至0.2U/（kg·h）。

（4）一旦血酮体转阴停止胰岛素输入时，根据所需给糖速度和病情危重程度，按每3~4g葡萄糖给1U胰岛素，持续静脉滴注或皮下注射。

（5）停止静脉输注胰岛素时，应在皮下注射首剂胰岛素30分钟后撤停。

【监测】

1. 24小时尿量，每小时测血糖、尿糖，每2~4小时测血酮体、血气。

2. 糖化血红蛋白   正常人<6%。

3. 胰岛素水平   1~10μU/ml。

4. 血浆渗透压   正常值280~310mmol/L。

第二节　糖尿病酮症酸中毒

【定义】

糖尿病酮症酸中毒（diabetic ketoacidosis，DKA）是以高血糖、高血酮、酮尿、脱水、电解质紊乱、代谢性酸中毒为特征的一组症候群。DKA是糖尿病患儿胰岛素缺乏/胰岛素抵抗，反调节激素增加，导致代谢紊乱进展，病情不断加重的结果，是糖尿病患儿最常见的死亡原因之一。

【临床表现】

一、糖尿病酮症酸中毒（DKA）

除典型多饮、多尿、多食、消瘦、夜尿增多等糖尿病症状外，尚有突然口渴，脱水，库斯莫尔呼吸（Kussmaul respiration），呼出气体有酮味，恶心、呕吐、腹痛（可类似急腹症），进行性意识障碍或丧失，生化符合血糖>11.1 mmol/L，静脉血pH<7.3，或HCO_3^-<15mmol/L，酮血症和酮尿症等特征性表现。

二、高血糖高渗状态（hyperglycemic hyperosmolar status，HHS）

HHS是指体内胰岛素相对缺乏导致血糖升高，并进一步引起脱水，最终导致严重的高渗状态。Ⅱ型糖尿病患儿可以出现HHS。HHS少见，但病死率高。其临床特点为：①血糖>33.3mmol/L（600mg/dl）；②动脉血pH>7.30；③$HCO_3^->15mmol/L$；④酮体少量（无或微量）；⑤血浆渗透压>320mmol/L；⑥意识障碍或昏迷。符合以上特征应考虑HHS。有些HHS患儿，特别是脱水严重时，有轻或重度酸中毒；反之，Ⅰ型糖尿病（T1DM）患儿在重度DKA脱水时也可能会出现HHS的特征。

【高危因素】

1.糖尿病控制不佳或以前反复出现DKA。

2.围青春期女孩。

3.精神异常或患有进食紊乱症。

4.问题家庭的患儿。

5.遗漏胰岛素注射。

6.无钱就医者。

7.胰岛素泵使用不当。

8.诊断治疗延迟。

【严重程度】

一、根据静脉血气、酸中毒的程度分为三度

1.**轻度**　pH<7.3，或$HCO_3^-<15mmol/L$。

2.**中度**　pH<7.2，或$HCO_3^-<10mmol/L$。

3.**重度**　pH<7.1，或$HCO_3^-<5mmol/L$。

二、脱水程度判断

根据累积丢失量评估（注意防止评估过度）。

1.轻度脱水 5%，轻微唇舌干燥，体液丢失量约50ml/（kg·d）。

2.中度脱水 5%~7%，唇舌干燥，皮肤弹性下降，眼窝凹陷，心率偏快，毛细血管充盈时间在3秒以上，体液丢失量50~70ml/（kg·d）。

3.重度脱水 10%以上，循环灌注存在严重异常，脉搏减弱，低血压，休克，少尿，体液丢失量70~100ml/（kg·d）。

【治疗】

一、补液

开放2条静脉通道，迅速恢复循环血容量，纠正失水状态。

（一）补充累计丢失量

中、重度脱水者需先扩容：0.9%NaCl溶液10~20ml/kg于0.5~1小时内快速静脉滴注，可重复使用至循环重建，一般不超过30ml/kg。

（二）序贯补液

48小时均衡补液法：轻、中度脱水者可直接按48小时均衡补液法均匀输入总液量。

1.48小时补液总量计算及用法

补液总量=累计丢失量+维持量（2天）

（液体复苏量不计入补液总量）

累计丢失量=估计脱水量的百分数（%）×体重（kg）×1000

（轻度脱水：50ml/kg；中度脱水：50~70ml/kg；重度脱水：70~100ml/kg）

2.维持量计算 以下2种计算方法均可。

（1）体表面积法：1200~1500ml/m²。年龄越小，每平方米体表面积所需液体量越多。

（2）体重法：见表8-1。

表8-1 维持量体重计算法

年龄（岁）	体重（kg）	维持液体量［ml/（kg·d）］
<1	<10	80
1~5	10~20	70
6~9	21~30	60
10~14	31~50	50
>14	>50	35

补液总量÷48，即为每小时平均输液量，待扩容液量输完后即按每小时平均输液量48小时匀速泵入，应用0.45%NaCl溶液（可加灭菌注射用水配置）。当血糖降至17mmol/L以下时，可加5%葡萄糖溶液，血糖进一步下降，可加10%葡萄糖溶液（半量0.9%NaCl溶液加半量葡萄糖溶液）。外周静脉葡萄糖溶液输注浓度最高不超过12.5%。纠酮期间，维持血糖在8~12mmol/L之间。液体总张力1/2~1/3。至尿酮体转阴2次，可停止输液及输糖治疗。

二、小剂量胰岛素治疗

DKA患者在补液治疗1~2小时后开始使用胰岛素，胰岛素以0.1U/（kg·h）持续泵入；婴幼儿0.05U/（kg·h）或更小速度。持续输注至连续2次尿酮体转阴，酸中毒纠正。停泵之前半小时，皮下注射胰岛素0.25U/kg防止血糖反弹，开始进餐后，转为常规治疗。

三、纠酸

血 pH<6.9时，补充5% NaHCO$_3$ 1~2ml/kg，用注射用水稀释至 1.4%，1~2小时静脉滴注。pH>7.2停止补碱。

四、补钾

DKA患者血钾高时应见尿补钾（无尿或血钾>5.5mmol/L停止补钾）、长疗程补钾。应用胰岛素和扩容、纠酸等治疗极易引起低血钾，因此，若无高血钾证据，应尽早开始补钾。补钾浓度为0.3%。静脉补钾结束后口服氯化钾1~3g/d共1周。（补液与补充电解质并重）

五、脑水肿的治疗

呕吐、头痛或神志不清等伴脑水肿者可用20%甘露醇0.25~1g/kg静脉注射（20分钟内），无反应者2小时内可重复应用甘露醇。

六、抗感染

合并感染者应做血、尿培养后加用抗生素。

七、HHS治疗原则

基本同DKA。液体补充尤为重要，降糖治疗更应平稳缓慢。

【监测】

在DKA救治过程中应每小时进行生命体征和神经系统检查，每小时测血糖并记录出入液量及胰岛素用量。每2~4小时复查血气，血 K$^+$、Na$^+$、Cl$^-$ 及尿酮体，每6~8小时复查肾功能。流程图如下（图8-1）。

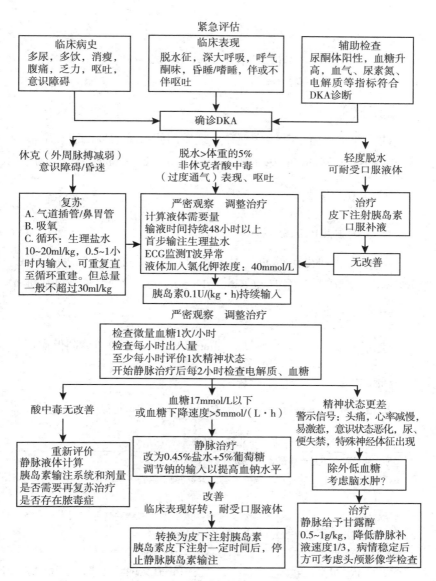

图8-1 DKA即时评估和处理流程图

第三节　低血糖

【定义】

低血糖是指由于某些病理和生理原因使血糖浓度低于正常值，引起以交感神经兴奋和中枢神经系统异常为主要表现的临床综合征。

【诊断标准】

一、新生儿低血糖

不论胎龄和出生体重，凡出生24小时内血糖<2.2mmol/L（40mg/dl），24小时后血糖<2.8mmol/L（50mg/dl），即可诊断低血糖。

二、儿童低血糖

较大婴儿和儿童空腹血糖<2.8mmol/L（50mg/dl）可诊断低血糖。

【病因】

导致婴儿和儿童低血糖的高危因素和疾病状况见表8-2。

表8-2　婴儿和儿童低血糖的病因

1. 糖原和脂肪贮备不足或葡萄糖产生减少	巨大儿
小于胎龄儿	胰岛细胞腺瘤
早产儿	胰岛细胞增殖症
多胎妊娠	3. 功能性胰岛 β 细胞增生
母亲妊娠高血压综合征	亮氨酸敏感
围产期窘迫、窒息	新生儿溶血病
空腹、饥饿、喂养不当	母亲用药（氯磺丙脲、苯丙噻二嗪等）
2. 高胰岛素血症或组织耗糖过多	4. 遗传代谢病
糖尿病母儿	糖代谢障碍
Beckwith-Wiedemann综合征	糖原贮积症，半乳糖血症

续表

果糖不耐受症，糖异生障碍	肾上腺皮质/髓质功能低下
氨基酸、有机酸、脂肪酸代谢障碍	甲状腺功能低下
枫糖尿症，丙酸血症，酪氨酸血症，	胰高血糖素缺乏
甲基丙二酸血症	**6.医源性因素与其他疾病状况**
5.内分泌疾病（反调节激素缺乏）	骤停输糖或换血、脐动脉插管不当等
全垂体功能低下	红细胞增多或高黏滞症
生长激素缺乏	严重感染、低体温、先天性心脏病等

【临床表现】

1. 急性低血糖及病程短者多呈交感神经兴奋症状，如激动不安、饥饿感、恶心、呕吐、软弱无力、多汗、心动过速、颤抖、收缩压升高、舒张压降低；脑失去葡萄糖能量来源，使细胞代谢和生物活动无法进行，出现头痛、乏力、表情淡漠或抑制、眼球异常转动、一过性黑矇、语言和思维障碍、意识模糊、嗜睡、惊厥甚至昏迷。

2. 亚急性及缓慢血糖下降者多呈脑病症状，形式多种多样，但同一患者每次发作往往呈同一类型的症状。多数患者表现为大脑皮层和（或）小脑的症状，如头痛、头晕、焦虑、易怒、嗜睡、注意力涣散、定向障碍、震颤、癫痫大发作或小发作、人格改变（哭、吵、闹、骂）、奇异行为、共济失调等，甚至出现惊厥、昏迷。长期严重低血糖可致永久性脑损害。

【辅助检查】

一、实验室检查

1. **血糖测定** 一般在低血糖症状出现时应立即采血测血糖水平；无症状时必须清晨空腹采血测血糖；婴儿可禁食6小时后采血；酮症性低血糖在禁食8~16小时即可采血。对低血糖者应每天测血糖4~8次或更多。脂肪酸氧化缺陷患者行饥饿试验可能致死，需排除后再行试验。

2. **尿液分析**　尿酮体阳性可能为酮症性低血糖，必要时可测尿半乳糖、果糖等其他还原糖、儿茶酚胺和有机酸等。

3. **血气和血电解质测定**　了解是否有代谢性酸中毒。

4. **血激素测定**　可测血胰岛素、C肽、游离脂肪酸、乳酸、肉毒碱、β–羟基丁酸、乙酰乙酸、生长激素、皮质醇、甲状腺激素等。在血糖<2.8mmol/L时，血胰岛素>2μU/ml、游离脂肪酸<1.5mmol、β–羟基丁酸<2.0mmol/L、胰高血糖素激发试验血糖升高>1.6mmol/L（30mg/dl）可诊断高胰岛素血症。

5. **各种耐量试验**　如垂体前叶功能减退引起的低血糖症可做生长激素激发试验，糖原贮积症可做肾上腺素激发试验，胰岛细胞增生症选择亮氨酸试验、胰高血糖素激发试验等。

6. 怀疑氨基酸、脂肪酸代谢缺陷时可进行血串联质谱和尿气相色谱检测，基因检测可确诊。

二、腹腔B超检查

必要时须做B超检查。

三、其他

怀疑胰岛素瘤的患者，可做腹部CT，特别是胰腺CT，门静脉及脾静脉导管取血测定胰岛素，选择性胰动脉造影。

【治疗】

一、立即纠正低血糖

首次可静脉推注10%葡萄糖液1~2ml/kg，然后静脉滴注10%葡萄糖液6~8mg/（kg·min），根据血糖调整输糖速度。血糖控制目标为：新生儿24小时内血糖>2.5mmol/L，24小时后血糖>2.8mmol/L；

婴儿、儿童控制血糖在3.9~5.6mmol/L，清醒能进食者及早进食。

二、持续性低血糖的治疗

如果低血糖持续存在，或新生儿需要超过12mg/（kg·min）葡萄糖输注才能维持血糖在2.2mmol/L以上，为顽固性或持续性低血糖。可采取下列措施：

1.氢化可的松每日5~10mg/kg，分3~4次静脉滴注。

2.如果静脉输注葡萄糖疗效仍不佳，可用胰高血糖素0.5~1mg/d肌内注射，早产儿和小于胎龄儿效果欠佳。

3.难治性低血糖也可加用生长激素治疗。治疗中应每2小时测血糖1次，至血糖正常后每4~6小时测血糖1次。血糖维持正常且无低血糖症状24~48小时后才可停止治疗。

三、高胰岛素血症的治疗

（一）二氮嗪

5~15mg/（kg·d），分3次间隔8小时口服。不良反应为多毛、水肿、恶心、高尿酸血症、电解质紊乱、骨龄提前、IgG减少，如长期应用，少数可有高血压。

（二）生长抑素类似物（奥曲肽）

二氮嗪治疗失败时可选用生长抑素类似物（奥曲肽），以抑制β细胞膜钙离子的内流和β细胞脱颗粒，初治剂量5μg/（kg·d），分3次皮下注射，逐渐增加至20μg/（kg·d）。

（三）手术治疗

对于药物治疗无效者，尤其是K^+通道基因突变引起的高胰岛素血症可以采用胰腺95%次全切除术。

（四）其他对症处理

1. **亮氨酸敏感性低血糖** 限制蛋白质饮食，给予低亮氨酸食物或氯甲苯噻嗪或加用促肾上腺皮质激素（ACTH）可控制血糖。

2. **促肾上腺皮质激素和皮质醇缺乏者** 氢化可的松每日10~15mg/kg，分3次口服。

3. **垂体功能减退症** 根据缺乏的激素种类补充皮质醇、生长激素和甲状腺素。

4. **糖原贮积症** 予夜间胃管连续喂食，或日夜均3~4小时进食1次。食物成分为60%~70%的糖及淀粉（少食果糖及半乳糖），蛋白质12%~15%，脂肪15%~25%。夜间鼻管喂养给每天食物总热量的1/3，于8~12小时连续缓慢滴入，可改善代谢紊乱和防止发生低血糖。吸收缓慢的食品，如生玉米淀粉糊每日4~6次（2g/kg）喂养可改善症状，肝移植可治愈本病。

5. **半乳糖血症** 避免进食含半乳糖和乳糖的食物，可用豆浆代替乳类食品。

6. **果糖不耐受症** 饮食避免蔗糖（白糖）和甜质水果汁，症状可自行缓解。

7. **肉毒碱转运和脂肪酸β氧化缺陷** 因缺陷的种类而异，脂肪酸氧化缺陷的治疗原则是避免长时间空腹，当发热、感染时必须每隔4小时进食1次，直至疾病缓解，能正常进食为止；发生恶心、呕吐时，给予10%葡萄糖液静脉滴注，1岁以上的孩子可以在睡前按1~2g/kg给予生玉米淀粉。补充饮食中的中链脂肪酸可以在长链脂肪酸氧化缺陷时促进酮体的生成。肉毒碱转运缺陷时可按100mg/kg补充肉毒碱。

8. **多种酰基辅酶A脱氢酶缺乏症** 可以按每日100~200mg补充维生素B_2（核黄素）。

9. **氨基酸代谢缺陷** 避免α-酮酸氧化酶有关的前体食物，避免能增强分解代谢的药物，添加肉毒碱以及与代谢有关酶的维生素辅基。

第四节　肾上腺危象

【定义】

急性肾上腺皮质功能减退即肾上腺危象，是指由各种原因导致肾上腺皮质激素分泌不足或缺如而引起的一系列临床症状，病情凶险，进展急剧，如不及时救治可致休克、昏迷，甚至死亡，是儿科内分泌专业较严重的急症之一。

【病因】

1. 新生儿肾上腺出血症　多见于男孩，通常与难产有关。

2. 急性肾上腺皮质破坏

（1）重症感染：多见于暴发型脑膜炎球菌败血症（华-弗综合征）和白喉患儿，以及流感杆菌、肺炎链球菌、A组溶血性链球菌等严重感染时DIC和肾上腺出血。

（2）脓毒性休克、烧伤、急性变态反应等应激危重症患儿，也常出现肾上腺皮质受损，其发生率可达30%，脓毒性休克患儿更可高达50%~60%。

（3）垂体或双肾上腺切除术后，或虽然仅切除一侧肾上腺，但对侧功能低下。

（4）肾上腺静脉栓塞或血栓形成。

3. 慢性肾上腺皮质功能减退　艾迪生病（Addison disease）、垂体前叶功能低下、先天性肾上腺皮质增生症（如21-羟化酶缺乏症）等，延误诊治时亦可发生肾上腺危象，或在突然遭受到严重打击、重大疾病、外伤或手术时，这些慢性肾上腺皮质功能减退患儿可突然发生肾上腺危象。

4. 较长时间使用肾上腺皮质激素（2周以上）的患者，由于垂体-肾上腺皮质功能受到外源性激素的反馈抑制，在突然中断用药、撤药过快或遇到严重应激情况时，未及时增加肾上腺皮质激素，可使处于抑制状态的肾上腺皮质不能分泌足够的肾上腺皮质激素而诱发危象。

5. 皮质醇增多症患儿应用的甲吡酮、氨鲁米特或米托坦等药物，也可诱发肾上腺危象。

【临床表现】

主要表现为缺乏糖皮质激素（皮质醇，低血糖）和盐皮质激素（醛固酮，失盐）的症状。

1. **循环系统** 由于水、钠大量丢失，血容量减少，表现为心率加快，可达160次/分，出现四肢厥冷、循环虚脱、血压下降，迅速陷入休克。多数患儿神志改变与血压下降同时出现；少数患儿神志改变在前，随之出现血压下降。神志和血压的改变最早出现在发病4小时内，1/3~2/3的患儿在24~48小时内出现。

2. **消化系统** 糖皮质激素缺乏致胃液分泌减少，胃酸和胃蛋白酶含量降低，肠吸收不良以及水、电解质失衡。厌食、恶心、呕吐等常为早期症状，如能及时识别并加以治疗，常很快好转。也可有腹痛、腹泻等症状。肾上腺动、静脉血栓引起者在脐旁肋下2指处可突然出现绞痛。

3. **神经系统** 精神萎靡、烦躁不安或嗜睡、谵妄、神志模糊，重症者可出现昏迷。低血糖者表现为无力、出汗、视物不清、复视或出现低血糖昏迷。

4. **泌尿系统** 由于血压下降、肾血流量减少、肾功能减退，可出现尿少、氮质血症，严重者可表现为肾衰竭。

5. 新生儿双侧肾上腺出血或出血量多时，常表现为苍白、青紫、心动过速等休克症状。常伴有高热和呼吸困难。

6.华–弗综合征起病急骤，病情凶险，发展迅速，初起呈现烦躁不安、头痛、腹痛、呕吐、腹泻、高热气促等，继而全身出现大量瘀点、瘀斑，然后出现血压下降、紫绀，迅速出现循环衰竭。

【治疗】

应立即补充肾上腺皮质激素、补液、控制感染。

一、补充肾上腺皮质激素

氢化可的松静脉滴注，婴儿每次25~40mg，较大儿童每次50~75mg，q6h，连续2天。大剂量治疗后，视病情好转逐渐减量。4~5天后改为口服。若上述治疗不能维持血压，可加用去氧皮质酮1~2mg肌内注射，分2次；或9α–氟氢可的松0.05~0.2mg，1~2次/日。

二、补液

第1个24小时输液总量100~200ml/kg（体重≤20kg者）或75ml/kg（体重>20kg者）；先用血浆或全血按5ml/kg于30~60分钟内快速输入，此后2小时内输入总量1/4~1/5的5%~10%葡萄糖生理盐水；余量可用5%~10%葡萄糖加适量氯化钠均匀输入；HCO_3^-<10mmol/L者，宜适量补充碳酸氢钠；若高血钾和酸中毒不易纠正，可每日肌内注射去氧皮质酮1~3mg，此后根据病情调整输液。

三、抗感染

对由感染引起者应选用广谱有效抗生素。

四、其他

肾上腺素、去甲肾上腺素可用于纠正休克；肝素用于抗凝；吗啡、苯巴比妥类镇静剂不宜使用。

第五节　甲状腺危象

【定义】

甲亢患者在病情没有被控制的情况下，由于一些应激的激发因素，使甲亢病情突然加重，出现了严重危及生命的状态，称作甲亢危象（甲状腺危象）。本病是甲状腺毒症病情的极度增重并危及患者生命的严重合并症，不常见，但病死率高。

【临床表现】

典型表现：

1. **高热**　体温急骤升高，常在39℃以上，大汗淋漓，皮肤潮红，继而可出现汗闭、皮肤苍白和脱水。高热是甲亢危象的特征表现，是与重症甲亢的重要鉴别点。使用一般解热措施无效。

2. **心血管系统**　脉压差明显增大，心率显著增快，易出现各种快速型心律失常，如期前收缩、房性心动过速、阵发性及持续性心房颤动，其中以期前收缩及心房颤动最为多见。另外心脏增大甚至发生心力衰竭也较常见。如果患者出现血压下降、心音减弱及心率慢，说明患者心血管系统处于严重失代偿状态，预示已发生心源性休克。

3. **消化系统**　食欲极差，恶心、呕吐频繁，腹痛、腹泻明显。

4. **中枢神经系统**　精神神经障碍、焦虑、烦躁、精神变态、嗜睡，最后陷入昏迷。

【诊断】

既往有甲亢病史并有应激因素等诱因情况下出现上述临床表现可诊断。

【治疗】

1. 全身支持疗法　静脉输液，保证水、电解质和酸碱平衡。给予足够的热量和维生素。有心力衰竭时需注意补液速度及补钠量，并需应用强心剂。肝功能受损及黄疸时应用保肝药及给氧。必要时进行辅助呼吸。

2. 积极消除诱因　有感染时，应用足量有效抗生素，并应预防二重感染。

3. 退热镇静　使患者处于凉爽通风环境中，积极物理降温，如冰袋、擦浴等，对于神志清醒的患者必要时可采用人工冬眠。可用对乙酰氨基酚等退热剂降温，但不宜使用水杨酸类退热剂。积极采用各种镇静剂。

4. 口服抗甲状腺药物抑制甲状腺素生物合成，可选择咪唑类或硫脲类。咪唑类可选择甲巯咪唑，剂量0.4~0.6mg/（kg·d），分3次口服。硫脲类可首选丙硫氧嘧啶4~6mg/（kg·d），分3次口服。

5. 口服普萘洛尔降低心率，1mg/kg，分3次。

6. 肾上腺皮质激素　甲亢危象时肾上腺皮质功能相对不足，而且肾上腺皮质激素尚能抑制周围组织对甲状腺激素的反应及抑制周围组织将 T_4 转化为 T_3。一般采用氢化可的松5~10mg/kg静脉滴注。

7. 无机碘制剂　碘化钾0.01μg/kg，或复方碘溶液（含碘5%，碘化钾10%），首剂1~2滴/kg，以后每6小时1次，0.5~1滴/kg，口服。

8.积极防止并发症及监护重要脏器功能　在抢救中应密切观察患者是否发生心力衰竭、呼吸衰竭、休克及肝、肾功能不全等并发症，并予积极处理。

第九章 水、电解质及酸碱平衡紊乱

第一节 危重症患儿的内环境平衡

小儿内环境平衡包括4个方面，即体液容量（水）、渗透压、电解质及酸碱平衡，任何一部分失衡，均可影响全身各组织、器官的正常功能。任何系统的疾病也均可影响水、电解质和酸碱平衡。处理好严重水、电解质失衡对挽救患儿生命极为重要。

【水的生理需要量】

体液由血浆、组织间液和细胞内液3部分组成。年龄越小，体液总量越多，对水的需求量也就越大（表9-1），每日出入量也就愈多。同时，婴儿对缺水的耐受性也差，易发生脱水、电解质紊乱等内环境平衡紊乱现象。

表9-1 小儿每日水的生理需要量

年龄（岁）	需水量 [ml/（kg·d）]
<1	120~160
1~3	100~140
4~9	70~110
10~14	50~90

【电解质的组成与生理需要量】

具体见表9-2。

表9-2 水、电解质、葡萄糖的生理需要量

成分	体重	需要量
水	第一个10kg	100ml/（kg·d）
	第二个10kg	加50ml/（kg·d）
	20kg以上	再加20ml/（kg·d）
钠		3~4mmol/（kg·d）
钾		2~3 mmol/（kg·d）
氯		3~4 mmol/（kg·d）
钙		50~100mg/（kg·d）
镁		5~12 mg/（kg·d）
磷		15~50 mg/（kg·d）
葡萄糖		8~12g/（kg·d）

第二节 脱 水

【定义】

脱水（dehydration）是指机体因摄水过少和（或）失水过多，超过机体生理调节能力时所致的体液容量不足的病理现象。

【病因】

一、液体入量不足

摄入减少。

二、体液丢失过多

1. 胃肠道疾病或全身性疾病导致呕吐、腹泻。

2. 肾脏疾病、内分泌疾病使用利尿剂等导致的经肾丢失过多。

3. 其他如大量出汗、大面积烧伤等也可导致液体丢失过多。

【治疗】

一、判断脱水的程度

具体见表9-3。

表9-3　脱水程度的判定

	轻度	中度	重度
失水占体重比例	<5%	5%~10%	>10%
精神状态	正常	萎靡或烦躁不安	淡漠或昏迷
皮肤	干、弹性好	干、苍白、弹性差	干燥、有花纹、弹性极差
口腔黏膜	稍干燥	干燥	极干燥或干裂
前囟和眼窝	稍凹陷	凹陷	极度凹陷
眼泪	有	少	无
口渴	轻	明显	烦渴
尿量	稍少	明显减少	极少或无尿
四肢	温暖	稍凉	厥冷
周围循环衰竭	无	不明显	明显

二、判断脱水的性质

具体见表9-4。

表9-4　脱水性质的判定

	等渗性脱水	低渗性脱水	高渗性脱水
主要原因	呕吐、急性腹泻	营养不良伴腹泻大剂量利尿剂应用	腹泻时补含钠液过多
水、电解质丢失比例	成比例丢失	电解质>水	水>电解质
血钠（mmol/L）	130~150	<130	>150
血浆渗透压（mmol/L）	280~320	<280	>320
病理生理改变	细胞内、外液同时减少	细胞外脱水	细胞内脱水
临床表现	一般脱水征：双眼凹陷，尿少，血容量下降	脱水征+休克、脑水肿	口渴烦躁，高热，肌张力增高，甚至惊厥

三、确定补液的种类

具体见表9-5。

表9-5　临床常用液体

常用混合液	0.9%NaCl	5%~10%GS	1.4%NaHCO₃
2:1（等张）	2份		1份
2:3:1（1/2张）	2份	3份	1份
4:3:2（2/3张）	4份	3份	2份
1:2（1/3张）	1份	2份	
1:4（1/5张）	1份	4份	

四、补液的基本原则

1. **补液"三量"**　计算累积损失量、继续损失量及生理需要量。

2. **补液"三定"**　准确定量、定性、定速。

3. **补液"三速"**　补液分3个阶段进行：扩容阶段、快速阶段、维持阶段。

4. **补液"三先"**　先快后慢、先盐后糖、先浓后淡。

5. **补液"三见"**　见尿补钾、见抽补钙、见酸补碱。

五、补液的计算步骤

（一）定量

1. **补充累积损失量**　轻度脱水30~50ml/（kg·d），中度脱水50~100ml/（kg·d），重度脱水100~150ml/（kg·d）。

2. **补充继续损失量**　10~40ml/（kg·d）。基本原则：丢多少，补多少。

3. **补充生理需要量**　60~80ml/（kg·d），此为基础代谢需要。

总量：轻度脱水时补充90~120ml/（kg·d），中度脱水120~150ml/（kg·d），重度脱水150~180ml/（kg·d）。

（二）定性

根据不同的脱水性质，选择不同的液体种类。

1. **补充累积损失量**　等渗性脱水用 1/2 张溶液，低渗性脱水用等张或 2/3 张溶液，高渗性脱水用 1/3~1/8 张溶液。

2. **补充继续损失量**　丢什么，补什么。一般情况下用 1/3~1/2 张溶液来补充。

3. **补充生理需要量**　用 1/4~1/5 张溶液。

（三）定速

1. **第一阶段（扩容阶段）**　2：1 液，20ml/kg，总量 <300ml，30~60 分钟内快速静脉滴注。

（1）在此过程中立即行血气分析及电解质分析（急诊生化或微量生化+血气分析+血糖）。

（2）监测：心率、血压、经皮动脉血氧饱和度及有无心电图异常改变。测入院时体重，记每小时尿量。

（3）严重代谢性酸中毒时可给予 1.4%$NaHCO_3$ 等张液输入。

纠酸公式：5% $NaHCO_3$（ml）=SBE×体重（kg）×0.5。给 1/2~1/3 量。

（4）严重低钠（Na<120mmol/L）或有酮症酸中毒时，直接输入生理盐水。

2. **第二阶段（补充累积损失量阶段）**　8~10ml/（kg·h），8~12 小时内静脉滴注。根据血压、尿量、电解质及血气情况调整补液的种类。若无尿，继续给不含钾的液体，同时注意肾功能情况，见尿补钾。

3. **第三阶段（维持补液阶段）**　补充继续损失量（不应晚于损失 6 小时后供给），5ml/（kg·h），12~16 小时内静脉滴注。生理需要量：Na^+4~6mmol/（kg·d），K^+2~3mmol/（kg·d），液体 80~100ml/（kg·d）。

【附】PICU常用液体组成及电解质含量（表9-6）

表 9-6 PICU常用液体组成及电解质含量

溶液名称	每100ml含溶质或液量	Na⁺ (mmol/L)	K⁺ (mmol/L)	Cl⁻ (mmol/L)	HCO₃⁻ 或乳酸根 (mmol/L)	Na⁺/Cl⁻	渗透压或相对于血浆的张力 300mOsm/L
血浆		142	5	103	24	3 : 2	300mOsm/L
①0.9%氯化钠	0.9g	154		154		1 : 1	等张
②5%或10%葡萄糖	5g或10g						
③5%碳酸氢钠	5g	595			595		3.5张
④1.4%碳酸氢钠	1.4g	167			167		等张
⑤11.2%乳酸钠	11.2g	1000			1000		6张
⑥1.87%乳酸钠	1.87g	167			167		等张
⑦10%氯化钾	10g		1342	1342			8.9张
1 : 1含钠液	①50ml, ②50ml	77		77			1/2张
1 : 2含钠液	①35ml, ②65ml	54		54			1/3张
1 : 4含钠液	①20ml, ②80ml	30		30			1/5张
2 : 1等张含钠液	①65ml, ④或⑥35ml	158		100	58	3 : 2	等张
2 : 3 : 1含钠液	①33ml, ②50ml, ④或⑥17ml	79		51	28	3 : 2	1/2张
4 : 3 : 2含钠液	①45ml, ②33ml, ④或⑥22ml	106		69	37	3 : 2	2/3张

第三节　低钾血症

【定义】

血钾正常值为3.5~5.0mmol/L。血钾<3.5mmol/L称低钾血症。血钾<2.5mmol/L称严重低钾血症（危急值）。

【病因】

一、摄入不足

长期不能进食，或进食含钾食物甚少，如香蕉、柑橘、桂圆、海带、菠菜等。

二、丢失过多

1. 胃肠道丢失　如呕吐、腹泻、胃肠引流、胃肠造瘘等。

2. 经肾排钾过多　排钾利尿剂、大剂量激素、醛固酮增多症、库欣综合征、Batter综合征、Liddle综合征、肾小管性酸中毒、低镁血症、高钙血症、糖尿病酮症酸中毒等。

3. 其他途径失钾　烧伤、透析治疗不当等。

三、钾在细胞内、外分布异常

如碱中毒、胰岛素治疗、周期性麻痹等。

【临床表现】

一、症状和体征

神经肌肉系统兴奋性降低，表现为精神萎靡、四肢肌无力、腱反射减弱或消失、肠麻痹等。心肌兴奋性增高，出现心率增快、心音低钝、心肌收缩无力、心脏扩大、心衰甚至猝死。腹胀、肠鸣音减弱或消失。长期缺钾可导致肾小管上皮细胞空泡变性，对抗利尿激素反应低下，浓缩功能减低，出现多饮、多尿、夜尿。肾小管分泌 H^+ 和重吸收 HCO_3^- 增强，Cl^- 重吸收减少，发生低钾、低氯性碱中毒伴反常性酸性尿。可增加肾脏产氨而导致肝性脑病。由于膀胱功能受损，还可导致尿潴留。慢性缺钾可造成间质性肾炎和肾囊肿。缺钾还可使胰岛素分泌受抑制，造成糖原合成障碍，容易发生高血糖症。

二、心电图表现

ST段下降；T波低平、双向、倒置，出现U波，T波与U波融合形成驼峰状；Q–T间期延长，P波高，P–R间期延长；室上性或室性心动过速、室颤。

【治疗】

1.消除低钾的原发病因。

2.轻中度低钾时可口服10%氯化钾或氯化钾片（0.5g/片），每日总量一般为100~300mg/kg[相当于10%KCl1~3ml/（kg·d）]。

3.血钾>2.5mmol/L时可静脉补钾。10%氯化钾加入10%葡萄糖液中缓慢静脉滴注，浓度一般不超过0.3%，每日补钾静脉滴注时间不应短于8小时。

10%KCl需要量（ml）=（5-所测血钾浓度）× 体重（kg）× 0.3 × 0.75

4.血钾<2.5mmol/L时在心电监测下快速补钾，给钾速度<0.3mmol/（kg·h）[相当于10%KCl<0.23ml/（kg·h）]，静脉滴注。含钾液浓度可在60~120mEq/L。每小时测血钾1次。血钾达3.0mmol/L以上时放慢速度，改用0.3%KCl，随常规输液进入。

5.机体内缺钾需在4~6天内补足，并应注意纠正碱中毒、低镁血症等。

6.要注意在肾功能正常的情况下补钾（见尿补钾）。

7.饮食恢复至正常饮食的一半时，可停止补钾。

第四节　高钾血症

【定义】

血钾>5.5mmol/L称高钾血症。

【病因】

一、钾摄入过多

静脉或口服钾过多过快，如静脉输入大剂量青霉素钾盐，输入库存过久的全血。

二、肾排钾减少

肾衰竭、尿路梗阻、肾上腺皮质功能减退，长期应用保钾利尿剂（如螺内酯）、肝素、β受体阻滞剂、前列腺素抑制剂、卡托普利等。

三、钾分布异常

钾自细胞内转移至细胞外，如严重溶血、缺氧、休克、代谢性酸中毒、严重组织挤压伤、洋地黄中毒、氟化物中毒、严重感染、横纹肌溶解综合征、肿瘤溶解综合征、高钾性周期性麻痹，以及低钙、低钠时血钾上升等。

四、实验室误差

标本溶血、抽血时局部组织缺氧、血小板增多症、白细胞增多症等。

【临床表现】

一、症状和体征

神经肌肉兴奋性降低，表现为精神萎靡、嗜睡，躯干和四肢肌肉无力，腱反射减弱或消失，严重者出现弛缓性瘫痪，但颅神经支配的肌肉和呼吸肌一般不受累。心肌兴奋性减低，表现为心脏收缩无力、心音低钝、心率减慢、心律失常。高钾导致乙酰胆碱释放，引起恶心、呕吐、腹痛等。

二、心电图表现

T波高尖，继之P-R间期延长，QRS波进行性增宽，与T波融合形成正弦波；ST段压低、房室传导阻滞和室性自主心律等。可迅速恶化，发生心搏停止或心室颤动。

【治疗】

一、积极治疗原发疾病

如纠正酸中毒、抗休克、抗感染、彻底清创等。

二、停止摄入含钾的药物和食物

限制富含钾的食物，避免输库存血，供给足够的热量以防止内源性蛋白质分解释放钾。

三、当血钾达6~6.5mmol/L、心电图正常时

给予阳离子交换树脂保留灌肠，或排钾利尿剂等促进钾从体内排出。

四、当血钾>7mmol/L或心电图有异常时

迅速采取以下措施。

1. **10%葡萄糖酸钙**　0.5~1ml/kg，加等量葡萄糖液缓慢静滴，可以稳定心肌细胞膜，拮抗高钾对心脏的毒性作用，防止心律失常。

2. **5%碳酸氢钠**　3~5ml/kg，一般不超过100ml，稀释成1.4%浓度快速静脉滴注，促使钾从细胞外向细胞内转移。

3. **10%葡萄糖溶液**　5~10 ml/kg，加入普通胰岛素0.15~0.3U/kg，2小时以上静脉滴注。

4. **腹膜或血液透析**　CVVH、HD。

第五节　低钠血症

【定义】

血清钠<130mmol/L称为低钠血症。

【病因】

分细胞外液容量减少、正常或增多三种。

一、细胞外液容量减少的低钠血症

1. **胃肠道丢失**　呕吐、腹泻、胃肠引流、大量腹腔渗出等。

2. **肾脏丢失**　如过度利尿、失盐型肾上腺皮质增生症、失盐性肾炎、酮尿、渗透性利尿。

3. **肾外丢失**　如烧伤、胰腺炎、肌膜炎、肌肉创伤等。一般尿钠<10mmol/L（肾代偿性保钠保水）。

二、细胞外液容量正常或中度增加的低钠血症（无水肿）

体内总水量增多。如糖皮质激素缺乏，甲状腺功能减退，疼痛、情感应激，抗利尿激素分泌失调综合征（SIADH）等。SIADH诊断：①钠<130mmol/L。②血浆渗透压<270mOsm/L。③持续尿钠

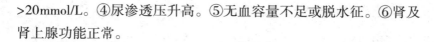

>20mmol/L。④尿渗透压升高。⑤无血容量不足或脱水征。⑥肾及肾上腺功能正常。

三、细胞外液容量过多的低钠血症（水肿）

体内水增多量大于钠增多量。如肾病综合征、肝硬化、心力衰竭、急慢性肾衰竭。

【临床表现】

一、一般症状

可有乏力、食欲减退、恶心、呕吐等。

二、神经系统症状

低钠血症使细胞外液渗透压降低，细胞内外、血-脑屏障两侧出现渗透压梯度，水向细胞内和颅内转移，造成脑水肿。临床症状与循环中失水程度和脑含水量增加程度有关。一般当血钠浓度<125mmol/L时，出现恶心、呕吐、嗜睡、反应迟钝；血钠浓度<115mmol/L时，可出现惊厥、昏迷等严重症状。慢性低钠可出现轻度偏瘫、共济失调、巴氏征阳性等。

三、伴随症状

低血容量性低钠可出现心动过速、直立性低血压、皮肤弹性差、黏膜干燥、汗和泪少、尿少等脱水症状；高血容量性低钠可出现肺水肿、尿量减少、体重增加；正常血容量性低钠较少出现明显症状。

【监测】

一、一般监测

神志、呼吸、皮肤弹性、24小时尿量。

二、循环系统

持续监测血压、心率、SpO_2。

三、实验室检查

尿比重、尿钠（24小时混合尿和即刻尿）、血气分析、血浆渗透压、血糖，q6~12h。

【治疗】

一、低血容量性低钠血症

1. 同时补充钠盐和细胞外液，按累积损失量和生理需要量计算。开始用等张液20ml/kg扩容，以后用2/3张液体。12小时输液体总量的75%，24小时输完全天量。

2. 有惊厥、昏迷时，或血钠低于120 mmol/L的患儿，需补3%NaCl，使血钠升至125mmol/L。按公式计算：

3%NaCl所需量（ml）=0.6×体重（kg）×（130–血钠浓度）

3. 目前临床常用0.9%NaCl溶液，4 ml/kg 可提高血钠1mmol/L；3%NaCl溶液每输入12ml/kg，可提高血钠10mmol/L，宜缓慢静脉输注，1小时以上，并监测血钠。每日血钠升高不宜超过10mmol/L，以避免脑桥中央髓鞘溶解。

二、正常血容量性低钠血症

如抗利尿激素分泌失调综合征（SIADH）、水中毒。

1. 一般对因治疗，只限制水的入量，一般给生理需要量的50%~70%。

2. 严重时利尿，呋塞米1mg/kg静脉输入，必要时6小时1次。

3. 低钠抽搐时可补1.5%NaCl 300ml/m^2。

三、高血容量性低钠血症

常见于充血性心力衰竭、肾病综合征。

1. 限制钠和水的入量。

2. 饮食中限制钠盐和利尿剂的应用可能有帮助。

3. 一般不通过补钠的方法来升高血钠。

第六节 高钠血症

【定义】

血清钠>150mmol/L称高钠血症。

【病因】

一、钠和水丧失

自由水丧失量大于失钠量，体内总钠量降低。

1. **肾外失钠** 见于胃肠道丢失、发热、高溶质饮食、中枢神经系统感染。

2. **肾脏失钠** 渗透性利尿，如使用甘露醇、葡萄糖等。

二、水丧失

体内总钠量正常。

1. **肾外失水** 出汗过多、呼吸过快等造成不显性失水增多。

2. **肾脏失水** 肾性尿崩症、中枢性尿崩症、饮水减少等。

三、钠摄入过多

体内总钠量增加。

如短期内输入大量高渗含钠液、原发性醛固酮增多症、库欣综合征。

【临床表现】

一、一般症状

主要为细胞内脱水，表现为烦渴、高热、少尿、口腔黏膜干燥、无泪等；晚期可出现周围循环衰竭表现。

二、神经系统症状

高钠血症患儿由于高钠引起高渗血症，细胞内水分向细胞外转移，细胞内脱水，细胞外液容量相对恒定或增加。脑细胞脱水，颅内压降低，颅内毛细血管充盈甚至破裂致颅内出血；另一方面，脑细胞代偿性产生新溶质（如细胞内蛋白质分解为氨基酸），使细胞内外渗透压差减少。此种新生溶质产生后不能立即被清除，如治疗中降低渗透压过快，可使水由细胞外向细胞内转移过多而致脑水肿。临床出现易激惹、倦怠、嗜睡，严重时导致肌震颤、肌张力增高、抽搐、昏迷、颅内出血或脑水肿，甚至死亡。

【治疗】

一、原发病治疗

如中枢性尿崩症，用垂体后叶素5~20U/次，q4~6h，或维持静脉滴注。

二、单纯失水型

即患儿基本无钠丢失。轻症只需多饮水，重症可静脉输入1/8~1/4张含钠液。

三、高渗性脱水型

失水多于失钠，严重且合并休克时，不管血钠浓度是多少，均应首先以等张液扩充血容量，再以1/2~2/3张含钠液补充，有尿后改用1/4张含钠液继续补充，降低血钠。补液速度不能过快，使血钠降至正常的时间一般不少于48小时；降血钠速度宜为每日下降10~15mmol/L。

四、盐过多所致高血钠

应用利尿剂排出过多的钠盐，但可能带出更多的水分而使血钠更高，因此需同时输入低渗液；严重时可采用腹膜透析或持续血液滤过。

第七节　低钙血症

【定义】

正常血清钙含量为2.2~2.7 mmol/L，血清总钙≤2.13mmol/L（8.5mg/dl）称低钙血症，血清游离钙<1.18mmol/L（4.72mg/dl）称低游离钙血症，游离钙<0.8mmol/L称严重低游离钙血症。

【病因】

1. 低游离钙血症在ICU危重症患儿中发生率可达12%~70%，机制复杂：①Ca^{2+}分布异常，如细胞膜损伤，Ca^{2+}通道开放，Ca^{2+}向细胞内转移；②高乳酸血症、高磷血症等导致蛋白结合钙和复合钙比例增加；③药物作用（呋塞米等）。

2. 维生素D缺乏性佝偻病、降钙素代谢异常、甲状旁腺功能减退。

3. **新生儿低钙血症**　常见于严重呼吸窘迫、某些先天性畸形（如DiGeorge综合征）、甲状旁腺功能亢进母亲所生婴儿。

【临床表现】

当游离钙水平降低时，神经肌肉兴奋性增高，心肌、血管平滑肌收缩力下降，临床表现为手足搐搦和喉痉挛、呼吸困难、呼吸肌疲劳无力、心律失常，严重时可致脑细胞功能障碍、多器官功能衰竭，甚至死亡。心电图示 Q-T 间期延长。

【监测】

1. 一般监测 神志、呼吸、心率、血压，q1h；出入量，q24h。

2. 持续 ECG 和 SpO_2 监测。

3. 实验室检查 血生化、电解质、血糖，q2~6h；血气分析，q12~24h。

【治疗】

对危重患者低游离钙血症的治疗目前仍存在意见分歧。有人主张快速补钙，以纠正低钙血症对心血管功能的抑制作用。但有人认为此抑制作用系 Ca^{2+} 内流所致，补钙可能使更大量的钙向组织内转移，故而应使用钙通道阻滞剂。有人则认为主要应治疗原发病。另有人认为应该快速补钙，同时应用钙通道阻滞剂。

一、快速补钙

1. 10% 葡萄糖酸钙 1~2ml/kg（相当于元素钙 9~18mg/kg），用等量葡萄糖液稀释后缓慢静脉注射，30~60 分钟内静脉输入，每日 2~3 次；或首剂后以 0.5~2mg/（kg·h）静脉输注维持。需每 1~4 小时监测血钙 1 次，达正常血钙水平 4~6 小时后维持速度减至 0.3~0.5mg/（kg·h），稳定 24 小时后改为口服。国产 10% 葡萄糖酸钙注射液每支（10ml）含钙元素 90mg（4.5mmol）。

2. 10% 氯化钙口服，初次给较大量，2~3g（10% 氯化钙 20~30ml），必须用牛奶、糖水、果汁等溶解成1%~2%的溶液后口服。继以氯化钙1g，每日4~6次口服，1~2日后减量至每日1~3g。

二、钙通道阻滞剂

尼莫地平：开始2小时以15μg/（kg·h），之后以30μg/（kg·h）持续静脉滴注。颅内出血者不用本品。此方法尚在研究观察中。

第八节 代谢性酸中毒

【定义】

正常血液的pH维持在7.35~7.45，当代谢因素（主要是HCO_3^-减少或者H^+增加）引起pH<7.35时称代谢性酸中毒，简称代酸。当HCO_3^-的测定值>13mmol/L时，为轻度酸中毒；当HCO_3^-的测定值为9~13mmol/L时，为中度酸中毒；当HCO_3^-的测定值<9mmol/L时，为重度酸中毒。

【病因】

一、代酸合并正常阴离子隙（AG 8~16mmol/L）

（一）HCO_3^-过多丢失

1. **胃肠道液体丢失** 腹泻，小肠、胰、胆管引流（正常肠道HCO_3^-量为40~60mmol/L）。

2. **肾脏HCO_3^-过多丢失**

（1）肾小管性酸中毒：肾小管HCO_3^-、硫酸盐、磷酸盐、有机酸重吸收减少。常见以下两型：

近端（Ⅱ型）：尿pH<5.5伴K^+正常或减低。

远端（Ⅰ型）：尿pH>5.5伴低钾血症。

（2）应用碳酸酐酶抑制剂（乙酰唑胺）、醛固酮拮抗剂等。

（二）H⁺排泌减少

1. 肾衰竭、高氯性酸中毒，泌 NH_4^-、H^+ 减少。

2. 肾小管性酸中毒（远端泌 H^+ 障碍）。

二、代酸合并高阴离子隙（AG>25mmol/L）

有机酸产生或摄入过多，超过排出速度。

1. 糖尿病酮症酸中毒（乙酰乙酸、β-羟丁酸、丙酮）、饥饿。

2. **高乳酸血症**　组织缺氧、休克。

3. **药物中毒**　水杨酸制剂、甲醇（甲酸盐）、乙烯、乙醇（马尿酸盐、甘醇酸盐、草酸盐）中毒。长期口服氯化铵、盐酸精氨酸等药物。

4. **尿毒症性**　高 BUN、有机阴离子（硫酸盐、磷酸盐、有机酸）导致高阴离子隙性代酸。

【临床表现】

精神萎靡或烦躁不安、呼吸深快、口唇樱红、腹痛、呕吐、昏睡，甚至昏迷。细胞内、外 H^+-K^+ 交换导致细胞外液 K^+ 增高，出现心律失常、心力衰竭；血浆游离钙增高，在酸中毒纠正后血钙下降，导致患儿发生手足搐搦。

【诊断】

存在代谢性酸中毒病因，pH<7.35，HCO_3^- 降低，$PaCO_2$ 代偿性降低。$PaCO_2$ 代偿范围 $=1.5 \times HCO_3^- + 8 \pm 2$，极限 10mmHg。

【治疗】

一、AG正常型代酸

此型以减少 HCO_3^- 丢失和补充碳酸氢钠为主。轻度（HCO_3^-

13~18mmol/L）时积极治疗原发病后多能自行代偿，中、重度（$HCO_3^-<13mmol/L$）时需要补充碱剂。一般主张pH<7.3时静脉补充碳酸氢钠。需要量可按以下公式计算：

5%碳酸氢钠需要量（ml）=（22–实测HCO_3^-）×0.3×体重（kg）/0.6，或=【–BE】×0.3×体重（kg）

稀释成1.4%等张碳酸氢钠溶液静脉滴注。一般首次给予计算量的1/2，根据治疗后情况决定是否继续用药。重度酸中毒伴重度脱水时，可用1.4%碳酸氢钠每次20ml/kg静脉滴注，最大量不超过300ml，起到纠酸和扩容的作用。

二、AG增高型代酸

以改善微循环和缺氧状况为主，积极治疗原发病。注意通气功能障碍时不宜用碳酸氢钠；新生儿、缺氧、休克和肝功能不全时不宜用乳酸钠；在纠酸过程中由于钾离子进入细胞内，游离钙减少，故应注意血钾和血钙的情况，若缺乏则及时补充。

第九节 代谢性碱中毒

【定义】

由于体内HCO_3^-蓄积或者H^+丢失导致pH升高，当pH>7.45时称代谢性碱中毒。

【病因】

1. 严重呕吐、胃肠引流、先天性失氯性腹泻、禁食等。

2. 严重低钾（利尿，激素的应用）。

3. 使用大剂量青霉素、氨苄青霉素等含有肾脏不能重吸收的阴离子的药物（使远端肾小管H^+、K^+排出及Na^+重吸收增多）。

4. 补碱过速。

5. 肾衰竭。

6. 使用呼吸机使呼吸性酸中毒迅速解除。

【临床表现】

典型表现为呼吸慢而浅、头痛、烦躁、手足麻木、低钾血症，以及血清中游离钙降低而导致手足搐搦等。氧解离曲线左移，组织细胞缺氧，脏器功能受损，死亡率高达40%以上。

【诊断】

存在代谢性碱中毒病因，pH>7.45，HCO_3^-升高，$PaCO_2$代偿性升高，代偿范围=$0.9 \times HCO_3^- + 9 \pm 5$，极限55mmHg。

【治疗】

1. 去除病因，停用碱性药物。

2. 轻症给予0.9%NaCl 静脉滴注，补充阴离子（Cl^-）；补充KCl：每日补钾1~3mmol/L。

3. 严重者可给予氯化铵

（1）应用指征：血清Cl^-<85mmol/L，或pH>7.6，HCO_3^->40mmol/L。

（2）用法

a. 口服：10%NH_4Cl，3~10ml/次，3次/日。每1ml 10%NH_4Cl含1.9mmol的Cl^-。

b. 静脉滴注：2%NH_4Cl，用5%葡萄糖液稀释。

（3）剂量计算：2.6ml 2%NH_4Cl含1mmolCl^-。配成0.9%的等渗溶液静脉滴注，一般首次给予计算量的1/2或1/3。

2%NH_4Cl需要量（ml）=（100−实测Cl^-）×体重（kg）×0.3×2.6=（100−实测Cl^-）×体重（kg）×0.78

所需氯化铵（mmol）=（测得$HCO_3^- - 22$）×0.3×体重（kg）

或给予0.9%NH_4Cl溶液静脉滴注，3ml/kg可降低HCO_3^-1mmol/L。

（4）注意：肝、肾功能不全和（或）合并有呼吸性酸中毒时禁用。肾衰竭合并代谢性碱中毒时可静滴盐酸。

4．25%盐酸精氨酸。10g盐酸精氨酸含48mmol的H^+和Cl^-，故25%盐酸精氨酸0.8ml约含1mmol H^+和Cl^-。

所需25%盐酸精氨酸（ml）=BE×体重（kg）×0.8×0.3=BE×体重（kg）×0.24，先给计算值的1/2~2/3。

5．对使用呼吸机使呼吸性酸中毒迅速解除导致的代谢性碱中毒，首先应调整呼吸机参数，使得$PaCO_2$回升到患者原来耐受的水平，以后再逐渐降低。

第十节　呼吸性酸中毒

【定义】

由于通气障碍导致体内CO_2潴留和H_2CO_3增高所致的酸碱平衡紊乱。

【病因】

1．**呼吸道阻塞**　如喉头痉挛或水肿、支气管哮喘、呼吸道异物、分泌物堵塞、羊水或胎粪吸入等。

2．**肺和胸廓疾患**　如严重肺炎、呼吸窘迫综合征、肺不张、肺水肿、气胸、大量胸腔积液等。

3．**呼吸中枢抑制**　脑炎、脑膜炎、脑外伤、安眠药和麻醉药过量等。

4．**呼吸肌麻痹或痉挛**　感染性多发性神经根炎、脊髓灰质炎、严重低血钾、破伤风等。

5. 呼吸机使用不当所致 CO_2 潴留。

【临床表现】

除原发病表现外,缺氧为突出症状,并可有激动、面色潮红、血压升高、出汗、心率增快和心输出量增加。当 $PaCO_2$ 升高超过 70mmHg 时,可有脑水肿、颅内压增高等表现。

【诊断】

存在呼吸性酸中毒病因,pH<7.35,$PaCO_2$ 升高,HCO_3^- 代偿性升高,急性病程时代偿范围 $\triangle HCO_3^- = 0.1 \times \triangle PaCO_2 \pm 1.5$,极限 30mmol/L,慢性病程时代偿范围 $\triangle HCO_3^- = 0.4 \times \triangle PaCO_2 \pm 2.5$,极限 42~45mmol/L。

【治疗】

积极治疗原发病,改善通气和换气功能,解除呼吸道阻塞。重症患儿应行气管插管或气管切开、人工辅助呼吸、氧气吸入等。有呼吸中枢抑制者可酌情应用呼吸兴奋剂。无呼吸机辅助呼吸时禁用镇静剂。

第十一节 呼吸性碱中毒

【定义】

由于过度通气导致 CO_2 过度减少和血 H_2CO_3 降低所致的酸碱平衡紊乱。

【病因】

1. 神经系统疾病 脑膜炎、脑肿瘤或外伤等。

2. **低氧血症** 如严重肺炎、严重贫血、肺水肿、高山病等。

3. **过度通气** 紧张、长时间剧烈啼哭、高热伴呼吸增快、癔病、呼吸机使用不当导致CO_2排出过多。

4. 水杨酸中毒早期。

5. CO中毒。

【临床表现】

突出症状为呼吸深快，出现口周麻木、四肢末梢感觉异常、头晕等。严重者可因游离钙降低而出现手足搐搦或惊厥发作。

【诊断】

存在呼吸性碱中毒病因，pH>7.45，$PaCO_2$降低，HCO_3^-代偿性降低，急性病程时代偿范围$\triangle HCO_3^- = (0.2\sim0.5) \times \triangle PaCO_2 \pm 2.5$，极限18mmol/L，慢性病程时代偿范围$\triangle HCO_3^- = (0.4\sim0.5) \times \triangle PaCO_2 \pm 2.5$，极限12~15mmol/L。

【治疗】

病因治疗，呼吸改善后碱中毒可逐渐恢复。纠正电解质紊乱，有手足搐搦者给予钙剂。

第十章　急性中毒

第一节　总　论

【定义】

大量毒物短时间内经消化道、呼吸道、皮肤、黏膜等途径进入人体，致使机体受损，发生功能或器质性障碍称为急性中毒。

小儿中毒多发生于幼儿、学龄前儿童。近年来随着工农业发展，各种化学物品广为应用，医疗药物、农药、生活中使用的杀虫剂和消毒剂等中毒病例有所增加。

【中毒途径】

一、摄入中毒

最为多见。

二、接触中毒

小儿皮肤较薄，表面脂质较多，故接触脂溶性毒物易于吸收，发生中毒；眼结膜、鼻黏膜吸收均较快，故新生儿期用药物滴眼或滴鼻都可造成中毒。

三、吸入中毒

是气体中毒的主要途径。由于肺泡面积大、吸收快，故多为急性中毒。

四、注入中毒

包括误注药物、蜇伤、咬伤中毒。

五、直肠吸收

小儿常由灌肠引起。

【中毒机制】

1. 干扰酶系统　毒物通过抑制酶系统，与酶的辅因子或辅基相反应或相竞争，夺取其发挥功能所必需的激活剂，生成配位化合物。

2. 阻抑血红蛋白的携氧功能。

3. 变态反应　由抗原抗体作用在体内激发各种异常的免疫反应。

4. 直接化学性损伤。

5. 麻醉作用。

6. 干扰细胞膜或细胞器的生理功能。

【诊断】

1. 有明确中毒或接触毒物的病史。

2. 健康儿童突然起病，且症状与体征难以用一种疾病解释。

3. 集体或先后有多人同时发病，临床表现相似。

4. 生活环境、衣物、皮肤上常存在毒物线索，如家用药物、农药、灭鼠灭虫药、果仁等。

5. 首发症状常为呕吐、腹泻、腹痛、惊厥、昏迷，甚至多脏器功能受累，一般早期多不发热，这时应疑及急性中毒。

6. 体检时注意肤色、瞳孔、气味、口腔黏膜等是否存在有诊断意义的中毒特征（表10-1）。

7. 化验检查或毒物鉴定呈阳性结果　采集患儿的呕吐物、血、尿、便标本或可疑的含毒物品进行毒物鉴定，这是诊断中毒的最可靠方法。

8.诊断性治疗有明显效果。

表10-1　有诊断意义的中毒特征

临床表现	常见中毒种类
呼气、呕吐物有特殊气味	
蒜臭味	无机磷、有机磷、砷、硒、碲、铊等
硫臭味	含硫化合物
杏仁味	含氰苷及氰酸类
异味	煤油、酒精、碳酸、煤酚（来苏儿）、烟草、有机氯、氨水、乙醚等
口干渴、皮肤无汗	阿托品类、磷化锌
流涎、大汗	有机磷、毒蕈、砷、汞、野芹、666、氯丹、水杨酸盐、吡唑酮类
口唇和面颊樱桃红色	一氧化碳、氰化物等
面及皮肤潮红	阿托品类、醇类、烟草酸、甲状腺素以及血管扩张药
皮肤紫蓝而无相应呼吸困难	高铁血红蛋白血症：亚硝酸盐类、吡唑酮类、苯胺类、磺胺类、非那西丁等 硫化血红蛋白血症：含硫化合物
呼吸困难而无明显紫绀	一氧化碳、含氰苷及氰酸类、砷、汞
幻视、幻听、乱语、癫狂	阿托品类、氯丙嗪、异丙嗪、毒蕈、酒精、樟脑、大麻等
见光部位水肿	植物日光性皮炎
瞳孔缩小	麻醉剂、有机磷、毒蕈、新斯的明（初扩大，以后缩小）、巴比妥类（有时扩大）
瞳孔扩大	阿托品类、安非他明、可卡因、格鲁米特、甲醇、铅、山莨菪碱、氨茶碱、硫酸镁等
脱发	铊、砷、麦角、环磷酰胺
失明	奎宁、甲醇、绵马、一氧化碳、氯仿
色视	山道年、洋地黄、大麻、绵马
心动过缓、心律不齐	洋地黄、夹竹桃、蟾蜍、锑、奎宁、钡
肺水肿	有机磷、毒蕈、安妥、毒气吸入、氨以及淹溺等

续表

临床表现	常见中毒种类
肌肉震颤、抽动	有机磷、DDT、氯丹、钡、汞、烟碱、异烟肼、巴比妥类
肌肉麻痹	肉毒杆菌、河豚、蛇咬、野芹、钩吻、乌头
尿绿蓝色	亚甲蓝、麝香草酚、水杨酸苯酯（萨罗）等

注：阿托品类：包括阿托品、曼陀罗、莨菪等；

含氰苷及氰酸类：包括桃仁、杏仁及木薯等；

有机氯：包括DDT、666、氯丹等；

吡唑酮类：包括氨基比林、安替匹林、安乃近、保泰松

【急救原则】

现场抢救，分秒必争。一般分以下四个步骤进行处理。

一、尽快清除未被吸收的毒物

（一）接触中毒

脱去衣物，用大量清水清洗污染皮肤、黏膜。

（二）吸入中毒

给予氧气或新鲜空气吸入，清理呼吸道分泌物，保持呼吸道通畅。

（三）消化道摄入中毒

应酌情采取催吐、洗胃、导泻或洗肠等措施。

1. **催吐** 是排除胃内毒物最简便和最好的方法，一般服入毒物后4~6小时内，都应该进行催吐，且催吐越早越好。常用压舌板刺激患儿腭咽弓、咽后壁，也可让患儿先饮温清水、盐水或选用的液体（表10-2）再催吐。

有下列情况的患儿不能用催吐方法：强酸、强碱中毒；汽油、煤油及油脂类毒物中毒（催吐时易引起吸入性肺炎）；惊厥、昏迷或没有呕吐反射；麻醉剂、镇静剂中毒；易致惊厥的药物中毒；

有严重心血管疾病；6个月以内的婴儿。

2. 洗胃　一般洗胃应在服入毒物后1~4小时内进行，距摄入毒物时间在12小时内的患儿均可进行洗胃，每次灌入洗胃液应小量，不超过正常同龄人胃容量的1/2。昏迷、惊厥或失去咽反射能力的患儿洗胃前应先行气管插管。

3. 导泻　20%甘露醇3~5ml/（kg·次），口服。硫酸钠或硫酸镁0.5~1g/（kg·次），加水50~250ml口服（硫酸钠比硫酸镁安全）。

4. 高位连续灌洗　适用于中毒时间稍久（一般超过4小时）者，毒物主要存留在小肠或大肠。一般用1%温盐水，总量1000~3000ml，直至洗出液变清。服腐蚀性毒物者或患儿极度虚弱时，禁忌导泻、洗肠。

5. 对口服中毒的处理　催吐、洗胃时或其后，应给予拮抗剂（表10-2），直接与未被吸收的毒物发生作用，以减低毒性或防止吸收。

表10-2　催吐或洗胃时可选用的拮抗剂

毒物	拮抗剂	作用性质
腐蚀性酸	弱碱（如4%氧化镁、氢氧化镁、石灰水上清液）、牛奶、豆浆、蛋清	中和作用
腐蚀性碱	弱酸（如稀醋、1%醋酸）、果汁、橘子水、牛奶、豆浆、蛋清	中和作用
	1:5000高锰酸钾液洗胃	氧化作用
生物碱类	2%碳酸氢钠洗胃	沉淀作用
	活性炭	吸附作用
砷	硫代硫酸钠5~10g	形成硫化物
	豆浆、牛奶、蛋清	沉淀作用
	12%硫酸亚铁、20%氧化镁的等量混合液	形成不溶解的砷酸盐
汞	牛奶、豆浆、蛋清	沉淀作用
	2%碳酸氢钠洗胃	
	5%甲醛次硫酸钠洗胃	
	硫代硫酸钠5~10g	
铅	硫酸钠或硫酸镁	沉淀为硫酸铅

续表

毒物	拮抗剂	作用性质
无机磷	2%硫酸铜洗胃	沉淀为磷化铜
	1:5000高锰酸钾液洗胃	氧化作用
	3%双氧水洗胃	氧化作用
钡盐	2%~5%硫酸钠或硫酸镁	沉淀为硫酸钡
氰化物	硫代硫酸钠5~10g	形成无毒硫氰化物
铁	碳酸氢钠	生成碳酸亚铁
	去铁敏5~10g	生成络合物
氟化物或草酸盐	牛奶，石灰水上清液，1%乳酸钙、葡萄糖酸钙或氯化钙等	生成氟化钙或草酸钙
福尔马林	0.1%~0.2%氨水，1%碳酸铵或醋酸铵	生成无毒物
石炭酸	植物油	延缓吸收
碘	1%~10%面糊或米汤	使无活性
高锰酸钾	维生素C	还原作用
不明性质毒物	活性炭成人30~50g加于250~500ml水中，制成糊状，儿童10~30g加于100~300ml水中，制成糊状	吸附多种毒物

6. 对皮下、肌内注射中毒或蛇咬、蝎蜇中毒的处理 注射处近心端用止血带结扎，以不让止血带远端的脉搏消失和不让止血带产生搏动感为适度，每15分钟放松1分钟。若毒物注入不久，可于注入部位注射1:1000肾上腺素0.3~0.5ml，或局部放置冰袋以使血管收缩，减缓吸收。若强毒注入，应行切开吸引和冲洗。

7. 多剂量重复活性炭应用 活性炭（AC）可吸附大多数药物和化学物质，还能阻止毒物"肠–肠""肠–肝"循环，降低毒物血浓度。用于中毒治疗的活性炭其吸附能力比普通制剂强2~3倍。首剂1~3g/kg（配成25%溶液），以后0.5~1g/kg，每4~6小时1次。实际给予量应根据患儿耐受程度而定，耐受差者可分多次或经胃管给予。

用活性炭时应注意：①有肠鸣音时才能应用；②预防用活性炭后呕吐而吸入肺中；③维持电解质平衡；④用乙酰半胱氨酸解除对乙酰氨基酚的肝损害时，不能用活性炭，因两者均可被吸附。

二、促使已吸收的毒物排出

（一）利尿排毒

1. 静脉输液 静脉滴注5%~10%葡萄糖溶液可以降低体内毒物浓度，增加尿量，促使排泄。

2. 应用利尿药 肌内注射呋噻米或静脉注射呋噻米、甘露醇等；口服氢氯噻嗪、呋噻米或乙酰唑胺。应用利尿药的先决条件是，毒物须经肾脏排泄，血液中药物浓度较高，血液循环和肾功能良好。保持尿量在6~9ml/（kg·h）。

（二）碱化或酸化尿液

碱化尿液可使水杨酸或苯巴比妥等清除率增加，如静脉滴注碳酸氢钠溶液，以维持尿pH7.5~8为标准。降低尿液pH值可使弱碱类毒物排出增加，如维生素C 1~2g稀释后静滴可获得酸性尿。

（三）连续性血液净化

重症患儿应尽快转PICU采用血液净化疗法，有时可起到起死回生的作用。根据毒物的分子量、血浆蛋白结合率选择血浆置换、血液透析、血液灌流、连续性动-静脉血液滤过、换血、腹膜透析等技术。

（四）高压氧疗法

在高压氧情况下，血中氧溶解度增高，氧分压增高，促使氧更易于进入组织细胞中，从而纠正组织缺氧。适用于一氧化碳、硫化氢、氰化物、氨气等中毒引起的严重缺氧。在一氧化碳中毒时，应用高压氧治疗，可促使一氧化碳与血红蛋白分离。

三、特效解毒剂的应用

见表10-3。

表10-3 常见毒物的特效解毒剂

中毒种类	解毒剂	剂量、用法	副作用及注意事项
砷、汞、金、铋、锑、镍、铬、钨、	二巯基丙醇（BAL）	每次2.5~4mg/kg，肌内注射，最初2日每4小时1次，第3日每6小时1次，第4日以后改为12小时1次，7~14日为1个疗程	局部注射部位疼痛，无菌性脓肿，恶心、呕吐、发热，流涎，肾中毒
锌	二巯基丙磺酸	每次用5%溶液0.1ml/kg，皮下或肌内注射，第1日3~4次，第2日2~3次，第3日以每日1~2次，共用3~7日，总剂量30~50ml	局部注射部位疼痛，无菌性脓肿，恶心、呕吐、发热，流涎，肾中毒
	二巯基丁二酸（DMSA）	对酒石酸锑钾解毒力很强，10mg/kg，口服，每8小时1次，共5日，然后每12小时1次，共14日	恶心、呕吐，转氨酶升高
	硫代硫酸钠	每次10~20mg/kg，配成5%~10%溶液，静脉或肌内注射，每日1次，用3~5日。或10~20ml口服，每日2次（口服只能作用于胃肠道内未被吸收的毒物）	静脉注射过快可有血压下降
铅、铀、锰、钴、镉、钒、铁、硒、铜、铬、汞、镉	依地酸二钠钙（CaNa$_2$EDTA）	每次15~25mg/kg，配成0.3%~0.5%溶液静脉滴注，需1小时以上滴完，每日2次，每个疗程不超过5日，疗程间休息2日，总治疗依患者反应而定	恶心、呕吐、发热，高血压，关节痛、过敏反应，局部炎症及肾中毒
	促排灵（CaNa$_3$DTPA）	每次15~30mg/kg，配成10%~25%溶液肌内注射，或以生理盐水稀释成0.2%~0.5%溶液静脉滴注，每日2次，3日为1个疗程，同隔3日再用第2个疗程	恶心、呕吐、发热，高血压，关节痛、过敏反应，局部炎症及肾中毒

续表

中毒种类	解毒剂	剂量、用法	副作用及注意事项
	去铁敏	治疗铁中毒，每次50mg/kg，肌内注射，每次量不超过1~2g，每日总量不超过6g，严重中毒时静脉滴注速度不超过15mg/(kg·h)	低血压（避免输液过快）
	青霉胺	治疗肝豆状核变性，20~25mg/(kg·d)，分3次口服；治疗慢性铅、汞中毒，100mg/(kg·d)，分4次口服，5~7日为1个疗程	个别有发热、皮疹、白细胞减少，口服前应做青霉素皮试
高铁血红蛋白血症（亚硝酸盐、苯胺、非那西丁、硝基苯、安替比林、氯酸盐类、磺胺类等）	亚甲蓝	每次1~2mg/kg，配成1%溶液静脉注射，或每次2~3mg/kg口服，若症状不消失或加重现，1小时后可再重复上量治疗，同时给以氧气吸入	恶心、呕吐、头痛、眩晕
	维生素C	维生素C每日500~1000mg加入5%~10%葡萄糖溶液内静脉滴注，或每日口服1~2g（作用比亚甲蓝慢）	
氢氰酸及氰酸化合物（桃仁、杏仁、李子仁、樱桃仁、枇杷仁、亚麻仁、木薯等）	亚硝酸异戊酯	布巾包裹安瓿1~2支压碎，每1~2分钟置于鼻前吸入，15~30秒，反复吸入至亚硝酸钠注射为止	高铁血红蛋白血症
	亚硝酸钠	6~10mg/kg，配成1%溶液静脉注射，3~5分钟内注入，每次注射前要准备好肾上腺素，当血压急剧下降时应注射上腺素	高铁血红蛋白血症
	硫代硫酸钠，先注射亚硝酸钠，继之注射硫代硫酸钠，或先注射亚甲蓝，		静脉注射过快可引起血压骤降

续表

中毒种类	解毒剂	剂量、用法	副作用及注意事项
	硫代硫酸钠	继之注射硫代硫酸钠，重复时剂量减半	每次0.25~0.5g/kg，配成25%溶液缓缓静脉注射（10~15分钟内注完）	高铁血红蛋白血症，静脉注射过快可引起血压骤降
	亚甲蓝	注意血压下降时应给予肾上腺素	1%溶液每次10mg/kg缓缓静脉注射，注射时观察口唇至口唇变暗紫色即停止注射	高铁血红蛋白血症，静脉注射过快可引起血压骤降
	4-二甲基酚（4-DMAP）	是高铁血蛋白形成剂，能迅速消除氰化物的毒害，使被氧抑制的细胞色素氧化酶恢复活性，较亚硝酸钠起效快，副作用小。先用10%4-DMAP 2ml肌内注射，继以50%硫代硫酸钠25ml静脉注射。小儿用4-DMAP（剂量酌减）后，继用25%硫代硫酸钠1.6ml/kg静脉缓注	高铁血红蛋白血症，用本药不能用亚硝酸钠
有机磷化合物类（敌百虫、敌敌畏、乐果、其他有机磷农药）	解磷定（磷啶，PAM）	每次15~30mg/kg（成人0.5~1g/次），配成2.5%溶液缓慢静脉注射或静脉滴注，严重者2小时后可重复，并与阿托品同时应用，至肌肉颤动停止、意识恢复	注射过快有眩晕、视力模糊、恶心、呕吐、心动过速，严重者有阵发性抽搐、呼吸抑制，较解磷定轻
	氯解磷定 双复磷	可作肌内注射，剂量同上。成人0.25~0.75g/次，皮下、肌内或静脉注射均可，小儿酌减	注射过快有发热、口干、颜面潮红，少数患者有头麻、心律失常，口舌麻痹等，应避光保存

续表

中毒种类	解毒剂	剂量、用法	副作用及注意事项
烟碱、毛果芸香碱、新斯的明、毒扁豆碱、槟榔碱、毒蕈	阿托品、解磷定、氯解磷定、双复磷、阿托品	阿托品 严重中毒：首次剂量0.05~0.1mg/kg，静脉注射，以后每次0.05mg/kg，5~10分钟1次；至瞳孔开始散大，肺水肿消退，改为每次0.02~0.03mg/kg，皮下注射，15~30分钟1次；至意识开始恢复，改为每次0.01~0.02mg/kg，30~60分钟1次 中度中毒：每次0.03~0.05mg/kg，15~30分钟1次，皮下注射，减量指征同上 轻度中毒：每次0.02~0.03mg/kg，口服或皮下注射，必要时重复 以上治疗均为瞳孔散大后停药，严密观察24~48小时，必要时应再给药。同时合并应用解磷定比单用阿托品效果好，阿托品的剂量也可以减小 对烟碱、新斯的明、毒扁豆碱中毒有效，剂量同前 每次0.03~0.05mg/kg，皮下注射，必要时15~30分钟1次	心动过速、口干、颜面潮红、瞳孔散大、眩晕、兴奋、惊厥 同前

续表

中毒种类	解毒剂	剂量、用法	副作用及注意事项
氟乙酰胺	乙酰胺（解氟灵）	0.1~0.3mg/（kg·d），分2~4次肌内注射，可连续注射5~7日，危重病例第1次可注射0.2g/kg，与解痉药和半胱氨酸合用，效果更好	肌内注射有局部疼痛
芳香族碳氢化合物（苯、甲苯、酚等）	葡萄糖醛酸内酯（肝泰乐）	0.05（5岁以下）~0.1g（5岁以上）/次，口服，每日3次。肌内注射0.1g/次，每日1次。严重中毒亦可加大剂量静脉滴注	
阿托品、莨菪碱、曼陀罗、颠茄	毛果芸香碱（匹罗卡品）	每次0.1mg/kg，皮下或肌内注射，15分钟1次。本药只能对抗阿托品类引起的副交感神经中毒症状，对中枢神经中毒症状无效，故应加用短作用的巴比妥类药物，如戊巴比妥钠或异戊巴比妥等	有毒蕈碱样症状，流涎、流泪、恶心、呕吐、面红、心律失常，瞳孔缩小、视物模糊、对光反射消失。重者呼吸困难或衰竭、肺水肿、肌肉震颤、眩晕
	水杨酸毒扁豆碱	重症患儿用0.02mg/kg缓慢静脉注射，至少2~3分钟。如不见效，2~5分钟后再重复1次，一日见效（显著好转）则停药。复发者缓慢静注至最小用量，每30~60分钟1次。能逆转阿托品类中毒引起的中枢神经系统及周围神经系统症状	同上
四氯化碳、草酸盐、氟化物	葡萄糖酸钙	10%溶液5~10ml加等量5%~25%葡萄糖溶液缓慢静脉注射	应缓慢静脉注射

续表

中毒种类	解毒剂	剂量、用法	副作用及注意事项
	氯化钙	3%溶液10~20ml加等量5%~25%葡萄糖稀释液缓慢静脉注射	应缓慢静脉注射
阿片、吗啡、可待因、海洛因、哌替啶、美沙酮及其他阿片类	纳洛酮	每次0.01mg/kg，静脉注射，开始2~3分钟1次，共2~3次，至麻醉药的抑制作用消失。若无效，可给0.1mg/kg	眩晕、瞌睡
	丙烯吗啡	每次0.1mg/kg，静脉、皮下或肌内注射，需要时，隔10~15分钟再注射1次	
阿片类	纳洛酮	剂量同前	
巴比妥、苯巴比妥、异戊巴比妥、硫喷妥钠、水合氯醛			
苯甲二氮卓类	氟马西尼	以2mg（20ml）用等量生理盐水稀释，分6次静脉注射，一般推荐剂量为1mg（0.2mg、0.3mg，0.2mg、0.3mg）分次静脉注射15秒，间隔1分钟以观察患者变化	恶心、呕吐、头痛、眩晕、惊厥，不用于其他镇静剂中毒
氯丙嗪（冬眠灵）、奋乃静	苯海拉明	每次1~2mg/kg，口服或肌内注射，只对抗肌痉挛	口干、恶心、瞌睡、眩晕、疲乏
苯丙胺（安非他明）	氯丙嗪	每次0.5~1mg/kg，6小时1次，若已用巴比妥类，剂量应减少	大剂量注射引起低血压，锥体外系统反应如震颤、运动障碍、静坐不能

续表

中毒种类	解毒剂	剂量、用法	副作用及注意事项
乙酰水杨酸（阿司匹林）	碳酸氢钠	纠正脱水后若仍有严重酸中毒，可用5%碳酸氢钠溶液每次6ml/kg，静脉滴注，以后必要时可重复1次。治疗开始后每半小时查尿1次，使尿pH保持为碱性，在7.0~8.0。若变为酸性，应静脉滴入1.4%碳酸氢钠溶液10ml/kg	
	乳酸钠	用1/6mol浓度的乳酸钠溶液代替上述1.4%碳酸氢钠溶液亦可，但效果不如碳酸氢钠	
一氧化碳（煤气）	氧气	100%氧气吸入，最好使用高压氧舱	
肉毒中毒	多价抗肉毒血清	1万~5万U肌内注射	
河豚中毒	半胱氨酸	成人剂量为0.1~0.2g，肌内注射，每日2次，儿童酌减	
对乙酰氨基酚（泰诺等）	乙酰半胱氨酸	首剂140mg/kg，4小时后每4小时后70mg/kg，共17剂	恶心、呕吐
甲醇	乙醇	用5%或10%乙醇，首剂750mg/kg，之后以80~150mg/（kg·h）输注	恶心、呕吐、镇静
β受体阻滞剂、钙拮抗剂、降低血糖剂	胰高血糖素	0.15mg/kg，接着以0.05~0.1mg/（kg·h）输注。最大剂量10mg	高血糖、恶心、呕吐
异烟肼	维生素B₆	剂量等于异烟肼服用量	

四、对症治疗

非常重要。因为中毒患者自身解毒或应用特效药解毒都需要一定时间，而各种严重症状如惊厥、呼吸困难、循环衰竭等，若不及时治疗，随时可危及生命，失去解救时机。所以针对症状采取适当对症治疗，是抢救中毒的重要一环。特别是在中毒原因不明或没有特效解毒药治疗的情况下。

1. 控制惊厥。

2. 维持血压及循环功能稳定，控制心律失常。

3. 保持气道通畅、给氧及维持呼吸功能。

4. 保护及维持肝、肾等器官功能。

5. 控制DIC。

6. 预防和控制继发感染。

7. 做好心肺复苏准备。

第二节　有机磷农药中毒

【分类】

按其毒性分为三大类。

一、高毒类

对硫磷（1605）、内吸磷（1059）、甲拌磷（3911）、乙拌磷、磷胺。

二、中毒类

敌敌畏、乐果。

三、低毒类

敌百虫、马拉硫磷。

【毒理】

当有机磷进入人体后，其磷酰基与胆碱酯酶的活性部分紧密结合，形成较为稳定的磷酰化胆碱酯酶而丧失分解乙酰胆碱的能力，以致体内乙酰胆碱大量蓄积，并抑制仅有的乙酰胆碱酯酶活力，使中枢神经系统及胆碱能神经过度兴奋，最后转入抑制和衰竭，表现出一系列症状和体征。

一、毒蕈碱样作用

主要是乙酰胆碱过度兴奋副交感神经和部分交感神经节后纤维的胆碱能毒蕈碱受体，出现平滑肌收缩、腺体分泌增加、瞳孔缩小、恶心、呕吐、腹痛、腹泻等毒蕈碱样症状。

二、烟碱样作用

乙酰胆碱兴奋自主神经节及其节前纤维和运动神经与肌肉连接点胆碱能烟碱型受体，发生肌肉纤维颤动，晚期出现肌力减弱或肌麻痹，甚至呼吸肌麻痹。心血管系统兴奋导致血压升高、心率加快，晚期发生循环衰竭。

三、中枢神经系统

细胞突触间胆碱能受体兴奋，导致中枢神经系统先兴奋后麻痹，开始有头痛、头晕、烦躁不安、谵语等，严重时出现言语障碍、昏迷、呼吸中枢麻痹。

【临床表现】

一、轻度中毒

血液胆碱酯酶活力下降到正常的50%~70%。出现头晕、头疼、恶心、呕吐、流涎、多汗、视力模糊、四肢麻木等早期症状。

二、中度中毒

血液胆碱酯酶活力下降到正常的30%~50%。在轻度中毒症状的基础上，出现意识障碍，步态不稳，语言不清，瞳孔缩小，肌肉震颤，流泪，轻度呼吸困难，支气管分泌物增多，肺部有干、湿啰音，心动过缓，腹痛，腹泻，发热，寒战，多汗，血压轻度升高等。

三、重度中毒

血液胆碱酯酶活力下降到正常的30%以下。患者出现昏迷、心动过速、房室传导阻滞、血压升高或下降、呼吸困难、发绀、肺水肿、惊厥、大小便失禁或尿潴留、瞳孔极度缩小、四肢瘫痪、反射消失，因呼吸麻痹或伴循环衰竭而死亡。

四、迟发性神经病

是由于有机磷农药抑制神经组织中神经病靶酯酶并使之老化。在急性有机磷中毒好转后，经4~45天发生与胆碱酯酶抑制剂无关的一种神经反应，表现为感觉-运动多发性神经病，肢端两侧对称性感觉麻木、疼痛，渐向远端发展，运动障碍，表现为无力、弛缓性麻痹，6~12个月康复。

五、中间综合征（IMS）

出现在胆碱能危象之后2~4日，有的在2~7日，表现为肌肉无力、不能抬头、眼活动受累、呼吸困难以至呼吸麻痹。

【诊断】

1. 有机磷农药接触史。

2. **特殊气味**　蒜臭味。

3. **胆碱能神经兴奋的表现**　瞳孔缩小、肌束震颤、分泌物增加（多汗、流涎）、肺部啰音等。

4. 胆碱酯酶活力测定 降低到正常的80%以下即有诊断意义。

5. 毒物鉴定 检查患儿的呕吐物、洗胃初次抽取的胃内容物和血、尿标本，测定有机磷化合物存在，即可确诊。

6. 试验性治疗 常规注射阿托品后，未出现阿托品化现象，提示有机磷农药中毒。有机磷中毒（AOPP）、中间综合征（IMS）和阿托品中毒，其鉴别方法见表10-4。

7. 鉴别诊断 应与脑炎、中毒型痢疾、食物中毒、胃肠炎、肺炎、巴比妥类药物中毒等进行鉴别。

表10-4 AOPP、AOPP合并IMS及阿托品中毒的鉴别

鉴别点	AOPP	AOPP合并IMS	阿托品中毒
病史	有中毒史	中毒好转后又出现呼吸功能障碍	短时间内连续多次大量用阿托品
神志	表情淡漠、昏迷	清、嗜睡、烦躁、焦虑、恐慌、有窒息感	狂躁、幻觉，重者昏迷
呼吸	有农药味，口鼻有泡沫样分泌物，呼衰发生早	呼吸浅急、胸闷、憋气、咳嗽无力、有窒息感，呈腹式呼吸、胸廓活动幅度小，表现为周围性呼衰	呼吸深、快，严重时发生中枢性呼衰
肺部体征	有湿啰音	正常，呼吸音弱或有干、湿啰音	无湿啰音，呼吸音增强
心率	慢	代偿性增快	快，多在120次/分以上
瞳孔	小如针尖	中度扩大	散大
皮肤、黏膜	湿、冷、口鼻分泌物多	面部青灰、口唇发绀、结膜充血、皮肤潮红	潮红、干燥、有灼伤感，可有红色散在出血点
体温	低或正常，后期可发热	基本正常	发热，多在39~42℃
肌肉	肌束震颤或肌挛缩、抽搐	可有肌束震颤或肌挛缩，严重时可有抽搐	四肢抽搐或全身强直性痉挛，甚至角弓反张

鉴别点	AOPP	AOPP合并IMS	阿托品中毒
尿潴留与腹胀	无	可有	有
其他肌无力表现	早期无	屈颈肌肉、四肢近端肌肉无力或麻痹	无
血生化	胆碱酯酶活性明显下降	胆碱酯酶活性下降、呼吸性酸中毒改变	胆碱酯酶活性下降、呼吸性碱中毒改变
暂停阿托品	病情加重	病情无好转、呼衰不减轻	病情好转
其他	中枢性和周围性呼衰同时存在，呈混合型呼衰	必须除外其他疾病引起的呼吸功能障碍	AOPP伴或不伴IMS与阿托品中毒，二者或三者可同时存在

【治疗】

一、脱离现场，清除毒物

尽快使患儿脱离中毒现场，脱去被毒物污染的衣物，用肥皂水或清水彻底清洗皮肤。口服中毒者用淡盐水（约0.85%）或清水洗胃，每1~4小时1次，直至胃内容物清亮、无味为止。洗胃后胃管内注入活性炭1g/kg，继用硫酸钠导泻，禁用油脂性泻剂。

二、特效解毒剂的应用

早期、足量、反复给药。根据病情适当增减。具体应用见表10-5。

表10-5 阿托品与胆碱酯酶复能剂的应用量

	阿托品（mg/kg）		氯解磷定（mg/kg）	
轻度中毒	0.02~0.03	2~4小时重复	10~15	与阿托品二者选一
中度中毒	0.03~0.05	0.5~1小时重复	15~30	2~4小时重复
重度中毒	0.05~0.1	10~15分钟重复	30	2~4小时重复

阿托品化标准：瞳孔散大，不再缩小，颜面潮红，皮肤干燥，心率加快，啰音减少或消失，意识障碍减轻，有轻度躁动等。一般达阿托品化后，仍需维持用药1~3天，以后逐渐减少剂量及延长给药间隔时间

三、对症治疗

1. 保持呼吸道通畅、清除口腔分泌物、给氧及呼吸支持。

2. 镇静止惊，治疗脑水肿、肺水肿，保护心脑功能。忌用吗啡、茶碱、琥珀酰胆碱、利血平、新斯的明、毒扁豆碱、吩噻嗪类安定剂。

3. 维持水、电解质平衡。

4. 必要时输新鲜血或换血。

5. 重症病例可进行活性炭血液灌流，以清除血中有机磷毒物，有良好效果。

【监测】

1. 持续监测心电图、血压，每小时记录1次。

2. 密切观察呼吸频率、节律，听诊肺部啰音。

3. 密切观察神志改变、抽搐情况，昏迷者行Glasgow评分，每日记录1次。

4. 观察瞳孔变化，每小时记录1次。

第三节 百草枯中毒

【概述】

百草枯（paraquat，PQ），又名对草快、克芜踪，化学名1，1-二甲基-4，4-联吡啶阳离子盐，一般为其二氯化物或二硫酸甲酯盐，是全球广泛使用的有机杂环类接触性除草剂和脱叶剂，是近年来农村广泛使用的除草剂之一。该农药与土壤接触很快分解，无残留毒性，但进入人体则可致人中毒乃至死亡，人经口致死量为20%百草枯溶液5~15ml（或40mg/kg），中毒死亡率达

33%~75%，是毒性最大的除草剂。

【中毒机制】

百草枯易溶于水，微溶于低分子量的醇类（如酒精）及丙酮，不溶于烃类，在酸性及中性溶液中稳定，可被碱水解。百草枯经口摄入后在胃肠道中吸收率为5%~15%，主要吸收部位在小肠，大部分经粪便排泄，吸收后0.5~4.0小时内血浆浓度达峰值，在体内分布广泛，几乎可分布到各个器官，分布容积1.2~1.6L/kg。百草枯与血浆蛋白结合很少，在肾小管中不被重吸收，以原形从肾脏排出。当肾功能受损时，百草枯清除率可以下降10~20倍。随着肺组织主动摄取和富集百草枯，口服后约15小时肺中浓度达峰值，肺组织百草枯浓度为血浆浓度的10~90倍。富含血液的肌肉组织中百草枯浓度也较高。肺和肌肉成为毒物储存库，达峰值后可缓慢释放进入血液。

百草枯中毒的毒理机制尚不明确，目前认为主要是脂质过氧化损伤，其中对于肺损伤的主要机制多认为是氧化-还原反应。百草枯通过肺泡上皮细胞和气管Clara细胞进入肺内，由还原型辅酶Ⅱ（NADPH）还原为自由基，然后再与分子氧形成超氧阴离子，经超氧化物歧化酶（SOD）形成过氧化氢，进一步形成毒性更高的羟自由基（OH^-），OH^-通过与生物分子如蛋白质或膜脂肪酸互相作用产生更多自由基，破坏细胞功能，导致细胞死亡。百草枯可通过血-脑屏障，使神经元Caspase-3酶活性增高，诱导大脑皮层神经元凋亡，并使多巴胺受体磷酸化受到抑制，产生帕金森症状，其中神经元较星形胶质细胞对百草枯更敏感，损伤更严重。

总体而言，百草枯有局部毒性和全身毒性，对所接触皮肤、黏膜的局部毒性呈浓度依赖性，而全身毒性则主要呈剂量依赖性。

【诊断】

1. 百草枯服用或皮肤接触史，注射途径极为少见。

2. **出现百草枯中毒的临床表现**

（1）经口中毒者有口腔烧灼感，口腔、食管黏膜糜烂溃疡，恶心、呕吐、腹痛、腹泻，甚至呕血、便血，严重者可并发胃穿孔、胰腺炎等；部分患者可出现肝脏肿大、黄疸和肝功能异常，甚至肝衰竭。

（2）可有头晕、头痛，少数患者出现幻觉、恐惧、抽搐、昏迷等中枢神经系统症状。

（3）肾损伤最常见，表现为血尿、蛋白尿、少尿，血 BUN、Cr 升高，严重者发生急性肾衰竭。

（4）肺损伤最为突出也最为严重，表现为咳嗽、胸闷、气短、发绀、呼吸困难，查体可发现呼吸音减低，两肺可闻及干、湿啰音。大量口服者24小时内可出现肺水肿、肺出血，常在数天内因ARDS死亡；非大量摄入者呈亚急性经过，多于1周左右出现胸闷、憋气，2~3周呼吸困难达高峰，患者多死于呼吸衰竭。少数患者可发生气胸、纵隔气肿等并发症。胸部X线表现可滞后于临床表现，轻度中毒者仅表现为肺纹理增多、散发局灶性肺纤维化、少量胸腔积液等，随时间迁移，病灶可完全吸收。中、重度中毒呈渐进性改变，中毒早期（1周内）表现为肺纹理增粗、叶间裂增宽，渗出性改变或实变以肺底及外带为主，可有胸腔积液。中毒后1~2周为快速进展期，呈向心性进展，肺渗出样改变或毛玻璃样改变范围迅速扩大，如不能终止，可侵犯全肺，患者最终死于严重缺氧。存活者往往在中毒10天左右肺部病灶进展自动终止，以后肺部病变逐渐吸收，数月后可完全吸收，不留任何后遗症。

（5）中毒性心肌炎、心包出血也有报道，心电图表现为心动过速或过缓、心律失常、Q-T间期延长、ST段下移等。其他尚可见白细胞升高、发热，也可出现贫血、血小板减少等。

3. 血、尿百草枯浓度测定　血浆百草枯的定量分析可评估病情的严重程度和预后，目前国内尚无统一的检测标准。放射免疫测定法检测血浆百草枯最小检出量为6ng/ml，尿中百草枯最小检出量为30ng/ml；固相提取和硫代硫酸钠浓缩后的分光光度测定法血浆最小检出量为45ng/ml，尿中百草枯最小检出量约为250ng/ml；液相色谱-质谱联用方法定量检测，简便快速。碱和硫代硫酸钠试管法定性可测出尿中2mg/L以上的百草枯，简便易行。

4. 诊断注意事项　依据上述百草枯服用或接触史、临床表现特点和实验室检查等，可作出急性百草枯中毒的临床诊断。还应注意如下事项：

（1）血、尿百草枯浓度测定可明确诊断并帮助判断预后，但随着时间推移，血、尿百草枯浓度逐渐降低甚至难以测出。

（2）百草枯接触史明确，特别是口服途径，即使临床症状轻微，没有毒检证据，诊断仍能成立；毒物接触史不详，血、尿中检出百草枯，即使临床表现不典型，诊断也仍然成立。

（3）如患者出现上述典型临床表现，即早期化学性口腔炎、上消化道刺激腐蚀表现、肝和（或）肾损害，随后出现肺部损伤，而毒物接触史不详又缺乏血、尿毒检证据，可诊断为疑似百草枯中毒。

【临床分型】

一、轻型

百草枯摄入量<20mg/kg，患者除胃肠道症状外，其他症状不明显，多数患者能够完全恢复。

二、中－重型

百草枯摄入量20~40mg/kg，患者除胃肠道症状外可出现多系统受累表现，1~4天出现肾功能、肝功能损伤，数天~2周出现肺部损伤，多数在2~3周死于呼吸衰竭。

三、暴发型

百草枯摄入量>40mg/kg，有严重的胃肠道症状，1~4天死于多器官功能衰竭，极少存活。

【临床分期】

第一阶段（1天）：表现为百草枯的局部腐蚀性作用，近似于强碱烧伤。

第二阶段（2~5天）：急性肾小管坏死和肝细胞坏死。

第三阶段（5天~数周）：肺纤维化，2周出现实变，部分6个月后缓慢恢复。

【治疗】

百草枯中毒尚无特效解毒剂，治疗原则：①阻止毒物吸收。②尽快促进毒物排出。③保护重要脏器。④防止肺损伤及肺纤维化。

一、阻止毒物吸收

（一）皮肤接触中毒

立即脱去被污染的衣物，用肥皂水彻底清洗，若眼部被污染，可用2%~4%碳酸氢钠溶液冲洗15~20分钟。注意不要造成皮肤损伤，防止从创口增加毒物的吸收。

（二）口服中毒

1. 催吐　一经确诊，立即刺激咽喉部催吐，尽快口服吸附剂或黏土。

2. 洗胃 清水、生理盐水、15%白陶土水、1%肥皂水或泥浆水加活性炭50~100g，或1%~2%碳酸氢钠溶液。反复洗胃，尽量彻底，直到无色无味。上消化道出血不是洗胃禁忌，可用去甲肾上腺素冰盐水洗胃。

3. 吸附 洗胃后用活性炭悬液（1~2g/kg）或15%漂白土悬液15ml/kg口服吸附中和毒物。

4. 导泻 20%甘露醇3~5ml/kg，每2~4小时1次，与上述药物交替使用，持续3~7天。也可试用硫酸镁、中药（大黄、芒硝、甘草）导泻。保持每日大便1~2次。全肠灌洗是一种胃肠道毒物清除方法，对急性百草枯中毒的疗效有待探讨。

二、促进毒物排出

1. 补液利尿 急性百草枯中毒患者都存在一定程度的脱水，适当补液联合静脉注射利尿剂有利于维持适当的循环血量与尿量，对于患者肾脏功能的维护及百草枯的排泄可能有益。但补液利尿治疗需关注患者的心肺功能及尿量情况。

2. 血液净化 血液灌流（HP）和血液透析（HD）是目前清除血液循环中毒物的常用方法。推荐口服百草枯中毒后尽快行HP，在中毒后2~4小时内进行效果较好，可根据血液毒物浓度或口服量决定一次使用一个或多个灌流器，以后根据血液百草枯浓度决定是否再行HP或HD，一般共6~10次。理论上连续性静脉-静脉血液滤过（CVVH）效果明确，但尚需更多的临床资料加以验证。

三、防止肺纤维化

1. 抗氧自由基治疗 维生素E、维生素C、维生素B_1、烟酸及超氧化物歧化酶（SOD）、还原型谷胱甘肽、N-乙酰半胱氨酸（NAC）、褪黑素等均可破坏氧自由基。

2. 受体拮抗剂 普萘洛尔（心得安）可与结合在肺内的百草枯竞争受体，减少通过多胺摄取系统向肺泡上皮积聚百草枯。口服10mg，每日3次。

3. 糖皮质激素 建议对非暴发型中重度百草枯中毒患者进行早期治疗，甲泼尼龙10~15mg/（kg·d），或等效剂量的氢化可的松，依病情定给药时间，一般可用10~14天。

儿科可用布地奈德1mg，压缩泵雾化吸入，q8h，病情好转后酌情减量停用。

4. 免疫抑制剂 出现肺部损伤患儿给予环磷酰胺10~15mg/（kg·d），连续3天，2周1次，注意水化、碱化尿液。

其他药物如环孢霉素A、重组人Ⅱ型肿瘤坏死因子受体-抗体融合蛋白、秋水仙碱、长春新碱等也有应用有效的报道，尚需循证医学证据。

四、对症支持治疗

1. 氧疗及机械通气 急性百草枯中毒患者应避免常规给氧。基于目前对百草枯中毒毒理机制的认识，建议将$PaO_2<40mmHg$（5.3kPa）或ARDS作为氧疗指征。通气方式一般采用呼气末正压低流量氧吸入，可使肺泡处于一定的扩张状态，增加功能残气量和气体交换，改善氧合功能，从而有利于提高氧分压。故吸入氧浓度以25%~30%为宜。

尚无机械通气增加存活率的证据，若有条件准备行肺移植，机械通气可延长患者存活时间。

2. 抗生素的应用 推荐使用大环内酯类，其可能对防治肺纤维化有一定作用。一旦有感染的确切证据，应立即针对性地应用强效抗生素。

3. 营养支持 急性百草枯中毒最佳进食时机尚不明确，对于消化道损伤严重者，应禁食，给予胃黏膜保护剂和抑酸剂，同时应注意肠外营养支持。

4.频繁呕吐的患者，可用5-羟色胺受体拮抗剂或吩噻嗪类止吐剂控制症状，避免使用胃复安等多巴胺拮抗剂。对腐蚀疼痛症状明显的患者，可用强镇痛剂如吗啡等，同时使用胃黏膜保护剂、抑酸剂等。针对器官损伤给予相应的保护剂，并维持其生理功能。

5.**肺移植** 用于重度不可逆性呼吸衰竭患者，国外有成功的报道。

【监测与随访】

1.每日监测血糖、CRP、生命体征。

2.至少每3日监测1次血、尿常规，肝、肾功能，电解质，心肌酶，动脉血气，胸片（或）肺CT，观察肺部变化，必要时随时监测，直到病情好转。

3.**监测百草枯浓度** 患者就诊时立即抽血送检百草枯浓度，以后每3日监测1次，如血测定已无百草枯，可停止检测。监测尿百草枯半定量，晨起尿检，每日1次，直到阴性。

4.**随访** 存活患者进行至少半年的随访是必要的，应注意复查肺、肝、肾功能。鉴于糖皮质激素和免疫抑制剂可出现感染、骨坏死等副作用，甚至个别患者骨坏死可以迟至1年以后发生，应用前应向家属告知。

5.**影响预后因素** 患者空腹服毒，服毒量大，洗胃晚（>6小时），血中百草枯浓度大者预后不良，血常规白细胞增高明显且上升早，心、肝、肾功能障碍，代谢性酸中毒及肺损伤出现较早，发展快，特别是服毒24小时内出现者预后不良；出现意识障碍或黄疸预后不良。

【附】河北医科大学第二医院PICU百草枯临床诊治方案

一、阻止毒物继续吸收

1. 皮肤污染者立即用肥皂水，眼部污染者用清水，彻底清洗。

2. 经口中毒者应立即用碱性液体洗胃，然后口服或胃管内注入吸附剂，如15%漂白土悬液、活性炭等。并用20%甘露醇或硫酸镁口服导泻。

二、血液灌流

每8~12小时1次，持续1周。灌流期间定期查凝血常规，有出血倾向时停止。

三、加速毒物排泄

大量补液，使用利尿剂。24小时补液量达到100ml/kg。

四、阻止肺纤维化形成

1. 甲泼尼龙10~30mg/（kg·d），3~5天，然后减量，总疗程不少于2周。

2. 环磷酰胺10mg/（kg·d），5~7天。肺部出现局限性病变是环磷酰胺应用指征。

3. 阿奇霉素10mg/（kg·d），5~7天为1个疗程。

4. 压缩泵雾化。布地奈德1mg/次，2~3次/日。

5. 禁吸氧。

五、自由基清除剂

1. 维生素E 0.1g/次，3次/日，口服。

2. 大剂量维生素C 100~200mg/kg（最大量不超过4g），静滴。

3. 还原型谷胱甘肽 0.6g/d，静滴。

4. N-乙酰半胱氨酸 0.25g/次，3次/日，静滴。

六、受体拮抗剂

1. 普萘洛尔（心得安） 0.5~1mg/（kg·d），口服。

2. 维生素 B_1 20mg/次，3次/日，口服。

七、脏器支持

保护胃肠黏膜，心、脑、肾等重要脏器。

八、抗生素

广谱强效抗生素+阿奇霉素。

九、营养支持

肠内或肠外营养。

十、监测

每日监测血糖、CRP；每3日监测血、尿常规，肝、肾功能，电解质，心肌酶，动脉血气，肺CT，观察肺部变化；监测血百草枯浓度：病情稳定以后每3日监测1次，如血测定已无百草枯，可停止检测；监测尿百草枯半定量，晨起尿检，每日1次，直到阴性。

第四节　一氧化碳中毒

【概述】

一氧化碳中毒（煤气中毒）多发生于煤气泄漏、煤燃烧欠佳，环境又缺乏良好通风设备时。所吸入的一氧化碳与血红蛋白结合成碳氧血红蛋白，使血红蛋白丧失携氧能力，导致组织器官缺氧、窒息。

【临床特点】

1. 有一氧化碳中毒病史，且同室数人同时发病。

2. 皮肤、黏膜及血液均呈樱桃红色。

3. 轻者头痛、头晕、乏力、耳鸣、眼花、全身不适、恶心、呕吐、心悸。

4. 重者嗜睡、躁动、意识障碍、昏迷、惊厥、大小便失禁、瞳孔散大，呼吸快、节律不齐、逐渐停止，心跳快、心律不齐、血压下降，逐渐心跳停止。

【血中碳氧血红蛋白测定】

1. 取血3~5滴加蒸馏水10ml，呈微红色（正常人为黄褐色），煮沸后仍为粉红色。

2. 取血1~2滴加入4ml蒸馏水中，加10%氢氧化钠数滴混匀，呈浅粉红色（正常时应为草黄色），约于15、30、50、80秒后再变为草黄色，分别相当于碳氧血红蛋白饱和度10%、25%、50%、75%。

3. 直接测定碳氧血红蛋白浓度。

【处理】

1. 迅速将患儿脱离现场，移至通风良好、空气新鲜环境。

2. 保持呼吸通畅，高浓度氧吸入。

3. 呼吸停止者口对口呼吸，现场心肺复苏，尽快用复苏器加压给氧，必要时气管插管机械通气。

4. 对无需机械通气者尽早使用高压氧舱治疗，疗程1周左右。从昏迷中苏醒后，应尽可能观察2周，以防迟发型神经系统后遗症。

5. 重者、无法做高压氧舱治疗者可予输血或换血。

6. 对昏迷及存在脑水肿者，可用甘露醇、地塞米松等降低颅内压。

7. 使用能量合剂、大剂量维生素C（2~4g/次，静脉滴注）等细胞氧化还原剂。

第五节　食物中毒

【分类】

食物中毒依照毒物性质通常分为三类，即感染性（细菌和真菌）食物中毒，化学性食物中毒及有毒动、植物食物中毒。

【细菌性食物中毒】

最常见的细菌有沙门菌属、葡萄球菌、致腹泻性大肠杆菌、嗜盐菌及肉毒杆菌等。细菌在肠内大量繁殖，产生肠毒素，或由细菌裂解产生内毒素。此外，肉毒杆菌产生外毒素所致的食物中毒可出现神经性病变。

一、临床特点

1. **沙门菌食物中毒**　多因吃家畜或家禽的肉和内脏，蛋，鱼及牛、羊乳引起。潜伏期6~24小时，发病即有发热，小儿常呈持续高热。大便为黄绿色水便，有时可见脓血，伴有里急后重。个别患者出现皮疹。病程1~3周，重者可导致死亡。

2. **葡萄球菌食物中毒**　多因吃剩饭、剩菜引起，也有因吃鱼、肉、蛋引起者。潜伏期多在3小时以内，来势凶，恢复快，吐比泻重，无发热或低热，多数患者1天即恢复。

3. **副溶血性弧菌（嗜盐菌）食物中毒**　多因吃海鱼、海蟹、海蛤或用盐渍的食物引起。潜伏期8~18小时，多数患者先有上腹部或脐周阵发性绞痛，随后腹泻、呕吐，体温38℃左右，大便常呈洗肉水样或脓血便，里急后重较少见。

4. 肉毒杆菌食物中毒 肉毒杆菌为厌氧菌，毒素为嗜神经毒。多因吃罐头、腊肠、咸肉或其他密封缺氧储存的食品引起。潜伏期长达12~48小时甚至几天，无发热，胃肠道症状较轻，但神经系统症状极为突出，表现为意识清楚，但有头痛、头晕、眼睑下垂、复视、瞳孔散大、失音、咽下困难、呼吸困难，最后呼吸麻痹而死亡，死亡率50%以上。

5. 致腹泻性大肠杆菌食物中毒 多分为5型：①产生肠毒素的大肠杆菌：腹泻量多，次数多，常有失水现象；②致病性大肠杆菌：腹泻呈水样，严重者有脓血便，并有发热、咳嗽、腹痛；③侵袭性大肠杆菌：有里急后重，排脓血便；④肠出血性大肠杆菌：血清型为$O_{157}:H_7$，是大肠杆菌中毒性最猛烈的一种，一般无发热，有痉挛性腹痛，腹泻呈水样，血性水样便，后期可发生溶血性尿毒综合症；⑤肠黏附性大肠杆菌：能黏附肠上皮细胞而致腹泻。

6. 椰毒假单胞菌食物中毒 多因食用潮湿的谷类食物引起。潜伏期1~34小时，发病急、病情重、病死率高。患儿开始有消化道症状，继则出现头晕、头痛、抽搐、昏迷等神经系统症状，亦可出现心血管系统症状和体征，以及脑、肝、肾受损表现和出血倾向。脑膜、消化道、皮肤均可出现充血和出血。严重时可发生颅内压增高、肝昏迷、肾衰竭等危重现象。

7. 大肠杆菌、变形杆菌、产气梭状芽孢杆菌、蜡样芽孢杆菌和链球菌是人体寄生菌，为条件致病菌。这类中毒潜伏期短，一般4~12小时，症状轻，较少发热，大便水样，无里急后重。大肠杆菌感染者，大便腥臭味明显。

二、预防

加强食物管理，检查牲畜肉，消毒罐装食品，预防工作人员污染。

三、治疗

原则是迅速清除毒物、控制感染、尽快补液、对症治疗。重型患者的治疗重点是尽快补液，纠正脱水、酸中毒，应用抗生素，休克患者可输血浆或全血，同时加用肾上腺皮质激素，积极进行对症治疗。肉毒杆菌中毒应予以洗肠，尽快注射多价肉毒抗毒素血清5万U，必要时6小时后可重复上述剂量1次，以后每日注射1次，每次1万~2万U，连续数日至症状消失。在肌肉麻痹出现前给予肉毒抗毒素血清，效果最佳。注射前先做皮肤试验，皮试阴性者可以注射，阳性者按脱敏疗法给药。对可疑肉毒杆菌中毒的患者，可给肉毒抗毒素血清0.5万~1万U肌内注射。注意呼吸道通畅，呼吸困难时给氧气吸入并做人工呼吸。婴儿肉毒杆菌中毒一般不用抗毒素，而给口服青霉素及对症治疗。

【真菌性食物中毒】

由于食入霉变食品引起的中毒称为真菌性食物中毒。发霉的花生、玉米、大米、小麦、大豆、小米、植物秧秸最常见。真菌中毒是由于大多数真菌毒素不被高温破坏，所以真菌污染的食物虽经高温蒸煮，食后仍可中毒。真菌性食物中毒常见的如黄变米中毒、灰变米中毒、霉变苕渣粉中毒、赤霉毒素中毒、黄曲霉毒素中毒、黑色葡萄穗状霉菌中毒、紫色麦角菌中毒、霉变甘蔗中毒、镰刀霉菌中毒等。

一、临床表现

目前对真菌中毒还处于研究阶段，了解还很不够，已知一种真菌可有几种毒素，而不同真菌又可有相同毒素，所以真菌性食物中毒时往往出现相似症状。一般先有胃肠道症状，以后依各种真菌毒素的不同作用，发生肝、肾、神经、血液等系统的损害，出现相应症状。

二、治疗

1. 尽快洗胃、洗肠、导泻。洗胃可用 1∶5000 高锰酸钾溶液。

2. 补液、治疗休克。

3. 躁狂、惊厥、抽搐均属重症，应给甘露醇降颅压，加强脑血液循环，或高压氧治疗。

4. 对症治疗。

5. 抗真菌药物及抗生素防治感染。

6. 加强护理，维持营养。

【植物性食物中毒】

可引起中毒的植物种类较多。这些植物中有些含剧毒不能食用，如毒蕈；有些属于药材，合理使用可用于临床治疗，如苍耳子、曼陀罗、白果、杏仁、桃仁等；有些经合理处理可以适量食用，如木薯、发芽马铃薯等。但因宣传教育不够，或由于小儿无知，以致误食中毒者仍不少见。

一、发芽马铃薯中毒

马铃薯又称土豆，含有龙葵碱，是一种碱性生物碱，对胃肠道黏膜刺激性强，对中枢神经有麻醉作用，遇醋酸易分解成无毒的茄啶。食入后10分钟至数小时发病，表现为恶心、呕吐、腹痛、腹泻，可致水、电解质失衡，血压下降，头晕、头痛等。严重者可出现发热、烦躁、谵妄、昏迷、抽搐、呼吸困难或呼吸中枢衰竭，或有过敏性休克出现。治疗着重催吐、洗胃，应用活性炭以吸附毒物及对症疗法。

二、含氰苷果仁中毒

桃、杏、枇杷、李子、杨梅、樱桃的核仁皆含有苦杏仁苷和苦杏仁苷酶。苦杏仁苷遇水，在苦杏仁苷酶的作用下分解为氢氰酸、苯甲醛及葡萄糖。因此食用过量可以发生氢氰酸中毒。氢氰酸中毒的原理是氰酸离子（CN^-）易与三价铁（Fe^{3+}）结合，最终使细胞色素及细胞色素氧化酶失去传递电子的作用，而发生细胞内窒息。多于食果仁后 2~6 小时内发生症状。轻者有恶心、呕吐、头痛或头晕、四肢无力、精神不振或烦躁不安等症状。严重者昏迷、惊厥、体温降低、血压下降、脉搏减慢、呼吸困难，多不伴青紫、瞳孔散大、对光反射消失、四肢阵发性痉挛，腱反射亢进或消失，白细胞可增高，患儿往往死于呼吸麻痹。

特效解毒剂为硫代硫酸钠、亚硝酸盐、亚甲蓝、四 – 二甲氨基酚、含钴的化合物。

1. 亚硝酸钠 临用前，将本品用灭菌注射用水稀释为 3% 溶液（30mg/ml），静脉注射。注射时间 5~20 分钟。1~18 岁：4~10mg/kg，最大剂量 300mg（3% 溶液 0.13~0.33ml/kg，最大剂量 10ml）。然后给予硫代硫酸钠 400mg/kg，最大剂量 12.5g（50% 溶液 0.8ml/kg，最大剂量 25ml），至少 10 分钟输入。小儿最好根据血液中血红蛋白的含量调整亚硝酸钠的用量（表 10–6）。

表 10–6　小儿血红蛋白含量与 3% 亚硝酸钠用量对照表

血红蛋白（g/L）	3% 亚硝酸钠（ml/kg）
70	0.19
80	0.22
90	0.25

续表

血红蛋白（g/L）	3%亚硝酸钠（ml/kg）
100	0.27
110	0.30
120	0.33
130	0.36
140	0.39

2. **硫代硫酸钠** 临用前，将本品用灭菌注射用水或氯化钠注射液溶解，250~500mg/（kg·次），静脉注射，每日1次。成人用法：12.5~25g，配成50%溶液，缓慢静脉注射。必要时可在1小时后重复半量或全量。10~15分钟内注完。

3. **亚甲蓝** 临用前，将本品50~100mg（1%溶液5~10ml）用5%~25%葡萄糖注射液20~40ml稀释后缓慢静脉注射，注射时间为10~12分钟。小儿常用剂量：首次1~2mg/kg。若静脉注射30~60分钟后皮肤、黏膜发绀不消退，可按原量重复注射1次。以后视病情每2~4小时重复注射半量，直至皮肤、黏膜青紫明显好转或高铁血红蛋白降至10%左右。每次用量不超过200mg。

【动物性食物中毒】

常见动物性食物中毒包括河豚中毒、鱼胆中毒、鱼肝中毒、含高组胺鱼类中毒、贝类中毒、蟾酥中毒及瘦肉精中毒等。

第六节　肉毒杆菌中毒

【概述】

肉毒杆菌中毒是肉毒毒素（BoNT）引起的一种严重的中毒性疾

病，以神经系统症状为主要表现。其感染途径有食物中毒、婴儿肠道感染、创伤性中毒、胃肠道环境改变、静脉注射毒品等。肉毒毒素是肉毒杆菌产生的外毒素，属神经强毒，是目前已知的毒性最强的生物毒素，比氰化钾的毒力高一万倍，对人0.1μg即可致命。主要为密封发酵食品（臭豆腐、豆瓣酱等）中毒。国外时有报道，以罐头、香肠、腊肠、奶酪等中毒为主。儿童以蜂蜜中毒为主。

【中毒机制】

肉毒杆菌又称肉毒梭菌，为革兰氏阳性粗短杆菌，芽孢呈椭圆形，位于次极端，使细胞呈"网球拍"状，芽孢如同"金刚"，耐热，严格厌氧，高温100℃ 3~5分钟才能将其杀死。

引起肉毒杆菌中毒的物质是肉毒杆菌外毒素，简称肉毒毒素，根据其抗原性分为A、B、C、D、E、F、G型，毒素不耐热，若使食品内部温度达到100℃并持续10分钟即可破坏，毒素对酸的抵抗力极强，在胃内24小时不能被破坏，而在碱性条件下不稳定。A、B、E型引起人类发病。

肉毒毒素自消化道进入人体后，在小肠内被胰蛋白酶活化，吸收入血后作用于脑神经细胞核、神经-肌肉接头及自主神经末梢，抑制神经介质乙酰胆碱的释放，导致肌肉收缩运动障碍而发生全身骨骼肌软瘫。

【临床表现】

食物型中毒常在进食后12~36小时发病，最早2小时，最晚8天。创伤型为4~14天，类似于破伤风。

一、胃肠道症状

约1/3患儿病初可见恶心、呕吐、腹痛，继之腹部膨胀、便秘、尿闭，一般不发热。发热提示创伤型肉毒杆菌中毒或吸入性肺炎等继发感染现象。

二、神经系统症状

极为突出，病初可有头晕、头痛、乏力、全身不适、表情呆板，无意识障碍及发热。

三、眼部症状

视物模糊、成双，视力减弱，眼睑下垂，瞳孔散大，辐辏反射减弱，眼球固定。

四、口咽部症状

声音嘶哑、语音低、发音困难、吞咽困难、饮水呛咳，示齿、鼓腮、伸舌困难。

五、呼吸肌受累

胸闷、憋气、呼吸暂停、气道梗阻以至周围性呼吸衰竭。

六、自主神经末梢功能

先兴奋后抑制：流涎、口腔分泌物增多，继之口干，血压先升高后下降，心率先减慢后增快，常有顽固性便秘、腹胀、尿潴留等。

七、四肢骨骼肌受累

不能竖头，四肢肌力对称性减低，肌张力下降，四肢骨骼肌软瘫，一般感觉神经不受影响。

特别是以上症状序贯发生。

【辅助检查】

一、微生物学检查方法

1.食物型中毒可取粪便，呕吐物，剩余火腿肠、豆豉等可疑食物，分离病原体。

2. 检测毒素　先80℃加热10分钟杀死标本中所有的细菌繁殖体，再用加热标本进行厌氧菌培养，将培养物滤液或食品悬液上清，分成2份，其中1份与抗毒素混合，注入小鼠腹腔，1份直接注入小鼠腹腔，若小鼠死亡，则证明有毒素存在；而有抗毒素的已得到保护，小鼠不会死亡。

3. 聚合酶链反应（PCR）　应用人工合成的寡核苷酸引物扩增各型肉毒毒素，进行毒素鉴定（送兰州生物制品研究所第五研究室）。

二、肌电图

高频刺激递增是大部分肉毒杆菌中毒患者的表现，但不具备特征性。如发现低频刺激递减>15%，高频刺激递增>30%，为重症肌无力的表现。

【病情分级】

1. 轻度　仅有眼部受累症状，如视力减退、视物不清、远视或近视、闭目无力、畏光、眼睑下垂、复视、斜视、瞳孔扩大及对光反应迟钝等，可伴有头痛、眩晕、全身乏力等一般症状，个别患者有恶心、腹痛、腹泻等消化道症状。

2. 中度　除眼部受累外，口咽部肌肉亦受累，出现张口、咀嚼、吞咽困难，不能示齿、鼓腮，鼻唇沟变浅，构音障碍，言语不清，失声，咽干，咽喉部紧缩感，流涎等。

3. 重度　在以上症状基础上有呼吸肌受累表现，出现胸闷、憋气、紫绀以至周围性呼吸衰竭，危及生命。

4. 极重度　骨骼肌和呼吸肌完全受累者称为极重度。

【诊断标准】

一、临床诊断标准

1. 可疑食物进食史，群体发病。（散发病例多数误诊，轻、中度病例多到眼科、耳鼻喉科、神经内科就诊）

2. 典型的眼部症状，口咽肌、四肢骨骼肌受累，呼吸肌无力，特别是序贯发生，意识清楚，无感觉神经障碍者。

3. 排除其他神经系统疾病如吉兰-巴雷综合征、重症肌无力、脑血管病等。

二、进一步确诊标准

1. 血清学证据，有条件时做毒素分型。

2. 微生物学检查方法。

【治疗】

总原则：应用抗生素抑制细菌繁殖、抗毒素缓解症状，对症治疗维持生命体征及呼吸功能，一般支持治疗等四项基本方法。

一、轻度中毒

1. A、B型肉毒抗毒素各1万U肌内注射或静脉滴注，q12h。潜伏期短、估计病情有可能进展者，A、B型肉毒抗毒素各2万U肌内注射或静脉滴注，q12h。一般连用3~5天。明显好转，减半继续应用2天。病情无好转，逐渐减量，通常应用不少于5~7天。（河北省多为A型）

2. 青霉素每日800万U静脉滴注。

3. 适量补液，给予大剂量维生素C、ATP、辅酶A、胞二磷胆碱等在理论上有可能促进乙酰胆碱生成的药物。给予维生素B_1 100mg/日、维生素B_{12} 500μg/日肌内注射。

二、中度中毒

1. A、B 型肉毒抗毒素各 2 万 U 肌内注射或静脉滴注，q12h。潜伏期短、估计病情有可能进展者，A、B 型肉毒抗毒素可适当加量。一般连用 5 天以上。病情无恶化，逐渐减量，通常应用不少于 7~10 天。明显好转，减半应用 2 天。

2. 青霉素每日 800 万 U 静脉滴注。

3. 饮水发呛、不能进食者给予鼻饲，可以应用调节肠道菌群、助消化药，肠麻痹者暂禁食、水，一旦胃肠功能恢复，尽早行胃肠道营养。

4. 保证热量，补足液量，维持水、电解质平衡，给予大剂量维生素 C、ATP、辅酶 A、胞二磷胆碱等在理论上有可能促进乙酰胆碱生成的药物，加用磷酸果糖和营养神经药物。维生素 B_1 100mg/ 日、维生素 B_{12} 500μg/ 日肌内注射。

5. 严格口腔护理，防止误吸，一旦有肺部感染，立即有针对性地应用有效抗生素（抗菌谱尽可能覆盖肉毒杆菌）。

6. 心电、血压、血氧饱和度监测，床旁备有气管插管器械。

三、重度中毒

1. A、B 型肉毒抗毒素各 2 万 U 肌内注射或静脉滴注，q12h。极重型者 A、B 型肉毒抗毒素可适当加量。一般连用 5 天以上。明显好转，减半后继续应用 5 天。病情无好转，逐渐减量，通常应用不少于 21 天。

2. 胃管鼻饲，可以应用调节肠道菌群、助消化药，肠麻痹者暂禁食、水，一旦胃肠功能恢复，尽早行胃肠道营养。

3. 保证热量，补足液量，维持水、电解质平衡，给予大剂量维生素 C、ATP、辅酶 A、胞二磷胆碱等在理论上有可能促进乙酰胆碱生成的药物，加用磷酸果糖、营养神经药物及抗氧化剂。维

生素 B_1 100mg/日、维生素 B_{12} 500μg/日肌内注射，或甲钴胺入壶。

4. 严格口腔护理，防止误吸，呼吸肌麻痹者及早予气管插管，估计不能短时脱机者及早行气管切开。正确使用机械通气，在机械通气的过程中，应加强气道管理，严格无菌操作，吸痰，多翻身叩背，注意保持气道湿化，防止痰液黏稠结痂而阻塞气道，保证呼吸道通畅。应酌情选用含有酶抑制剂的广谱强力抗生素。

5. 无创心电、血压、血氧饱和度监测，必要时行有创监测。

四、临床可疑病例

与肉毒杆菌中毒患者同食者，或所进食物中检出肉毒杆菌外毒素而尚未发病者，应皮下或肌内注射多价肉毒抗毒素0.5万~1万U作为预防。

凡进食可疑食物在24小时以内者，应用1%~2%碳酸氢钠或1∶5000高锰酸钾溶液洗胃。宜反复洗胃，以破坏和氧化外毒素。洗胃后用药用炭25~30g吸附毒素，同时用硫酸镁15~30g导泻。发病无大便者给予大黄导泻。

注意重要脏器功能的监测及维护，中、重度中毒者宜定时复查相关生化指标，如电解质、心肌酶等。重度及极重度患者入住急诊ICU，按相关制度管理，特别注意心理护理，病情变化随时通知专家组，重大决策由专家组决定。

【出院标准】

1. 无呼吸肌受累表现，四肢活动自如。

2. 口腔肌基本恢复，能顺利进食、水。

3. 眼睑活动自如，视力基本恢复。

4. 病情明显好转，家属要求回当地继续治疗。

第七节　动物咬刺伤

【蜂刺中毒】

蜂毒（apitoxin）主要含蚁酸及蛋白类物质，可引起局部刺激、出血及中枢神经系统的抑制。单个蜜蜂刺伤一般无关紧要，但群蜂刺伤或毒性极强的黄蜂刺伤后，则可引起发热、头痛、恶心、呕吐、晕倒、昏迷，以至痉挛、休克、肺水肿、心脏骤停及呼吸麻痹，可于数小时至数日内死亡。个别患者可发生溶血性贫血，溶血严重者可导致肾衰竭。

治疗：取出断刺（勿压及毒囊），吸出毒液，用5%~10%碳酸氢钠溶液清洗伤口，用1∶1000肾上腺素0.01mg/kg在伤口周围皮下注射。若有呼吸困难、肺水肿，可注射阿托品或吗啡，也可用肾上腺皮质激素治疗。必要时可行气管插管或气管切开术。

【毒蛇咬伤】

毒蛇咬伤（venomous snake bite）非常危险。毒蛇的毒腺位于头侧眼后下方皮肤下面，经由导管与毒牙相连，毒蛇咬后则将毒液注入，然后毒液随血液或淋巴循环进入身体其他部位。蛇毒是一种成分复杂的混合物，包括蛋白质、多肽类和酶，具有明显的细胞毒、神经毒、血液毒、心脏毒和其他毒性作用。

毒蛇咬伤后的细胞、血液和心脏毒性作用表现为咬伤局部肿胀剧痛，迅速向近心端发展，局部可出现水疱、血疱、组织坏死、伤口流血不止，或出现全身出血、溶血、贫血、黄疸、血红蛋白尿及少尿、无尿，心音低钝、心律不齐、血压下降、呼吸急促、发绀、休克，以致死亡。此类中毒潜伏期短，局部症状重，易被重视而早期治疗。神经毒性作用的局部症状轻微，有时仅有局部麻木感，不易引起注意。以后发生头晕、嗜睡、无力、吞咽困难、声音嘶哑、语言不清、肌肉麻痹、四肢瘫痪、呼吸困难、瞳孔散大、大小便失禁、发热、抽搐、昏迷，以至呼吸麻痹而死亡。

治疗：

一、局部处理

1. 阻断毒素在体内的循环　咬伤后立即在伤口近心端2~3cm处扎缚肢体，阻断静脉血液和淋巴液回流，减少吸收。每隔15~20分钟放松1分钟，以防止结扎远端肢体发生缺血性坏死。伤口局部立即用水冲洗，最好用5%依地酸二钠钙或1：5000高锰酸钾溶液冲洗至流出的血水变为鲜红色为止。尽快用小刀把牙痕作十字形切口（注意勿伤及肌腱、神经或血管），扩创排毒，用吸引器、注射器针管或拔火罐吸出毒液，紧急情况下可用口（无口腔溃疡者）吸吮，边吸边吐，并用清水漱口，以防吸吮者中毒。咬伤超过24小时，可在肿胀近心端针刺引流。

2. 局部封闭　在伤口周围或肿胀上方3~4cm处皮下注射0.25%~0.5%普鲁卡因加地塞米松5mg（剂量根据范围大小决定，使用前需做皮试），或用胰蛋白酶4000U溶于0.25%普鲁卡因5~20ml，以牙痕为中心，在伤口周围做皮下环封。

3. 其他　也可用新鲜半边莲捣烂敷伤口周围，或加雄黄外敷，或用各地蛇药外敷，切忌用酸类或碘烧灼伤口，禁用冰袋。受伤肢体须用夹板固定，尽量减少患者活动。

二、全身处理

尽快应用蛇药口服或注射抗蛇毒血清，后者有单价和多价两种，单价抗蛇毒血清只适用于同类毒蛇咬伤，多价抗蛇毒血清对多种毒蛇咬伤均有效。注射前应先做皮肤试验，阴性时行静脉注射，阳性者可行脱敏疗法。若间隔 36 小时需再注射，应重做皮试。常用的蛇药有上海蛇药、南通蛇药、群生蛇药等。积极监测凝血功能。此外，应补液利尿，预防破伤风。应用抗生素防止感染，酌情应用地塞米松。

【 蝎蜇伤 】

蝎尾部有毒刺，蜇人时毒腺排出蝎毒，是一种有毒性的蛋白质——蝎毒素，对呼吸中枢有麻痹作用，对心血管有兴奋作用，严重者可以致死。此外尚可发生出血和溶血，偶有胰腺炎和血糖增高。临床表现为局部灼痛、麻木、红肿，出现水疱或出血；全身症状可出现头晕、头痛、全身不适、心动过缓、出汗、尿少、嗜睡、肌肉痛、痉挛、抽搐、胃肠道出血及呼吸中枢麻痹等，或有低血压和肺水肿。

治疗：须立即拔出毒刺，吸出或挤出毒液，局部冷敷。严重蜇伤应在伤口近心端扎缚，切开伤口，吸出毒液，并用 3% 氨水或 5% 碳酸氢钠溶液涂局部，伤口周围用 0.25% 普鲁卡因局部封闭治疗。出现全身症状者给予输液，应用肾上腺皮质激素和葡萄糖酸钙静脉注射。酌用阿托品防止肺水肿和低血压。口服蛇药，应用止痛镇静剂。如血糖过高，适当应用胰岛素。有条件者应尽快注射抗蝎毒血清。同时给予其他对症治疗。

【 蜈蚣咬伤 】

蜈蚣性畏日光，栖于树皮、腐木、石隙或阴暗的土地上、堆积的煤块中。小儿在此处玩耍时，可被蜈蚣咬伤而致中毒。蜈蚣咬人后，其毒腺分泌出大量毒液，呈酸性，含有组胺样物质和溶血性蛋白质，此外含有酪氨酸、蚁酸、脂肪油、胆固醇等。

临床表现：局部常发生红肿、疼痛，皮肤上出现两个瘀点。

严重者可致淋巴管炎和组织坏死，或发生横纹肌溶解，甚至导致急性肾衰竭，有时整个肢体出现紫癜；全身症状多为大蜈蚣咬伤所引起，有发热、头晕、头痛、恶心、呕吐、平衡障碍、呼吸加快、呼吸麻痹、出汗、痉挛、谵语、全身麻木，甚至昏迷，偶有过敏性休克。

治疗：局部伤口用拔火罐拔出毒液，并立即选用3%氨水、5%~10%碳酸氢钠溶液、肥皂水等清洗伤口，咬伤周围应用冷湿敷，咬伤局部不要湿敷，否则易出现水疱及坏死。伤口周围可用南通蛇药融化涂敷并用如意金黄散以水调成糊状，涂于患处，可止痛、消肿。或用0.25%~0.5%普鲁卡因局部封闭，可以止痛及防止毒液扩散。禁用碘酒。症状严重者可口服蛇药、抗组胺药物。可静脉输液，加用维生素C及肾上腺皮质激素等。

第十一章 新生儿危重症

第一节 新生儿呼吸窘迫综合征

【定义】

新生儿呼吸窘迫综合征（neonatal respiratory distress syndrome，NRDS）多见于早产儿，主要由于肺发育不成熟，产生或释放表面活性物质不足，引起广泛的肺泡萎陷和肺顺应性降低而发病。发病率与胎龄有关，胎龄28~30周早产儿发病率可达60%~70%，32~36周早产儿为15%~20%。

【发病机制】

新生儿呼吸窘迫综合征是由于缺乏肺表面活性物质（pulmonary surfactant，PS）引起的。肺泡表面与空气的交界面具有表面张力，压缩肺泡，因此需要有一种物质降低这种张力，才能使肺泡张开，进行正常呼吸，这种物质即PS。若缺乏PS，肺泡被压缩，造成肺不张，血流通过不张区域，气体未经氧气交换又回至心脏，形成肺内短路，于是氧合功能降低，血氧下降。

【出生前的高危因素】

1. 胎龄愈小，肺中PS的量愈少，NRDS的发生率也就愈高。尤其是体重<1500g的极低出生体重儿。

2. 围产期缺氧，如双胎第2产、急症剖宫产、前置胎盘、胎盘早剥、臀位产等。

3. 新生儿窒息，Apgar 评分 1 分钟 <3 分，5 分钟 <5 分。

4. 母亲患糖尿病和同胞中有 NRDS 病史者。

【临床表现】

主要包括呼吸急促、三凹征（＋）、鼻翼扇动、呻吟、紫绀。生后 6~12 小时内出现呼吸困难，呈进行性加重伴有鼻翼扇动、青紫、吸气性凹陷及呼气性呻吟，并很快出现呼吸衰竭。严重时患儿呼吸变慢、呼吸节律不整、呼吸暂停、苍白、反应迟钝、四肢松弛、心率变慢、血压下降。病情轻者 72 小时后症状减轻，重者多在 2~3 天内死亡。

【X 线表现】

胸部 X 线通常分为 4 级，需在短期内连续摄片进行动态观察。

1. Ⅰ级　肺野透亮度普遍减低，细小网状及颗粒状阴影分布于两肺野，无肺气肿。

2. Ⅱ级　除全肺可见较大密集颗粒阴影外，出现支气管充气征。

3. Ⅲ级　全肺透亮度丧失，呈毛玻璃样，横膈及心界部分模糊，支气管充气征明显。

4. Ⅳ级　全肺完全不透亮，呈"白肺"。

【诊断和鉴别诊断】

诊断：根据发病时间、NRDS 症状和典型的 X 线表现。需与下列疾病相鉴别。

一、B 族 β 溶血性链球菌感染

如孕妇有羊膜早破史或妊娠后期有感染史需考虑婴儿有发生 B 族 β 溶血性链球菌感染的可能，须及时采血做血培养以资鉴别，在

诊断未明确前宜同时用青霉素治疗，待血培养阴性后停用抗生素。

二、湿肺

新生儿湿肺（wet lung of newborn）又称新生儿暂时性呼吸增快（transient tachypnea of newborn，TTN），多见于足月儿，症状轻，病程短，早期不易和轻型NRDS相区别。但湿肺是由肺内液体积聚引起，是一种自限性疾病，其特征为呼吸增快（>60次/分）伴有轻度三凹征、轻度紫绀、暂时性呼气性呻吟，但反应好，哭声响亮。这些症状在轻症患儿一般持续12~24小时，但重症患儿临床症状可持续超过72小时。X线胸片与NRDS患儿明显不同，表现为：①肺门周围纹理增粗，沿细支气管间质液体积聚；②轻、中度心脏增大；③肺泡积液，一般在24小时内缓解；④伴细支气管萎陷的肺气肿，提示过度充气；⑤在叶间或胸腔可见液体，偶有叶间裂增宽，以右肺为著，一般在48~72小时内缓解。

三、羊水吸入综合征

常有窒息史或胎儿宫内窘迫史，典型X线征象及动态观察有助于诊断。

【监测】

对呼吸机治疗的婴儿护理包括严格监测生命体征、临床情况。应经常检查FiO_2、呼吸机参数。在急性期应至少每4~6小时检查1次，如果其病情变化迅速，检查应更频繁，在改变呼吸机参数后15~20分钟复查1次。

【治疗】

由于肺表面活性物质的应用和呼吸管理的进步，NRDS病死率比过去大为降低。NRDS的治疗关键包括：①预防低氧血症、酸中毒（达到正常组织代谢、最佳PS生成，预防右向左分流）；②液体适量（避免低血容量、休克及水肿，尤其是肺水肿）；③降低代谢需要；④防止肺不张、肺水肿加重；⑤降低气压伤及用氧对肺的损伤。

一、一般处理

1. 维持中性温度，保持正常体温并减少氧耗。使用呼吸机的患儿应置于远红外开放暖箱，监测呼吸、心率、血压、氧饱和度等。

2. 维持营养、体液及电解质平衡。生后最初2~3天应通过静脉滴注维持营养需要和体液平衡。生后2~3天每日需液体60~80ml/kg，钠2~4mmol/kg，生后第3天起每日需钾1~2mmol/kg。3天后可经鼻胃管喂养。如不能接受经口喂养，则进行部分或全部胃肠外营养。

二、供氧和辅助通气

（一）氧疗

1. **吸氧**　吸氧应充分，维持动脉血氧分压50~80mmHg。此范围足以满足代谢需要。应避免高于必需的吸氧浓度，因其可能导致早产儿肺损伤、视网膜病。所用氧应加温加湿并通过混合氧通道供给，以准确调整氧浓度。

2. **血气监测**　在疾病急性期，可能需要频繁取样以维持动脉血气在适当范围。在改变呼吸治疗方式（如FiO_2，呼吸机压力、频率）后15~20分钟须查动脉血气。

（二）持续气道正压通气（CPAP）

1. **指征**　对有轻度呼吸抑制、FiO_2低于0.4、可维持PaO_2在50~80mmHg、$PaCO_2$低于50mmHg的NRDS患儿使用CPAP。早期CPAP治疗可降低呼吸机使用率及远期肺脏发病率。CPAP可防止肺不张、减轻肺水肿、保存PS，PaO_2因此会上升。如果CPAP可使患儿压力–容积曲线顺应性更好、吸气更佳，则$PaCO_2$会下降。

2. 使用方法 一般通过鼻塞或鼻咽管进行CPAP治疗。开始压力为$5\sim7cmH_2O$，以后根据患儿呼吸频率、呼吸效果、血气结果来调整压力，每次增加$1\sim2cmH_2O$至最高压力$8cmH_2O$。使用CPAP时应进行胃肠减压以排出咽下的空气。

3. 使用注意

（1）CPAP可能干扰心脏回流及心脏输出。正压可能会传给肺脏血管床，增加肺血管的阻力，因而加重右向左分流。这些并发症的危险性随着肺合并症的增加、NRDS的缓解而增加。此时降低CPAP参数可提高氧合作用。

（2）高碳酸血症可能提示CPAP参数过高，因此应降低参数。

（3）在婴儿哭闹、张嘴影响气体传输，或虽然使用胃肠减压但患儿仍腹胀时，经常需气管插管。

（三）机械通气

1. 呼吸机应用指征 FiO_2大于0.5或有严重呼吸暂停，$PaCO_2$高于50mmHg或迅速上升，PaO_2低于50mmHg，SaO_2低于90%，提示需要呼吸机治疗。

2. 呼吸机选择及设置 持续通气、压力限制、时间切换的呼吸机对新生儿通气有所帮助。高频振荡通气可能对降低极小/病情严重新生儿的肺损伤，以及治疗存在气漏综合征的NRDS患儿有帮助。

（1）最初设置：开始时呼吸机一般参数为吸气峰压（PIP）$20\sim25cmH_2O$，呼气末正压（PEEP）$4\sim6cmH_2O$，频率30~40次/分，吸气时间$0.3\sim0.4$秒，吸氧浓度为新生儿以前所需的浓度（一般为$0.50\sim1.00$）。此时应观察婴儿皮肤颜色、胸廓运动、呼吸效果，听诊呼吸音，监测氧饱和度变化。根据以上结果调整呼吸机参数。

（2）调整参数：$PaCO_2$应维持在45~55mmHg。酸中毒可能加重病情。$PaCO_2$升高提示出现合并症，如肺不张、气漏或有症状的动脉导管未闭（PDA）。降低$PaCO_2$的方法包括增加呼吸频率或潮气量。可通过增加PIP、降低PEEP、延长呼气时间或降低呼吸频率增加$PaCO_2$。增加FiO_2、PIP、PEEP或吸气时间通常可增加PaO_2。

（四）肺表面活性物质替代疗法

1. 给药时间 一般在RDS确诊并充分吸氧、机械通气及监测建立后尽快给予PS。

2. PS治疗效果 新生儿对PS治疗的反应各不相同。导致反应不一的原因包括：给药时间、其他伴随疾病及肺不成熟程度。复苏延迟、肺通气不足、液体过量也会影响PS的治疗效果。

3. 并发症 肺出血为PS治疗后较少见的不良后果，常见于极低出生体重儿、男性及有临床症状的PDA。产前使用激素、产后早期使用吲哚美辛可降低其风险。

4. 支持疗法

（1）循环：通过监测新生儿心率、血压、外周灌注评估循环功能。可以使用多巴胺［开始2.5~5μg/（kg·min）］以提高灌注及尿量，防止出现代谢性酸中毒。在12~24小时以后，可能由于PDA大量左向右分流出现低血压、灌注不良，因此应仔细评估，监测分流血量。对于极低出生体重儿，在HCT低于40%时应用浓缩红细胞输注。

（2）可能的感染：由于肺炎可以出现类似NRDS的临床表现及胸片表现，故对所有NRDS患儿均应进行血培养、全血细胞计数，使用广谱抗生素治疗至少48小时。

【急性合并症】

一、气漏

典型表现为低血压、呼吸暂停、心动过缓、持续性酸中毒，应考虑出现气胸、纵隔气肿、心包积气、间质气肿的可能。

二、感染

任何时候怀疑感染均应进行细菌培养并迅速使用抗生素。

三、颅内出血

严重NRDS患儿发生颅内出血的危险性升高，应进行头颅超声检查。

四、动脉导管未闭（PDA）

PDA经常在NRDS中出现，表现为呼吸衰竭、心脏增大。对于体重低于1500g的新生儿，如果存在PDA症状，如连续性杂音、心前区搏动增强、水冲脉或脉压增大，应该给予治疗。对体重低于1000g的新生儿，在有PDA临床表现时可使用布洛芬口服治疗。

【远期并发症】

一、支气管肺发育不良（BPD）

在使用呼吸机治疗的NRDS患儿中发生率为5%~30%。

二、早产儿视网膜病变（ROP）

早产儿有发生ROP的危险。应密切监测用氧，所有极低出生体重儿均应进行眼科检查。

三、神经系统发育不良

NRDS存活者中发生率为10%~15%。影响因素包括早产环境、出生时新生儿的不成熟度，以及神经系统相关危险因素，如脑室内出血、脑室周围白质软化等。

【预防】

预防早产可降低本病的发生率，减轻症状或减少并发症。可分产前预防、产后预防和联合预防。

第二节　新生儿呼吸暂停

【定义】

新生儿呼吸暂停指呼吸停止超过20秒，伴心动过缓（心率≤100次/分）和（或）紫绀、肌张力低下。呼吸暂停多见于早产儿，1小时内反复发作2~3次以上的称为反复发作性呼吸暂停。后者可致脑损伤，预后不良。

【病因】

一、原发性呼吸暂停

见于胎龄<32周或出生体重<1500g的早产儿，一般发生在生后2~10天，主要由脑干呼吸中枢发育不成熟引起，其对缺氧和（或）二氧化碳升高的呼吸反应能力低下，且早产儿快速眼动睡眠占优势，呼吸暂停常见于此期。

二、继发性呼吸暂停

继发于其他疾病的呼吸暂停，如：

1. 肺部疾病　新生儿肺炎、肺透明膜病、新生儿窒息、吸入综合征等。

2. 中枢神经系统疾病　新生儿缺氧缺血性脑病、颅内出血、颅脑畸形、惊厥、脑肿瘤、胆红素脑病等。

3. **循环系统疾病**　先天性心脏病、动脉导管未闭、贫血、低血容量性休克及心力衰竭等。

4. **药物**　产妇应用麻醉剂等对胎儿的影响。

5. **代谢紊乱**　新生儿低血糖、低血钙、低血钠、高血钠、高血氨等。

6. 吸痰、鼻胃管、气管插管刺激迷走神经，液体或乳汁吸入气道、胃食道返流等。

7. 环境温度过高、过低。

8. **气道梗阻**　颈部前屈过度、气管内异物、气管插管阻塞、面罩下边挤压及颌下压力会阻塞婴儿气道导致呼吸暂停，尤其在小的早产儿。

9. 败血症、脑膜炎、坏死性小肠结肠炎和其他严重感染。

【监测】

对所有胎龄<35周婴儿应至少在出生后第1周监测呼吸暂停。监测应持续至无呼吸暂停发生后至少5天。首次发生呼吸暂停后应检查可能的原因，如发现病因则开始特殊治疗。

【治疗】

反复、严重的呼吸暂停（即超过2次/小时）或频繁需要复苏囊复苏时，为避免危险应开始治疗。

一、原发性呼吸暂停的治疗

（一）感觉刺激、触觉刺激和托背

适用于轻度患儿，在首次发作时或其他形式的治疗无效时也可试用。吸氧维持SaO_2在约90%。低水平CPAP（3~4cm H_2O）可降低阻塞性呼吸暂停发作次数。

（二）药物治疗

应用兴奋呼吸中枢的药物。

1. 氨茶碱 氨茶碱静脉负荷量5~7mg/kg，可迅速达到稳定血药浓度。负荷量后应用维持量每次1.5~2mg/kg，q6~8h。静脉用药后0.5~1小时、口服后1~2小时检测血药水平。如呼吸暂停停止5~7天，一般在校正胎龄34~36周时停用氨茶碱。茶碱毒性与血清药物浓度相关，其临床表现一般是在开始心动过速后出现颤动，易激惹，胃肠功能不良，包括腹胀、喂养不耐受或呕吐。血药浓度极高时可发生惊厥。

2. 枸橼酸咖啡因 也可用于减轻呼吸暂停的发作。负荷量20mg/kg（咖啡因10mg/kg），24小时后维持量咖啡因2.5~5mg/（kg·d）。

如以上治疗失败，可能需要机械通气。

（三）输血

是否能减少呼吸暂停还存在争议。如红细胞压积<30%，呼吸暂停频繁发作，可少量多次输新鲜血。

二、继发性呼吸暂停的治疗

主要应解除病因，针对原发病进行治疗，避免可能诱发呼吸暂停的操作。仔细吸痰，避免经口喂养。环境温度在正常低限可减少其发作。避免环境温度波动可预防呼吸暂停。

第三节　胎粪吸入综合征

【定义】

胎粪吸入综合征（meconium aspiration syndrome，MAS）是由于胎儿发生宫内窘迫或产时窒息排出胎粪，污染羊水，吸入后所致的肺部疾病，常发生于足月儿及过期产儿。宫内窘迫是导致MAS最重要的原因。

【 病因及发病机制 】

一、MAS的高危因素

1. 宫内窘迫、产程延长、母亲有产科并发症等胎儿缺氧因素，导致羊水被胎粪污染。

2. 母亲有妊高征等导致胎盘低灌注的疾病，胎心监测结果异常。

3. 出生时有新生儿窒息、气管内有胎粪吸出等。

二、胎粪吸入

当胎儿在宫内或分娩过程中发生窒息，呈急性或慢性低氧血症时，机体血流重新分配，主要分布于脑、心脏、肾上腺等器官，肠道与皮肤血流量减少，肛门括约肌松弛使大量胎粪排出，低氧血症可刺激胎儿呼吸中枢，诱发胎儿喘息样呼吸，吸入含胎粪的羊水。

三、不均匀气道阻塞和化学性炎症

MAS的主要病理变化是由胎粪的机械性阻塞所致。

1. **肺不张** 因部分小气道被较大胎粪颗粒完全阻塞，引起肺不张，使肺泡通气/血流降低，从而发生低氧血症。

2. **肺气肿** 黏稠胎粪颗粒不完全阻塞部分小气道，形成"活瓣"，吸气时小气道扩张，使气体能进入肺泡，呼气时因小气道阻塞，气体不能完全呼出，导致肺气肿。若气肿的肺泡破裂则发生肺气漏，如间质气肿、纵隔气肿或气胸等。

3. **正常肺泡** 部分肺泡的小气道可无胎粪，但该部分肺泡的通、换气功能均可代偿性增强。

四、肺动脉高压

严重缺氧和混合性酸中毒导致肺小动脉痉挛，甚至血管平滑肌肥厚，造成肺动脉阻力增加，右心压力增加，发生卵圆孔水平右向左分流；肺血管阻力的持续增加，使肺动脉压超过体循环动脉压，导致已功能性关闭或尚未关闭的动脉导管发生导管水平的右向左分流，即新生儿持续性肺动脉高压。

【临床表现】

1. 吸入混有胎粪的羊水是诊断MAS的必要条件。①分娩时可见羊水混有胎粪；②患儿皮肤、脐带和指（趾）甲床留有胎粪污染的痕迹；③口、鼻腔吸引物中含有胎粪；④气管插管时声门处或气管内吸引物中可见胎粪（即可确诊）。

2. 经复苏建立自主呼吸后不久即出现呼吸急促、呼吸困难、青紫，轻症吸氧后缓解，重症发展为呼吸衰竭、心力衰竭、肺动脉高压甚至休克等。少数患儿可出现呼气性呻吟。

3. 胸廓呈桶状，两肺可闻及湿啰音。10%~20%病例伴有气胸及纵隔气肿。

4. 新生儿持续性肺动脉高压（PPHN）。多发生于足月儿。据文献报道，约75%的PPHN原发病是MAS。重症MAS患儿多伴有PPHN。主要表现为严重的发绀。其特点为：当$FiO_2>0.6$时，发绀仍不缓解；哭闹、哺乳或躁动时发绀加重；发绀程度与肺部体征不平行，发绀重，体征轻。

5. 重型MAS。患儿呼吸困难持续48小时以上，需要机械通气才能维持正常的动脉血氧分压和二氧化碳分压。极为严重时，出现中心性发绀。对一般的氧疗无反应。常发生合并症。

【胸部X线特点】

一、轻型

肺纹理粗重，两肺透过度增强，呈轻度肺气肿。

二、中型

肺野有密度增加的粗颗粒或片状、云絮状阴影或有节段性肺不张及透亮充气区。

三、重型

除中型表现外，常伴有肺间质气肿、纵隔积气或气胸。

【监测及吸引】

1. 监测宫内窘迫，及时处理。如羊水黏稠，尤其有豌豆汤样胎粪存在，产科医生应在胎头娩出时吸净口、鼻之分泌物。

2. **羊水胎粪污染气管插管吸引的指征**

（1）需要复苏的新生儿先吸引，之后正压给氧。

（2）胎粪黏稠或羊水污染。

（3）声带或声带以下有胎粪。

3. 医生要到复苏现场，插管后连接一胎粪吸引管吸痰。在新生儿开始呼吸前直接喉镜下吸引；边往外撤气管插管边吸引，重复操作或直至清理干净气道。在清理气道前应避免正压通气。

【治疗】

一、常规处理

1. 应常规监测体温、血气、经皮动脉血氧饱和度、呼吸、心率、血压、尿量、血糖、血钙等。

2. 保温　置于中性环境温度下，避免低体温。

3. 注意肺动脉高压、气胸等并发症。

4. 常规做胸片、血培养、气管分泌物培养。

5. 及时纠正围产窒息引起的其他并发症如缺氧缺血性脑病、缺氧性心肌损害、代谢性酸中毒、低血糖和低血钙等。维持正常循环，对出现低体温、苍白和低血压等休克表现者，应用血浆、全血、5%白蛋白或生理盐水等进行扩容，同时静脉滴注多巴胺和（或）多巴酚丁胺等。

二、抗感染

通过临床及胸片鉴别细菌性肺炎及胎粪吸入性肺炎有困难。故对胸片有浸润影的新生儿一般使用广谱抗生素。行血培养了解是否有细菌感染。

三、氧疗与机械通气

当$PaO_2<50mmHg$或$SaO_2<90\%$时，应依据患儿缺氧程度选用鼻导管、面罩等吸氧方式，以维持PaO_2在$50\sim80mmHg$或SaO_2在$90\%\sim95\%$。若患儿已符合上机标准，应尽早行机械通气治疗。

高二氧化碳血症在病情危重患儿中也是一个重要的问题。严重CO_2潴留（$PaCO_2>60mmHg$）或持续低氧（$PaO_2<50mmHg$）为机械通气指征，但吸气峰压和呼气末正压不宜过高。对严重胎粪吸入，伴有气漏的患儿，常规机械通气治疗无效，可采用高频振荡通气。

四、肺表面活性物质（PS）的应用

MAS时PS的活性被抑制，最好在出生后6小时内给予。

五、体外膜氧合（ECMO）

难治性呼吸衰竭者可应用ECMO，使肺脏得到足够的休息。

六、气漏

有10%~20%MAS患儿发生气胸或纵隔气肿，特别是患儿需要机械通气时，发生率升高。因此，需高度警惕气漏的发生。临床怀疑气胸时应及时进行试验性穿刺，如为张力性气胸则应给予闭式引流。

七、肺动脉高压

MAS常伴有肺动脉高压，应采取特别措施，吸入一氧化氮。一氧化氮吸入剂量为5~20ppm，一般用20ppm。

第四节　新生儿肺出血

【定义】

新生儿肺出血是指肺部累及两个肺叶以上的大面积出血，是由各种致病因素导致毛细血管通透性增加，引起出血性肺水肿所致，是新生儿死亡的重要原因。本症发生在许多严重原发疾病的晚期，是一个严重的综合征。

【病因】

肺出血病因不明。窒息或酸中毒导致的急性左心衰时肺毛细血管压升高，部分血管发生破裂、渗出，影响上皮细胞-气管屏障的完整性，或影响跨膜渗透压，导致出血，这可能是肺出血发生的最终途径。常见病因包括：

1. 新生儿窒息、肺透明膜病、胎粪吸入综合征和肺发育不良等严重缺氧性疾病。

2. 新生儿败血症、感染性肺炎时免疫复合物损伤肺毛细血管壁。

3.新生儿硬肿病、寒冷综合征等各种导致低体温的疾病。

4.大型室间隔缺损、大型动脉导管未闭、大血管错位等导致严重肺血管充血的疾病。

5.早产、低体重。

【 发病机制 】

新生儿肺出血发病机制尚未完全阐明，一般认为可以由不同原因引起，也可由多个原因同时存在所致。

1.严重缺氧时各器官组织都缺氧，同时血管壁的缺氧使通透性增加，因而发生肺水肿和出血。缺氧影响新陈代谢过程，产生酸中毒，更增加血管通透性。

2.严重肺部感染除影响气体交换外，还直接损伤肺组织，引起血管通透性增加，从而发生肺水肿和出血。

3.严重低体温（35℃以下）时，血液流速减慢，在缺血缺氧情况下产生代谢性酸中毒，影响心脏功能和血管通透性。

4.此外，缺氧、感染和低体温都可使血小板减少，还可能发生弥散性血管内凝血，使血小板更低，一旦出血，不易凝固和止血。

【 临床表现 】

1.当有原发病的严重症状时就应警惕有发生肺出血的可能，一般在生后数小时至数天发病。30%~50%的患儿出生时有窒息史。

2.肺出血早期，在原发病的基础上可出现青紫、呼吸困难、三凹征加重，肺内湿啰音短时间内突然增多，经皮动脉血氧饱和度逐渐下降，胸部X线提示有斑片和网状阴影。

3. 数小时后呼吸困难更加严重，并有呼吸暂停，约50%病例从鼻、口腔涌出泡沫状血或血性液体，并可从气管导管内吸出血性液体。

4. 全身症状加重，出现体温不升、苍白、发绀、反应低下，甚至休克，穿刺部位出血不止。

5. 凝血机制常有异常，血小板常低于$100 \times 10^9 / L$，血气常呈混合性酸中毒。

【X线表现】

1. 斑片状阴影分布广泛，涉及两肺各叶，大小不一，密度均匀。

2. 肺血管瘀血影，大量出血时两肺透亮度明显降低，可呈白肺。

3. 心脏轻度至中度增大，左心室增大较明显。

4. 显示肺部原发疾病的病变。

【诊断】

肺出血的临床诊断标准为出生后第2~4天，突然出现呼吸循环功能失代偿，上呼吸道出现血性液体。需要指出的是在尸检发现肺出血的病例中仅有19%~42%可作出临床诊断。最可能的解释是出血发生在肺间质，而在气管内无血液。肺出血时经常伴有急性非特异性胸片改变。实验室检查常可发现代谢性或混合性酸中毒、红细胞压积下降，有时存在凝血障碍。

【治疗】

一、治疗原则

1. 由于肺出血的病因不明，治疗仅是支持治疗而非特异性治疗。

2. 使用碳酸氢钠纠正代谢性酸中毒，输血、生理盐水、白蛋白支持呼吸循环系统功能，并使用升压药维持足够的组织灌注。行超声心动图检查，以评估左心室功能及是否需要使用正性肌力药物。

3. 在无凝血功能障碍情况下，使用布洛芬以关闭有显著血流动力学改变的动脉导管。如出现凝血障碍或加重，应积极使用新鲜冰冻血浆、冷沉淀。

二、具体方法

1. 积极治疗原发病，早期诊断肺出血。

2. **保暖** 新生儿出生后即用预先温暖的干毛巾将其身体擦干，以免散热过多，并立即将新生儿移至保暖的小床上进行护理。

3. **供氧** 最简便的方法是经鼻导管供氧，或用面罩供氧。

4. 纠正酸中毒、改善通气、补充液体和营养，同时适量应用碳酸氢钠。限制补液，以防加重肺水肿和心力衰竭。

5. **止血药的应用** 于气道吸引分泌物后，滴入立止血0.2U加注射用水1ml，注入后用复苏囊加压供氧30秒，促使药物在肺泡内弥散及出血部位血小板凝集。同时用立止血0.5U加注射用水2ml静脉注射。或用1：10000肾上腺素0.1~0.3ml/kg气管内滴入，可重复2~3次。并少量多次输新鲜血。

6. **呼吸支持** 清理呼吸道以便于充分通气。呼吸机采用正压通气模式。PEEP在6~8cmH$_2$O有助于减少血液向肺泡的渗透。初调参数：FiO$_2$0.6~0.8，呼吸频率40次/分，吸气峰压25~30cmH$_2$O，呼气末正压5~7cmH$_2$O，用呼吸机30~40分钟后复查血气，根据血气结果调节呼吸机参数。

7. **抗感染** 有感染者可选用有效抗生素。

【预防和治疗】

预防原发疾病的发生是最有效的预防方法。对有疾病的新生儿应积极治疗，以免发展至严重阶段而出现肺出血。治疗肺出血争取在早期。

第五节　新生儿持续性肺动脉高压

【定义】

新生儿持续性肺动脉高压（persistent pulmonary hypertension of the newborn，PPHN），又称持续性胎儿循环，是指由多种病因所引起的新生儿出生后肺循环压力和阻力持续增高，阻碍胎儿型循环向正常成人型循环转换。当肺循环压力超过体循环压力时，血液会通过动脉导管或在卵圆孔水平出现右向左分流，从而导致严重的低氧血症和青紫，甚至死亡。此病变在足月儿或过期产儿最常见。

【病因】

PPHN的病因尚未完全阐明。如果肺小血管肌层在出生前即已过度发育，肺小动脉呈原发性的失松弛，或由于其他原因导致低氧血症和酸中毒时，肺小动脉可发生痉挛，造成出生后肺动脉压力和阻力持续增高。

PPHN相关新生儿因素包括：

一、宫内/围产窒息

是最常见的情况。胎儿长期宫内缺氧会导致肺小动脉重建及异常肌化。产时急性窒息会引起持续性肺血管痉挛。

二、肺实质疾患

包括呼吸窘迫综合征、肺炎、吸入综合征，尤其是胎粪吸入，引起低氧血症、肺血管痉挛或伴特征性的肺血管重建。

三、肺发育异常

包括血管排列不齐、肺实质发育不良。

四、心肌功能不良

伴有围产窒息、心肌炎、代谢异常（如低血糖、低血钙、高黏血症）。

五、先天性心脏病

包括左、右心阻塞性疾患，可伴有右向左分流和（或）肺循环阻力上升。

六、肺炎和（或）败血症

细菌或病毒致肺炎和（或）败血症可引起PPHN。其机制可能是内毒素介导的心肌抑制及白三烯水平相关的肺血管痉挛。

【临床表现】

PPHN多见于足月儿或过期产儿，往往有围产期窒息史。在出生后24小时内出现明显青紫，但呼吸困难可不明显，往往与低氧血症的程度不平行；100%氧吸入试验10~15分钟后青紫不能改善。

【诊断】

对严重紫绀新生儿必须怀疑有PPHN可能。当新生儿呈现持续而明显的青紫，其青紫程度又与呼吸窘迫程度不相称时应高度怀疑本病。

在诊断PPHN的同时，必须与新生儿期其他疾患所致的中心性紫绀进行鉴别。特别需要与新生儿紫绀型先天性心脏病相鉴别，以及与继发性肺部疾病做鉴别。超声心动图技术已成为本病最重要的诊断方法之一，不仅可做定性诊断，而且可以提供有价值的肺动脉压力定量数据，为不可缺少的诊断和鉴别诊断手段。超声心动图对鉴别新生儿青紫很有帮助。对所有不能解释的紫绀患儿应行超声心动图检查以除外器质性心脏病。

【治疗】

必须将新生儿紫绀作为急症处理。及时、适当的干预是扭转PPHN常伴的不稳定或迅速恶化的关键。纠正低氧和酸中毒尤其重要。

处理原则包括：对临床失代偿迅速做出反应；对已有效的治疗措施撤退时应保守，宜小步撤退，且仅在确定病情稳定后实施。

一、吸入100%O₂

应给任何近足月/足月紫绀患儿头罩吸纯氧。由于低氧是肺血管收缩最有效的刺激，故氧疗可大大降低升高的肺循环阻力。吸氧10秒后根据导管后血气分析评估治疗效果。同时取导管前、后血气分析或无创监测氧饱和度结果以评估导管分流。持续无创监护有助于发现氧合的迅速变化。

二、气管插管及机械通气

当头罩最大流量吸氧时仍持续低氧，或长期给予100%O₂，PaO_2仍在临界值时应考虑行气管插管及机械通气。开始时试维持$PaO_2 > 80mmHg$或$PaCO_2 35 \sim 40mmHg$。一般在12~48小时病情更稳定后维持$SaO_2 > 90\%$，允许$PaCO_2$上升。肺实质的病变及患儿临床变化或稳定情况是考虑选择何种呼吸支持治疗的重要因素。

1. 无肺泡疾患时，高平均气道压会影响心输出量、增加肺循环阻力。宜使用快速、低压、短吸气时间的机械通气设置以降低平均气道压。

2. 当PPHN合并肺实质病变时，需设置为低RR、长Ti，PEEP $4 \sim 6cmH_2O$，以保证充分通气及氧合。对伴有严重肺实质病变的

PPHN患儿常使用高频振荡通气模式。

3. PPHN常发生在较大、有活力的患儿，易抵抗机械通气，且儿茶酚胺释放刺激肺 α 肾上腺素受体使肺循环阻力升高。可使用麻醉止痛药，如芬太尼。对极度躁动及严重缺氧的患儿可使用肌松剂泮库溴铵以使肌肉放松。

三、ECMO

对常规治疗无效的PPHN患儿，ECMO为一救命性治疗措施。

四、纠酸

在氧合充分改善后纠酸成为PPHN治疗的重点。对PPHN患儿可通过使用碳酸氢钠维持pH在7.40~7.45。

五、其他代谢异常的处理

维持体循环灌注，患儿如有缺氧、酸中毒、低血压、体温过低、低血糖、低血钙等，应按具体情况及时治疗。

六、维持体循环压力

升高体循环收缩压至60~80mmHg、舒张压至50~60mmHg。通过补液、使用正性肌力药，保证充分心输出量及血压。

七、血容量

对存在血容量丢失情况的患儿，如出血、水肿、毛细血管渗漏等，可能需使用胶体液，如5%白蛋白、新鲜冰冻血浆、浓缩红细胞等补充血容量。

八、红细胞增多症

对PPHN伴红细胞压积>65%的患儿，考虑部分换血至红细胞压积维持在50%~55%。

九、药物治疗

治疗目的是同时保证心输出量，增高体循环压力。

1. 多巴胺 常用中剂量 [3~5μg/(kg·min)] 或大剂量 [5~20μg/(kg·min)]。多巴胺可维持体循环压力、改善心输出量。小剂量多巴胺 [1~2μg/(kg·min)] 有增加肾脏血流的有益作用。多巴酚丁胺通过刺激 $β_1$ 肾上腺素受体对心脏起正性肌力作用。

2. 肾上腺素 有刺激 α、β 肾上腺素受体作用，通过增加心输出量、明显收缩周围血管，提高体循环压力。刺激 α 肾上腺素受体可致肺血管收缩、肺循环阻力升高，并减少肾脏、肠系膜血流。

3. 妥拉唑啉 有一定副作用，如体循环低血压、胃肠道出血、肾功能不良、血小板减少，故应用时必须谨慎。对原有血压降低及心功能不全者更要小心。

4. 新的有前景的治疗方法 吸入一氧化氮（NO）已应用于治疗肺动脉高压，取得了较好的效果。由于一氧化氮对肺小动脉具有高度选择性，故不影响体循环压力，目前也未发现其他严重的副作用，因此是一种有前途的治疗方法。一氧化氮吸入的剂量开始用15ppm，3~4小时后降为5~6ppm，病情好转后逐渐减量撤离，一般维持24小时或更长时间。一氧化氮吸入期间，应持续监测吸入一氧化氮和二氧化氮（NO_2）的浓度，并间断测定血中高铁血红蛋白的浓度。一氧化氮吸入可改善某些PPHN患儿的氧合，降低对ECMO的需求。

第六节　新生儿坏死性小肠结肠炎

【定义】

新生儿坏死性小肠结肠炎（necrotizing enterocolitis，NEC）以腹

胀、便血、呕吐为主要症状，腹部X线平片以肠道充气、肠壁囊样积气为特点，病理上以回肠远端和结肠近端坏死为特征。是新生儿，尤其是早产儿阶段胃肠道的一种严重、需要急救治疗的疾病。病死率为10%~50%。

【病因及发病机制】

病因尚未完全明了。

一、各种原因导致肠壁缺血缺氧

被认为是发病的直接因素。

1. 新生儿窒息、缺氧、低血压、休克、酸中毒等情况下，引起机体防御性反射（潜水反射），肠系膜血管强烈收缩，血流重新分配，保证心、脑等重要器官的血流供应，减少肠管血流量。且应激状态下，血管活性肠肽、肾上腺素等使肠黏膜及黏膜下层血流减慢，毛细血管阻力增加，发生动静脉短路，也更易促成肠黏膜缺血。

2. 动脉导管未闭、肺动脉高压时血液左向右分流，影响体循环血量，致内脏灌注量减少。

3. 脐动脉插管可引起血管痉挛或血栓形成，交换输血速度过快时可因中断门静脉回流产生血栓，造成肠壁黏膜损伤。

4. 新生儿红细胞压积较高，早产儿、低出生体重儿更易发生血液浓缩，血液黏稠度增高致心输出量减少，引起肠黏膜微循环障碍，造成肠黏膜损伤。新生儿红细胞增多症时也会导致肠黏膜损伤。

5. **喂养因素**　配方奶过浓，渗透压过高（>460mOsm/L），大量液体由肠壁血管转入肠腔，使肠黏膜受损。人工喂养儿（尤其是早产儿）每日增加奶量过快过多可加剧乳糖及蛋白质吸收不良，肠管过度胀气使肠腔内压升高，导致黏膜血流灌注减少而受损。早产儿肠壁更容易受损，配方奶渗透压>400mOsm/L即可能损伤黏膜。高渗液一般对正常黏膜无损伤，但对已有缺血的肠黏膜则易造成损伤。

二、感染及炎症

很多学者认为感染是 NEC 的主要原因。病原体大多是大肠埃希菌、克雷伯杆菌、绿脓杆菌等，也有病毒或真菌的报道。也可由细菌产生的毒素直接引起。患儿血浆中炎症介质、肿瘤坏死因子、血小板活化因子水平增高，后两者协同作用诱发肠道损伤，血小板活化因子引起白三烯等大量释放，造成局部动脉收缩，导致缺血。

三、早产

NEC 多发生在出生体重<1500g 的极低出生体重儿，主要原因为：

1. 免疫功能低下　肠黏膜可产生免疫球蛋白的 B 细胞少，只有少量分泌型 IgA 产生。新生儿回肠 IgA 量少，故 NEC 病变多局限于此处。

2. 胃肠发育不成熟，运动弱，胃酸量少。

3. 肠道乳糖酶活性不高。

4. 再灌注损伤　新生儿窒息、呼吸衰竭、低血压、休克、酸中毒等情况下器官缺血缺氧，经抢救好转重新获得灌注后可发生由氧自由基引起的肠壁非缺血缺氧性损害，进一步减弱肠黏膜的屏障作用。

四、其他

国外大量研究发现输注人免疫球蛋白是 NEC 发生的独立危险因素，输注血液制品（包括血浆和红细胞等）与 NEC 存在一定相关性。

【病理】

最常受侵犯的是升结肠和回肠末端。肠腔极度充气，肠黏膜呈斑片状或大片坏死，肠壁可见不同程度积气，镜下见黏膜呈凝固性坏死，黏膜下层有弥漫性出血或坏死，肌肉层也有断续的坏死区。严重者整个肠壁全层坏死，常伴肠穿孔。

【临床表现】

多见于早产儿、足月小样儿，男婴多于女婴，生后2~3周内发病，大都发生于生后2~12天。轻症只表现为腹胀及胃潴留，重症如败血症伴中毒性肠麻痹。

1. **腹胀** 常为首发症状，先有胃排空延迟、胃潴留，而后出现全腹胀。肠鸣音减弱或消失。

2. **呕吐** 呕吐物带胆汁或咖啡样物。无呕吐的患儿常可自胃中抽出含胆汁或咖啡渣样胃内容物。

3. **腹泻、血便** 一般先有腹泻，排水样便，1日5~6次，甚至10次左右。起病1~2日后可排血便（肉眼或镜下），可为鲜血、果酱样便、黑便或仅于大便中带血丝。偶有表现为便秘者。

4. 大多数病例病情发展快，感染中毒表现明显，严重者可有DIC表现，四肢厥冷，苍白甚至面色青灰。早产儿易有呼吸暂停、心动过缓。

5. **其他** 并发败血症者，全身中毒症状更重，严重时可有感染性休克、酸中毒、DIC等表现。并发腹膜炎时，腹胀严重，一般情况更差，腹壁发红、发硬或发亮、浮肿，早期可有压痛，如发生肠穿孔则有气腹。

【辅助检查】

一、X线检查

X线腹部平片检查对本病的诊断价值极大，如一次腹部平片无阳性发现，应多次摄片连续观察其动态改变。

（一）早期

1. 以小肠轻、中度胀气为主，结肠少气或无气，或小肠、结肠皆普遍胀气。

2. 部分胀气的肠管可演变为外形僵硬、分节，管腔不规则或狭窄变细。

3. 肠黏膜及肠间隙增厚、模糊。

4. 胃泡多中度胀气，部分有潴留液。

（二）进展期

常呈现典型NEC的X线征。

1. 肠管中度扩张，肠腔内可见多个细小液平面，呈阶梯状改变，提示病变累及肌层。

2. 黏膜下层可见肠壁囊样积气影像，表现为小囊泡或串珠状积气在黏膜下及浆膜下合并存在。

3. 有时可见门静脉积气影，自肝门向内呈树枝状。门静脉积气多于4小时内消失。

4. 有的还可见到腹膜外积气或胃壁积气影像。

5. 腹腔积液或气腹影：肠穿孔常有气腹，腹膜炎时腹腔内有积液。

二、粪便检查

潜血试验阳性，粪便细菌培养多阳性，以大肠埃希菌、克雷伯杆菌等多见。粪便镜检可见多量的红细胞、白细胞。

三、血常规

白细胞增高，有核左移现象，血小板多降低。

四、血培养

如阳性，大多为革兰氏阴性杆菌，与粪便培养可得一致细菌。

五、腹腔穿刺

穿刺液涂片及培养大多为杆菌。

六、腹部B超

肝及门脉系统可有微小气泡，有时可见肝实质及门脉内间歇出现气体栓塞。有助于发现腹水和炎性团块。

七、超声心动图

有时可见下腔静脉内有微小气泡进入右心室。

八、其他检查

最近有报道，患儿红细胞膜表面的隐性抗原阳性有助于早期诊断。还有报道在NEC最早症状出现之前8~28小时内呼吸道中的氢气含量有显著升高。尿液、血液中D-乳酸盐，粪便中 α_1 抗胰蛋白酶含量测定亦有助于NEC的诊断。

【NEC的分期】

见表11-1。

表11-1　改良的Bell分期标准

分期	分度	全身表现	胃肠道表现	X线特点
ⅠA	早期NEC	体温不升，呼吸暂停，心动过速，嗜睡	胃潴留，轻度腹胀呕吐，便潜血阳性	正常或轻度肠扩张、肠梗阻征象
ⅠB	早期NEC	同ⅠA	鲜血便	同ⅠA
ⅡA	典型NEC轻度	同ⅠA	同ⅠA+肠鸣音消失，伴或不伴腹部压痛	肠扩张、肠梗阻征象，肠壁积气

续表

分期	分度	全身表现	胃肠道表现	X线特点
ⅡB	典型NEC中度	同ⅠA+轻度代谢性酸中毒、轻度血小板减少	同ⅠA+肠鸣音消失、明确的压痛、伴或不伴腹壁蜂窝织炎或下腹包块	ⅡA+门静脉积气，伴或不伴腹水
ⅢA	进展NEC重度（肠损伤）	ⅡB+低血压、心动过缓、严重呼吸暂停、呼吸性合并代谢性酸中毒、DIC、血小板减少	同ⅠA+弥漫性腹膜炎征象，明显的压痛和腹胀	同ⅡB+明确腹水
ⅢB	进展NEC重度（肠穿孔）	同ⅢA	同ⅢA	同ⅡB+气腹

注：Ⅱ期病死率约15%，Ⅲ期病死率约60%

【治疗原则】

一、内科治疗

（一）禁食

严格禁食7~14天，重症可延长至3周。恢复喂养应从水开始，再用稀释奶逐渐过渡到正常。

（二）胃肠减压

可用胃管定期抽吸减压。

（三）抗生素

采用青霉素类联合氨基糖苷类药物，也可用万古霉素及第三代头孢菌素，怀疑厌氧菌感染的可用甲硝唑。

（四）支持疗法

1. 维持水、电解质平衡，纠正酸中毒。

2. 输注血浆、全血或白蛋白，保证肠道外静脉营养的实施。

3. 静脉滴注上皮生长因子（EGF），促进肠上皮再生及肠黏膜修复，目前尚处于研究论证阶段。

4. 防治休克、弥散性血管内凝血（DIC）、溶血等。

5. 有疼痛或严重应激状态的患儿，国外应用阿片类止痛剂。

二、外科治疗

1. 对出现腹水或腹膜炎的患儿行腹腔穿刺放液。

2. 对极低体重或有肠穿孔的患儿采用腹腔引流结合内科治疗可作为一种有效的临时措施。

3. 若引流液污浊或腹腔内出现脓肿等需开腹手术。

【预防】

1. 预防早产。

2. 重视并正确处理诱发坏死性小肠结肠炎的因素，如围生期窒息、感染、红细胞增多症、脐动脉插管等。

3. 提倡母乳喂养。

4. 肠道酸化处理。

第七节 新生儿电解质紊乱

【新生儿低钙血症】

一、定义

新生儿低钙血症（neonatal hypocalcemia）是指血清总钙<1.75mmol/L（7mg/dl）或游离钙<0.9mmol/L（3.5mg/dl），是新生儿惊厥的常见原因之一，主要与暂时的生理性甲状旁腺功能低下有关。

二、病因及发病机制

胎盘能主动向胎儿转运钙，故胎儿通常血钙不低。妊娠晚期母血甲状旁腺激素（PTH）水平高，分娩时胎儿脐血总钙和游离钙均高于母血水平（早产儿血钙水平低），故胎儿及新生儿甲状旁腺功能暂时受到抑制（即PTH水平较低）。出生后因源于母亲的钙供应中断，而外源性钙的摄入又不足，加之新生儿PTH水平较低，骨质中钙不能入血，故导致低钙血症。

（一）早期低血钙

是指发生于生后72小时内，多见于早产儿、小于胎龄儿、糖尿病及妊娠高血压综合征母亲所生婴儿。有难产、窒息、感染及产伤史者，也易发生低钙血症，其原因可能与细胞大量破坏导致的高血磷有关。

（二）晚期低血钙

是指发生于出生72小时后，多见于牛乳喂养的足月儿。主要是由于牛乳中磷含量高（900~1000mg/L，人乳150mg/L），钙磷比例不适宜（牛乳1.35：1，人乳2.25：1），故不利于钙的吸收。同时新生儿肾小球滤过率低，而肾小管对磷的重吸收能力较强，导致血磷过高，血钙沉积于骨，发生低钙血症。

（三）其他

因碳酸氢钠等碱性药物可使血中游离钙变为结合钙，换血时抗凝剂枸橼酸钠可结合血中游离钙，故补充碱性药物或换血时可使血中游离钙降低。此外，若低血钙持续时间长或反复出现，应注意有无下列疾病。

1. 母亲甲状旁腺功能亢进 多见于母亲甲状旁腺瘤。由于母血PTH持续在高水平，孕妇和胎儿高血钙，胎儿的甲状旁腺功能被严重抑制，从而在生后出现顽固而持久的低钙血症，并可伴发低镁血症。血磷通常 >2.6mmol/L（8.0mg/dl）。应用钙剂可使抽搐缓解，治疗常需持续数周之久。

2. 暂时性先天性特发性甲状旁腺功能不全 属良性自限性疾

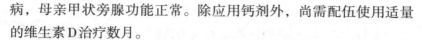

病，母亲甲状旁腺功能正常。除应用钙剂外，尚需配伍使用适量的维生素D治疗数月。

3. 先天性永久性甲状旁腺功能不全 系由新生儿甲状旁腺先天缺如或发育不全所致，为X连锁隐性遗传。具有持久的甲状旁腺功能低下和高磷酸盐血症。如同时合并胸腺缺如、免疫缺陷、小颌畸形和主动脉弓异常，则应诊断为DiGeorge综合征。

三、临床表现

症状多出现于生后5~10天。主要表现为烦躁不安、肌肉抽动及震颤，可有惊跳及惊厥等，手足搐搦和喉痉挛少见。惊厥发作时常伴有呼吸暂停和发绀；发作间期一般情况良好，但肌张力稍高，腱反射亢进，踝阵挛可呈阳性。早产儿生后3天内易出现血钙降低，其降低程度一般与胎龄成反比，通常无明显体征，可能与其发育不完善、血浆蛋白低和酸中毒时血清游离钙相对较高等有关。

四、辅助检查

血清总钙<1.75mmol/L（7mg/dl），血清游离钙<0.9mmol/L（3.5mg/dl），血清磷>2.6mmol/L（8mg/dl），碱性磷酸酶多正常。必要时还应检测母血钙、磷和PTH水平。心电图Q–T间期延长（早产儿>0.2秒，足月儿>0.19秒）提示低钙血症。

五、治疗

1. 抗惊厥 静脉补充钙剂对低钙惊厥疗效明显。惊厥发作时应立即静脉推注10%葡萄糖酸钙，若抽搐仍不缓解，应加用镇静剂。

（1）使用方法：10%葡萄糖酸钙2ml/（kg·次），以5%葡萄糖液稀释1倍后静脉推注，速度为1ml/min。必要时可间隔6~8小时再给药1次，每日最大剂量为6ml/kg（每日最大元素钙量50~60mg/kg；

10%葡萄糖酸钙含元素钙量为9mg/ml）。

（2）注意事项：因血钙浓度升高可抑制窦房结引起心动过缓，甚至心脏停搏，故静脉推注时应保持心率>80次/分。同时应避免药液外溢至血管外，发生组织坏死。

（3）疗程：惊厥停止后可口服葡萄糖酸钙或氯化钙1~2g/d维持治疗，病程长者可口服钙盐2~4周，以维持血钙在2~2.3mmol/L（8.0~9.0mg/dl）为宜。

2. 补充镁剂　使用钙剂后，惊厥仍不能控制，应检查血镁。补镁可用25%硫酸镁按每次0.2~0.4ml/kg稀释为2.5%，以1ml/min的速度静脉注射，8~12小时后可重复应用。

3. 减少肠道内磷的吸收　可服用10%氢氧化铝3~6ml/次，因为氢氧化铝可与磷结合，从而减少磷在肠道的吸收。

4. 调节饮食　因母乳中钙磷比例适当，利于肠道对钙的吸收，故应尽量采用母乳喂养或应用钙磷比例适当的配方乳。

5. 甲状旁腺功能不全者需长期口服钙剂，同时给予维生素D 10000~25000IU/d或双氢速变固醇0.05~0.1mg/d或1, 25（OH）$_2$D$_3$ 0.25~0.5μg/d。治疗过程中应定期监测血钙水平，调整维生素D的剂量。

【新生儿高钙血症】

一、定义

当血清钙>2.75mmol/L（11.0mg/dl）或游离钙>1.4mmol/L（5.6mg/dl）时称新生儿高钙血症（neonatal hypercalcemia）。

二、病因

1. 低磷酸盐血症性高钙血症　磷供应相对不足是常见病因。不适当的肠外营养及早产儿易出现，此时血中1,25（OH）$_2$D$_3$升高，伴有肠道内钙吸收增加；磷缺乏时骨重吸收增强，钙不易向骨沉着，血钙水平增高。

2. 甲状旁腺功能亢进（HPT）性高钙血症　HPT可促进肠道和肾对钙的重吸收。原发性HPT为甲状旁腺主细胞增生或腺瘤引起，可为散发性或家族遗传性。新生儿暂时性HPT为孕母甲状旁腺功能低下所致，出生时仍有表现。

3. 维生素D相关性高钙血症　体内维生素D过量，促进肠道、肾对钙的重吸收，见于维生素D中毒、敏感，如克汀病、婴儿特发性高钙血症、结节病等。新生儿皮下脂肪坏死、某些淋巴瘤、结节病或其他肉芽肿病均可有肾外 $1，25（OH）_2D_3$ 合成。

4. 其他原因　常为医源性，长期应用维生素D或其代谢产物治疗母亲低钙血症以及应用甲状腺素治疗婴儿先天性甲状腺功能低下时均可发生。母亲羊水过多、早产，前列腺素 E_2 分泌增多，维生素A过多均易促使婴儿发生高钙血症。其他如Williams综合征、家族性低尿钙性高钙血症、蓝色尿布综合征（色氨酸吸收障碍）也曾有报道。

三、临床表现

新生儿较少见，起病可在早期或延至数周或数月。常缺乏典型临床表现，无症状性高钙血症仅在化验检查时被发现。临床表现依血钙增高程度、病程缓急及伴随疾病而异。轻者多无症状，重者可发生高血钙危象而致死。

本病可累及各系统，出现嗜睡、易激惹、发热、食欲不振、吃奶少或拒乳、恶心、呕吐、多尿、脱水、体重不增等。有时出现高血压、胰腺炎。高血钙可引起肾小管功能损害，严重者伴有肾实质钙化、血尿，甚至发展为不可逆性肾衰竭。有时也出现其他部位软组织钙化，如皮肤、肌肉、角膜及血管等。

高血钙危象是指血钙>3.75mmol/L（15mg/dl）。患者呈木僵或昏睡、昏迷，重度脱水貌，出现心律失常、高血压甚至惊厥、心力衰竭。若不及时抢救，病死率甚高，也可遗留神经系统后遗症。

四、诊断

血清钙>2.75mmol/L（11.0mg/dl）或游离钙>1.4mmol/L（5.6mg/dl）。

五、治疗

轻症、无症状者主要查找病因，进行病因治疗。重症或已出现高血钙危象者，除治疗病因外应采取措施降低血钙。

1. 应限制维生素D和钙的摄入量，采用低钙、低维生素D及低铁乳方喂养（乳方钙含量低于10mg/100kcal或不含维生素D）。慢性高钙血症病例应防止日晒以减少内源性维生素D的生成。

2. 急性高钙血症或危重病例采用静脉补液、利尿降低血钙。可用生理盐水10~20ml/kg静脉注射，再注射利尿剂，如呋塞米2mg/kg，可较快显效。应对患儿血清钙、镁、钠、钾、渗透压及出入量进行监测，以防止体液和电解质紊乱。

3. 血磷低的患儿，应提供磷酸盐，每日0.5~1.0mmol/kg元素磷口服，分次给予。应防止给予磷酸盐过量，以避免腹泻或低钙血症。

4. 对维生素D中毒、肉芽肿病、白血病、淋巴瘤等引起的高钙血症，可给予泼尼松每日1~2mg/kg，或静脉滴注氢化可的松，亦有一定疗效，疗程至少2~3周。

5. 光神霉素可拮抗PTH及减少骨钙吸收，降血钙快速有效，用于高血钙危象，15~25μg/kg，4~6小时内静脉滴注，或一次性注射，7日后可重复。有骨髓抑制或肝、肾损害危险，应慎用。依地酸二钠15~50mg/kg，静脉滴注，有报告可致肾衰竭。仅有少数病例采用甲状旁腺切除术治疗。

【新生儿低镁血症】

一、定义

血清镁<0.6mmol/L（1.5mg/dl）为低镁血症（hypomagnesemia）。主要表现为神经系统的兴奋性增强，神经肌肉的传导加强，当血镁降至0.5mmol/L（1.2mg/dl）以下时，临床上可出现类似低钙性惊厥的表现，主要见于3个月以下牛乳喂养的小婴儿，尤其是新生儿。常为一过性低镁血症伴低钙血症，补镁、补钙后缓解。少部分需要长期补镁，多为慢性先天性低镁血症，是一种遗传病，一般见于男孩。

二、病因

由多种原因引起。

1. 先天贮备不足 各种原因引起的宫内发育不良、多胎、母患低镁血症，导致镁从胎盘转输减少，均可引起胎儿镁的贮备不足。

2. 镁摄入减少 新生儿患肝病或肠道疾患、各种肠切除术（小肠切除、十二指肠空肠吻合术）后的吸收不良。

3. 镁丢失增加 腹泻、肠瘘、用枸橼酸换血以及尿毒症时体内磷排出增多。

4. 体内代谢、内分泌环境紊乱 可因进食磷酸盐过多所致。人乳中磷镁比例为1.9∶1，而牛乳高达7.5∶1，牛乳喂养儿的血钙和血镁均较母乳喂养儿低。甲状旁腺功能低下（新生儿早期、母亲患甲状旁腺功能亢进症或糖尿病）时血磷高，也影响血中镁浓度。

新生儿低镁血症常伴有低钙血症，其原因如下：①低镁血症可引起甲状旁腺功能低下，导致低钙血症。给予镁盐后，甲状旁腺功能恢复，可动员骨钙入血，血钙上升。②低镁血症时肾和骨等靶器官对PTH的反应低下，因而不能动员骨钙入血，不能减少肾小管对磷的重吸收。用镁盐纠正低镁后，靶器官对PTH的反应恢复正常，血钙上升。但有些低镁并发低钙血症患儿对PTH的反应正常，说明尚有其他因素在起作用。

三、临床表现

无特异性，以神经肌肉的兴奋性增高为主，包括烦躁、惊厥、抽搐等。惊厥每日可有1~10次，每次持续数秒或数分钟后自行缓解。新生儿可仅表现为眼角、面肌小抽动，四肢强直及两眼凝视，有的可表现为阵发性屏气或呼吸停止。严重低镁血症时可出现心律失常。

低镁血症与低钙血症在临床表现上难以区分，且2/3低镁血症伴发低钙血症，因此在低钙血症患儿经钙剂治疗无效时应考虑有低镁血症的可能。

血镁<0.6mmol/L（1.6mg/dl）时诊断可成立，但血镁并不能完全反映体内镁的情况，测24小时尿镁比血镁更能反映实际情况。或做镁负荷试验。ECG主要表现为T波平坦、倒置及ST段下降，无特异性，Q–T间期正常，可与低钙血症相鉴别。

四、治疗

临床出现抽搐时可立即肌内注射25%硫酸镁0.2~0.4ml/kg，或静脉注射2.5%硫酸镁2~4ml/kg，以每分钟不超过1ml的速度缓慢注入，每8~12小时重复1次。早产儿不作肌内注射，注射过浅可致局部坏死。在硫酸镁治疗过程中，尤其在静脉给药时，如出现肌张力低下、腱反射消失或呼吸抑制等血镁过高的表现，立即静脉注射10%葡萄糖酸钙2ml/kg。一般注射1~4次惊厥即止。惊厥控制后可用上述剂量加入10%葡萄糖液中静脉滴注或改口服10%硫酸镁每次1~2ml/kg，每日2~3次，硫酸镁浓度过高易致腹泻。总疗程多数病例以7~10天为宜，肠吸收不良时，口服剂量须加大，可用10%硫酸镁5ml/（kg·d）。

伴有低钙的低镁血症，用钙剂及维生素D治疗多数无益，甚而可使血镁更低，此时应强调单独用镁治疗。

【高镁血症】

一、定义

血清镁>4mmol/L（10mg/dl）称为高镁血症（hypermagnesemia）。

二、病因

本病病因多为医源性，在新生儿常发生于以下情况：

1. **母亲用硫酸镁治疗** 患妊娠高血压、子痫母亲连续应用硫酸镁治疗，镁盐容易通过胎盘引起胎儿血镁增高和新生儿早期的高镁血症。

2. **镁盐经肠道摄入过多** 当新生儿用硫酸镁导泻或用硫酸镁灌肠时，镁盐经肠吸收增加，有人报道用5%硫酸镁给新生儿灌肠，90分钟后呼吸深度抑制导致死亡1例。

3. **肠道外镁负荷增加** 治疗低镁血症时，静脉输注硫酸镁速度过快或剂量过大，可引起血镁浓度过高。

4. **肾排泄镁盐减少** 围产期窒息儿或早产儿以及生后早期新生儿的肾廓清能力低下，如此时镁负荷过多均可发生高镁血症。

三、临床表现

血镁升高可引起中枢神经系统抑制、神经肌肉阻滞、肌张力低下以及呼吸、循环功能衰竭。其中尤以对神经-肌肉接头处的抑制作用更为明显。临床表现与血镁升高程度密切相关，当血清镁增高至1.2~1.6mmol/L（3~4mg/dl）时新生儿可有肌张力减弱及胃肠蠕动缓慢，表现为胎粪延迟排出；至1.6~2.4mmol/L（4~6mg/dl）时可有血压下降、尿潴留等；至2.4~3.2mmol/L（6~8mg/dl）时可出现中枢抑制、嗜睡、呼吸功能低下等；至4.8mmol/L（12mg/dl）时可出现呼吸肌麻痹、呼吸深度抑制、昏迷等，个别严重病例可发生心脏骤停。抑制症状可持续数日，且较难与围产儿窒息引起的抑制相区别。

ECG改变包括心率变化（早期心率增快，晚期缓慢）、房室传导阻滞和心室内传导阻滞、T波高耸及室性期前收缩。

四、治疗

可用10%葡萄糖酸钙2ml/kg静脉注射，同时应使用心电监测。必要时可考虑用枸橼酸换血。此外，已有呼吸抑制、换气功能不足时应考虑插管，给予呼吸支持治疗。必须保证充足的水分供给及适当使用利尿剂等。

五、预后

高镁血症在及时治疗后中枢神经系统不遗留任何后遗症。

第八节　新生儿低血糖

【定义】

新生儿出生后血糖浓度有一自然下降继而上升的过程，并且许多低血糖的新生儿无任何临床症状和体征，因此，长期以来低血糖的定义一直未完全统一。目前多数学者认为，全血血糖<2.2mmol/L（40mg/dl）应诊断为新生儿低血糖（neonatal hypoglycemia），而不考虑出生体重、胎龄和生后日龄。

【 病因及发病机制 】

新生儿低血糖有暂时性和持续性之分。

一、暂时性低血糖

指低血糖持续时间较短，一般不超过新生儿期。

1. 葡萄糖储备不足　主要见于：

（1）早产儿：肝糖原储备主要发生在妊娠的最后3个月，因此，胎龄越小，糖原储备越少。

（2）小于胎龄儿：除糖原储备少外，糖异生途径中的酶活力也低。

2. 葡萄糖消耗增加　主要见于：

（1）围生期窒息：低氧、酸中毒时儿茶酚胺分泌增多，刺激肝糖原分解增加，加之无氧酵解使葡萄糖利用增多。

（2）其他：如低体温、败血症、先天性心脏病等，常由于热量摄入不足，而葡萄糖利用增加，导致低血糖。

3. 高胰岛素血症　主要见于：

（1）糖尿病母亲娩出的婴儿：由于胎儿在宫内存在高胰岛素血症，而出生后母亲血糖供给突然中断，导致低血糖。

（2）Rh溶血病：红细胞破坏致谷胱甘肽释放，刺激胰岛素分泌增加。

二、持续性低血糖

指低血糖持续至婴儿或儿童期。

1. 高胰岛素血症　主要见于胰岛细胞增生症、Beckwith综合征、胰岛细胞腺瘤。

2. 内分泌缺陷　如先天性垂体功能不全、皮质醇缺乏、胰高血糖素缺乏、生长激素缺乏等。

3. 遗传代谢性疾病

（1）糖类疾病：如糖原贮积症Ⅰ型、Ⅲ型。

（2）脂肪酸代谢性疾病：如中链酰基辅酶 A 脱氢酶缺乏。

（3）氨基酸代谢缺陷：如支链氨基酸代谢障碍、亮氨酸代谢缺陷等。

【 临床表现 】

1. 症状多发生于生后数小时至 1 周内，表现为嗜睡、拒乳、震颤、呼吸暂停、阵发性青紫、昏迷、眼球异常转动、多汗、抽搐、苍白、心动过速、体温不升等。

2. 也有表现为易激惹、兴奋和惊厥，以微小型和局限型惊厥发作为多见。

3. 另有一大部分为无症状性低血糖，尤其多见于早产儿。

【 实验室检查 】

1. **空腹血糖**　可空腹 4~6 小时。纸片法快速方便，可用作筛查。血标本应及时送检，放置过久可因红细胞糖酵解及非特异性非糖类还原物质增加影响结果。

2. 血常规、尿常规及血钙、血镁测定，必要时做血、尿渗透压测定。

3. 持续和反复发作低血糖应做血胰岛素、胰高血糖素、甲状腺素、促甲状腺激素、生长激素、皮质醇测定，必要时做血、尿氨基酸及有机酸测定。

【 治疗原则 】

由于并不能确定引起脑损伤的低血糖阈值，因此不管有无症状，低血糖者均应及时治疗。

一、无症状性低血糖并能进食者

可先进食，并密切监测血糖，低血糖不能纠正者可静脉输注葡萄糖，按6~8mg/（kg·min）速率输注，4~6小时后根据血糖测定结果调节输糖速率，稳定24小时后逐渐停用。

二、症状性低血糖

可先给予一次剂量的10%葡萄糖200mg/kg（2ml/kg），按每分钟1.0ml静脉注射；以后改为6~8mg/（kg·min）维持，以防低血糖反跳。每4~6小时监测血糖1次，并根据血糖值调节输糖速率，正常24小时后逐渐减慢输注速率，48~72小时停用。低血糖持续时间较长者可加用氢化可的松5~10mg/（kg·d），静脉注射，至症状消失、血糖恢复后24~48小时停止，可持续数日至1周；或泼尼松1~2mg/（kg·d），口服，共3~5天，可诱导糖异生酶活力增高。极低出生体重早产儿对糖耐受性差，输糖速率>6~8mg/（kg·min）易致高血糖。

三、持续性低血糖

葡萄糖输注速率常需提高至20~30mg/（kg·min）以上才能维持血糖浓度在正常范围。还可静脉注射胰高血糖素0.025~0.2mg/kg，间断给药；或10μg/（kg·h）静脉维持。高胰岛素血症可用二氮嗪，每日10mg/kg（最大剂量<25mg/kg），分3次口服。胰岛细胞增生症则须做胰腺次全切除。先天性代谢缺陷患儿应给予特殊饮食疗法。

【预防】

1. 避免可导致低血糖的高危因素（如寒冷损伤），高危儿定期监测血糖。

2. 生后能进食者宜早期喂养。

3. 不能经胃肠道喂养者可给10%葡萄糖静脉滴注，足月适于胎龄儿按3~5mg/（kg·min）、早产适于胎龄儿以4~6mg/（kg·min）、小于胎龄儿以6~8mg/（kg·min）速率输注，可达到近似内源性肝糖原产生率。

第九节　新生儿高血糖

【定义】

新生儿高血糖（neonatal hyperglycemia）的标准，目前尚未统一。学者们分别以血糖高于7、7.8、8.0、8.3mmol/L（125、140、145、150mg/dl）作为高血糖的标准。由于新生儿肾糖阈低，当血糖>6.7mmol/L（120mg/dl）时常出现糖尿。国内多以全血血糖>7mmol/L（125mg/dl）作为诊断标准。

【病因】

一、医源性高血糖

常见于早产儿。多由输注葡萄糖的速度过快或不能耐受所致。

二、应激性高血糖

如处于窒息、感染或寒冷状态的新生儿易发生高血糖。

三、药物性高血糖

母亲分娩前短时间内用糖和糖皮质激素以及婴儿在产房复苏时应用高渗葡萄糖、肾上腺素及长期应用糖皮质激素等药物，对血糖水平均有影响。

四、新生儿暂时性糖尿病

又称新生儿假性糖尿病，其病因和发病机制尚不十分清楚，

一般认为与胰岛 β 细胞暂时性功能低下有关。治愈后不复发，不同于真性糖尿病。

五、真性糖尿病

新生儿少见。

【临床表现】

轻者可无临床症状，血糖增高显著或持续时间长者可发生高渗血症、渗透性利尿，出现脱水、烦渴、多尿等。体重下降，血浆渗透压增高，甚至发生颅内出血或呼吸暂停。伴发酮症酸中毒者较少见。

【诊断】

全血血糖>7mmol/L（125mg/dl）可诊断。

【预防】

预防主要措施是控制葡萄糖输入的速度，临床上应注意以下几点：

1. 注意监测血糖。

2. 在新生儿窒息复苏及低体温复温等情况下，应慎用25%高渗葡萄糖推注，稀释药物用5%葡萄糖为宜。

3. 对早产儿、小于胎龄儿，尤其有中枢神经系统损害时，输糖速度5~6mg/（kg·min）。应监测血糖、尿糖，并用以调整输糖速度和浓度。

4. 注意行肠外营养时采用全静脉营养，加用多种氨基酸液和脂肪乳以达全静脉营养的目的。

【治疗】

1. **医源性高血糖**　严格控制输液速度，并监测血糖加以调整。

肠外营养应从葡萄糖的基础量开始，逐步增加。

2. **重症高血糖** 伴有明显脱水表现时应及时补充电解质溶液，以迅速纠正血浆电解质紊乱状况。并降低血糖浓度和减少糖尿。

3. 空腹血糖>14mmol/L（250mg/dl）、尿糖阳性或高血糖持续不见好转者，可试用胰岛素0.01~0.2U/（kg·h）持续泵点，密切监测血糖和尿糖改变，以防止低血糖的发生。

4. **高血糖持续、尿酮体阳性** 应做血气监测，及时纠正酮症酸中毒。

5. 同时去除病因、治疗原发病，如停用激素、纠正缺氧、恢复体温、控制感染、抗休克等。

第十二章　肠外肠内营养支持

第一节　肠外营养

【定义】

肠外营养（PN）指经静脉途径供应患儿所需营养素，包括碳水化合物、脂肪乳剂、必需氨基酸和非必需氨基酸、维生素、电解质及微量元素。又分为完全肠外营养（TPN）和部分肠外营养（PPN）。

【意义】

机体受到严重感染、创伤等刺激后，在神经、内分泌系统和多种化学介质参与下，出现高代谢状态，即高血糖、"胰岛素抵抗"和负氮平衡。使胃肠屏障功能受损，免疫系统受抑制，心肌收缩力下降，呼吸肌疲劳，最终导致多器官功能衰竭。因此危重患儿强调代谢–营养支持，在患儿无法正常进食的情况下，从多种途径给予营养素，保护胃肠道功能。

【适应证】

1. 不能耐受肠内营养和肠内营养禁忌的危重症患儿。

2. 只能接受部分胃肠营养而不能满足机体基础代谢能量需要的危重症患儿。

3. 中度以上营养不良的患儿。

4.胃肠道疾病不能进食者。

5.大手术后或腹腔胃肠道手术后。

【静脉营养制剂的种类】

见表12-1。

表12-1 静脉营养制剂

	制剂	备注
氨基酸	6%氨基酸（婴儿用） 7%凡命	
脂肪乳剂	10%脂肪乳（长链） 20%脂肪乳（长链） 20%脂肪乳（中/长链）	
维生素	水乐维他	水溶性维生素 （维生素C、维生素B_1、维生素B_2、维生素B_6、维生素B_{12}、维生素P、叶酸等）
	维他利匹特	脂溶性维生素 （维生素A、维生素D、维生素E、维生素K）
微量元素	派达益儿（婴儿用）	锌、铜、铁、锰、碘、铬
	安达美（成人用）	锌、铜、铁、锰、碘、铬
	磷制剂（磷酸氢二钠）	1ml=0.5mmol P，2mmolNa
葡萄糖	5%GS 10% GS 25% GS 50% GS	
电解质	0.9%NaCl	1ml=0.154mmolNa
	10% NaCl	1ml=1.71mmolNa
	15% KCl	1ml=2mmolK
	25% $MgSO_4$	1ml=1mmolMg
	10%GS-Ca	1ml=9mgCa

【静脉营养途径】

一、外周静脉

同普通输液方法，简便易行，少有全身继发感染。输注糖的最高浓度为12.5%，有时难以提供足够的热量，局部刺激性大，静脉应用时间短。

二、中心静脉

危重患儿抢救时多开放深静脉，常选择股静脉、颈内静脉、锁骨下静脉等。能保留1周以上，可输注浓度达30%的高渗液。但需严格无菌操作及护理，避免发生导管相关性脓毒症。

【计算方法】

一、液体

每日所给液量可根据体重按下列公式进行计算：体重在1~10kg，每日需液量（ml）=100×体重（kg）；体重在10~20kg，每日需液量（ml）=1000+50×（体重−10）；体重在20kg以上，每日需液量（ml）=1500+20×（体重−20），已基本接近成人水平。

全部液量尽量在24小时内均匀输入。

二、热量

热量供应从50~60kcal/（kg·d）开始，逐渐增加至80~100kcal/（kg·d），热量的来源比例按照糖：脂肪：蛋白质=50：30：20。

三、碳水化合物

1g葡萄糖可提供3.4 kcal热量。葡萄糖的输入速度从3~4mg/（kg·min）开始，逐渐增加至6~8mg/（kg·min）。达9mg/（kg·min）

时，给予外源性胰岛素。危重患儿≤5mg/（kg·min）。

四、蛋白质

1g氨基酸提供4.1kcal热量。要注意保证氨基酸有效利用，而不被作为热量消耗，应与葡萄糖和脂肪乳同时输注。氮/热量比例以1:（150~200）为宜，即1g氮需要150~200kcal热量，其中1g氮需要20~40g糖。1g氮相当于6.25g氨基酸。小儿氨基酸配方中必需氨基酸的比例较成人为高（婴儿43%、儿童36%、成人20%），酪氨酸、组氨酸和牛磺酸为早产儿必需氨基酸。

首次用量为0.5~1.0g/（kg·d），最大耐受量可达2.5~3.5g/（kg·d）。

五、脂肪

10%脂肪乳1ml提供1.1kcal热量。全日输注脂肪乳应在16小时以上，最好24小时匀速输入，儿童可耐受的最大速度为1ml/（kg·min）。危重患儿高代谢状态，体内肉毒碱水平较低，选用中链脂肪乳为宜。中链脂肪乳分子量小，不依赖肉毒碱转移，直接进入线粒体分解，氧化代谢迅速。

危重患儿脂肪供应先从0.5g/（kg·d）开始，若患儿耐受良好，可每1~2日增加0.5g/kg，逐渐增加至2~3 g/（kg·d），同时监测甘油三酯水平。

六、无机元素

钠3~4mmol/（kg·d），钾2~4 mmol/（kg·d），氯3~4mmol/（kg·d），钙1mmol/（kg·d），磷1mmol/（kg·d），镁0.25~0.5mmol/（kg·d）。

七、营养液的配制

1. 由专门配制室将全部营养液混合于一个塑料袋中，称为

"全合一"。

2. 将营养液分为两部分，一部分是脂肪乳+脂溶性维生素+水溶性维生素；另一部分为葡萄糖+氨基酸+电解质+微量元素。两部分在输液管道末端通过三通相连，进入体内。

八、磷的供给

磷的需要应予以重视，每提供100kcal热量，需磷0.5mmol。低磷患儿可出现神经肌肉兴奋性降低、感觉异常和肌无力，红细胞因缺磷而变得僵硬，血小板减少，功能下降。

【静脉营养的实施】

见表12-2、表12-3。

表12-2　每日肠外营养方案（一）

	静脉营养日	液量（ml/kg）	氨基酸（g/kg）	葡萄糖（g/kg）	脂肪（g/kg）	热量（kcal/kg）
新生儿、低体重儿	1	30~50	0.5	8	1	20~40
	2	30~50	0.75	10	1	20~40
	3	50	1.0	10	2	20~40
	4	50~70	1.5	12	2	40~60
	5	50~70	2.0	12	3	40~60
	6	80~100	2.5	14~16	3.5	70~78
	7	80~100	2.5	14~16	3.5	70~78
1月至1岁	1	150	0.5	8	1	42
	2	150	1.0	10	2	50
	3	150	1.5	12	2	65
	4	150	2.0	13	3	72
	5	150	2.5	14	3	86

表12-3　每日肠外营养方案（二）

	新生儿	<1岁	1~7岁	7~12岁	12~18岁
热量（kcal/kg）	60~120	90~120	75~90	60~75	30~60
液体（ml/kg）	见表12-2	100×体重（第一个10kg）	1000+50×（体重−10）（第二个10kg）	1500+20×（体重−20）（第三个10kg）	1800~2500ml/d
蛋白质（g/kg）	<2.5	2.0~3.5	2.0~2.5	2.0	1.5
脂肪乳（g/kg）	2.5	2	2	2	2
占总热量（%）	40	40	40	30	30
氯化钠（mmol/kg）	3~5	3~4	3~4	3~4	2~4
磷（mmol/kg）	1~2	1~2	1~2	1~2	1~2
钾（mmol/kg）	2~4	2~3	2~3	2~3	2~3
葡萄糖酸钙（mg）	100	100~500	100~500	100~500	2000
镁（mmol/kg）	0.25~0.5	0.25	0.25	0.25	0.25

注：微量元素、水溶性及脂溶性维生素另加

【肠外营养的监测】

见表12-4。

表12-4　肠外营养的监测项目

监测项目		监测次数	
		第1周	1周后
体格检查	体重、身高、头围	每日1次	每日1次
	心率、呼吸、体温	每日1次	每日1次

监测项目			监测次数	
			第1周	1周后
化验检查	血	电解质（Na、K、Cl、Ca、P、Mg）	每日1次	每周2次
		尿素氮、肌酐	每日1次	每周2次
		葡萄糖	每日1次	每日1次
		总胆红素、直接胆红素	每日1次	每周2次
		转氨酶（AST、ALT）	每周2次	每周1次
		胆固醇	每日1次	每周1次
		甘油三酯、β-脂蛋白	每周1次	每周1次
		白蛋白、球蛋白	每周2次	每周1次
		血常规	每周3次	每周1次
		动脉血气分析	每周3次	每周1次
		前白蛋白（或转铁蛋白）	每周1次	每周1次
		血清氨基酸谱	每周1次	每周1次
		渗透压	每日1次	每周2次
	尿	尿糖、pH值、比重	4小时1次	每日1次
		尿渗透压	每日1次	每日1次
		尿素氮、肌酐	每日1次	每日1次
出入量	总入量		每日1次	每日1次
	总出量		每日1次	每日1次

【停止静脉营养的指征】

当胃肠营养提供热量达总热量的60%以上时，可逐渐减少静脉营养量，直至停止。

【合并症的处理】

一、高血糖或低血糖

调整输液速度、监测尿糖。如血糖>300mg/dl，给予胰岛素0.1~0.2U/（kg·h）。如血糖<45mg/dl，给予25%~50%葡萄糖1~2ml/（kg·次）。

二、高脂血症或脂肪超载综合征

血清甘油三酯>2.3mmol/dl，患儿可有黄疸，肝、脾大，胃肠出血，弥漫性肝浸润等。因输入量大和输注速度快所致。需减量或停用。严重肝、肾功能不全者要慎用脂肪乳，选用肝病或肾病专用氨基酸。

三、电解质紊乱

当发现电解质不平衡时，需根据血、尿电解质调整每日电解质的入量。

四、置管并发症

感染、血栓性静脉炎或导管断裂和闭塞；留置中心静脉导管过程中可能出现气胸、动脉损伤出血、空气栓塞、血胸、心律不齐、中心静脉栓塞、乳糜胸，以及神经、气管和胸导管损伤等并发症。要注意监测和预防。

第二节　肠内营养

【定义】

肠内营养（EN）是指用未经消化或部分消化后即可吸收的营养

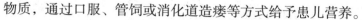

物质，通过口服、管饲或消化道造瘘等方式给予患儿营养。

部分肠内营养是指胃肠道仅能接受部分的营养物质，其余部分由肠外营养来补充的联合营养支持方式。当肠内营养提供的热量达机体所需的60%以上时，可停用肠外营养支持。

【适应证】

1. 各种原因导致不能经口摄入足够营养素，但仍有一定胃肠道功能的患儿。如严重口咽部疾病、肠炎、腹泻、炎症性肠病、吸收不良综合征和消化不良等患儿，如有胃肠功能应给予肠内营养。（只要有胃肠道功能，就要尽量给予肠内营养）

2. 肠道和其他大手术前后的营养支持。如胃肠道造瘘、腹腔手术等。

【禁忌证】

1. 机械性肠梗阻或麻痹性肠梗阻。

2. 严重腹腔内感染。

3. 明显腹胀，或24小时内抽出胃内容物>200ml。

4. 严重胃肠道出血。

5. 顽固性呕吐、严重腹泻。

6. 严重肠吸收不良综合征。

7. 严重衰竭状态，呼吸、循环功能不稳定，有增加胃肠道缺血、坏死风险时。

【开始肠内营养条件】

1. 无明显腹胀。

2. 腹部没有触痛。

3. 肠鸣音存在。

4. 吸出物中没有胆汁样胃内容物。

5. 无胃出血的征象。

6. 呼吸、循环和血流动力学稳定。

【监测与评估】

见表12-5。

表12-5　肠内营养监测项目

项目	喂养前	每日	星期一	星期三	星期五	备注
体重	√		√	√	√	
出入量		√				
尿糖和酮体		√				
血常规	√		√		√	稳定后1次/周
血生化	√		√		√	稳定后1次/周
肝功能	√		√		√	稳定后1次/周
胃潴留		√				
凝血酶原时间	√				√	

【肠内营养制剂】

一、制剂的种类

肠内营养的有效实施有赖于临床医师充分了解肠内制剂的类别、组成、特性及制备要求等。目前市售的肠内营养制剂按蛋白质来源可分要素型和非要素型两类。

（一）要素型

氮源为游离氨基酸或蛋白质水解物短肽，以不需消化或极易消化的糖类、脂肪为能源，含有全面的维生素和微量元素。其特点是营养成分全面，营养素极易消化，可被肠道完全吸收。因不含蛋白质和长肽，抗原性小，不易发生过敏反应。但口感欠佳，应尽量采用管饲。

1. 氨基酸型 如纽康特、恩敏舒。以结晶氨基酸为氮源，几乎不需消化即可吸收，每100ml可提供72kcal热量，适用于严重消化功能紊乱的患儿以及对牛奶和多种食物蛋白过敏的患儿。

2. 短肽型 以蛋白深度水解物为氮源，经少量消化过程便可吸收。儿科常用如小百肽（1岁以上使用）、蔼儿舒（0~3岁使用）、百普力、百普素等。适用于腹泻、术后消化道功能紊乱、胰腺炎等患儿，又称预消化匀浆。

（二）非要素型

其氮源为整蛋白。优点是营养全、渗透压低、口感好，对肠黏膜屏障功能有较好的保护作用。用于肠胃功能相对较好的患儿。常用如配方奶、佳膳、小安素、匀浆等。厚奶为牛奶烧开加入3%~7%的淀粉、藕粉等，使牛奶变稠，适用于习惯性呕吐、胃食管反流和限液又需要增加能量的患儿。

二、制剂选择的原则

须遵循"序贯肠内营养治疗"的原则，根据患儿胃肠道的消化吸收能力、年龄、营养素的需要量以及供给途径，确定肠内营养制剂的种类。待消化吸收功能恢复，再过渡至正常饮食。

1. 消化功能受损害或吸收功能障碍者需要简单、易吸收的配方，选用预消化的要素膳（如水解蛋白、短肽或氨基酸等）。

2. 消化道功能完好者选择完整蛋白质、复杂碳水化合物和较高脂肪的、含膳食纤维的配方（如配方奶粉、匀浆制剂）。

3. <6个月的婴儿应选用低渗透压制剂。

4. 限液者选用高热量制剂（>100kcal/100ml）。

5. 牛奶过敏的患儿选用以大豆蛋白为氮源的制剂或氨基酸制剂。

6. 危重、高代谢状态的患儿选用含谷氨酰胺和高支链氨基酸的要素膳。

7. 遗传代谢内分泌疾病患儿需要特殊医学配方奶粉。

三、各制剂的特点

（一）能全素、能全力

能全素是一种以酪蛋白，植物油和麦芽糖糊精为基质的全聚合的管饲产品。适用于有胃肠道功能或部分胃肠道功能患者的肠内营养支持。能全力是其管饲液体产品。

性状：能全素是一种白色无味的粉末，易溶于水，形成一种似牛奶状的白色液体。pH：6.8；渗透压：320mOsm/L。

组成：葡萄糖浆、麦芽糖糊精、酪蛋白、植物脂肪、卵磷脂、维生素和微量元素等。

适用于有胃肠道功能或部分胃肠道功能，而不能或不愿吃足够数量的常规食物以满足机体营养需求的患者。

主要用于：①厌食和其相关的疾病。②机械性胃肠道功能紊乱。③危重疾病。④营养不良患者的手术前喂养。⑤灌肠。本品能用于糖尿病患者。

用法用量：能全素在溶解后用于管道喂养；能全力可直接用于管道喂养。事先置入一根喂养管到胃、十二指肠或空肠上段部分。能量密度是100kcal/100ml，正常滴速是100~125ml/h。剂量根据患者的需要，由医师处方而定。

注意事项：不适用于：①1岁以内的婴儿。②1~5岁儿童的单一营养来源。③静脉内使用。

包装：①能全素：每听430g，能量为2000kcal（8400kJ）。②能全力：每瓶500ml，能量为500kcal（2100kJ）。

储存：可以在室温下储存。

（二）百普素、百普力

百普素是一种以短肽链乳清蛋白、植物油、中链甘油三酯和麦芽糖精为基本成分的管饲要素膳。适用于胃肠道功能有损害患者的肠内营养支持。百普力是其液态产品，为奶黄色、略有苦味的液体。

性状：百普素是一种淡黄色、略有芳香气味的粉剂，易溶于水，形成一种似牛奶状的液体，味略苦涩。pH：6；渗透压：410mOsm/L。

组成：麦芽糖糊精、葡萄糖糖浆、乳清蛋白水解物、植物油、中链甘油三酯、乳化剂、稳定剂、维生素和微量元素等。

适于胃肠道功能有损伤，不能摄取足量的常规食物以满足机体营养需求的患者。

主要用于：①代谢性胃肠道功能障碍。②危重疾病。③营养不良患者的手术前喂养。④灌肠。⑤本品能用于糖尿病患者。

用法用量：百普素在溶解后用于管饲喂养；百普力可直接用于管道喂养。事先置入一根喂养管到胃、十二指肠或空肠上段部分。标准溶液是100kcal/100ml，正常滴速是100~125ml/h。剂量根据患者的需要，由医师处方而定。

禁忌证：①胃肠道功能衰竭。②完全性小肠梗阻。③严重的腹腔内脓毒症。

包装：①百普素：一盒4袋，每袋126g，每盒总能量为2000kcal（8400kJ）。②百普力：每瓶500ml，能量为500kcal（2100kJ）。

储存：可以在室温下储存。

（三）蔼儿舒

本品为乳清蛋白深度水解配方粉。

热量：71kcal/100ml；蛋白质：3.0g/100kcal（80%短肽+20%游离氨基酸）；核苷酸：5.4mg/100ml；脂肪：40%MCT，含ARA/

DHA+GLA。

适用于食物蛋白过敏特别是牛奶蛋白过敏和（或）大豆蛋白过敏的患儿，特别是足月儿、1岁以内婴儿，以及慢性腹泻者。

（四）小百肽

本品为营养齐全的水解蛋白要素膳，专为吸收不良或胃肠功能紊乱的1~10岁儿科患者设计。

热量：100kcal/100ml；蛋白质：3.0g/100kcal；100%乳清蛋白水解短肽，含有谷氨酰胺；脂肪：60%MCT，无ARA/DHA；糖类：蔗糖和麦芽糖糊精，无乳糖；渗透压：285mOsm/L。

适用于：1~10岁。

1. ICU 胃肠功能不全的危重症患儿。

2. 儿内科 克罗恩病、胃排空延迟、囊性纤维化。

3. 儿外科 胰腺炎、短肠综合征、胃肠道手术前后营养支持。

4. 肿瘤科 放、化疗患儿；放射性肠炎。

（五）儿童佳膳

本品是为胃肠功能正常患儿准备的营养全面均衡的整蛋白型肠内营养制剂，满足1~10岁儿童。

热量：100kcal/100ml；蛋白质：3.0g/100kcal（乳清蛋白：酪蛋白=50：50，含谷氨酰胺）；脂肪：20%MCT，无ARA/DHA；糖类：蔗糖、麦芽糖糊精和玉米糖浆，无乳糖；渗透压：270 mOsm/L。

适用于：1~10岁胃肠道功能正常患儿。

1. 儿内科 挑食、偏食、厌食、营养不良、生长迟缓。

2. 儿外科 非胃肠道手术前后营养支持。

3. 神经科 脑瘫。

4. ICU 胃肠道功能正常的危重者。

5. 肿瘤科 放、化疗患儿。

（六）健儿小安素

健儿小安素营养奶粉含有以酪蛋白为主的蛋白质、植物性脂肪、两种来源的碳水化合物、多种维生素及矿物质等。

用法用量：以190ml温开水缓慢加入5平匙（或45.4g）小安素，搅拌1分钟至溶解。3~6岁1000ml/日，7~10岁1300ml/日，即可达到每日的蛋白质和维生素等需求。

储存：冷藏保存，在24小时内饮用完，小安素开封后3周内用完。

（七）爱伦多

特点：①氮源为氨基酸，可以迅速吸收，内含谷氨酰胺保护肠黏膜。②低脂肪，对胰腺外分泌系统刺激小，不使肠管运动亢进。③减少粪便量和肠内细菌数，有利于日常管理和手术前营养管理。④水溶性好，流动性强，各种鼻饲管均适用。

适应证：患者不能接受含有蛋白质的营养制剂时；需要保持肠内消化时；消化道手术后；消化道特殊疾病时（克罗恩病、溃疡性结肠炎、消化不良综合征、胰腺炎）；大面积烧伤。

禁忌证：重症糖尿病、大量应用激素、有糖代谢异常倾向者。

副作用：给入过快、浓度过高，可出现腹泻、腹胀。

四、肠内营养制剂汇总

见表12-6。

表12-6　肠内营养制剂汇总

制剂	成分			渗透压 （mOsm/L）	热量 （kcal/ml）
	糖类	蛋白质	脂肪		
安素	碳水化合物	酪蛋白	植物油		1
小安素	两种碳水化合物	酪蛋白	植物油		1

制剂	成分			渗透压	热量
	糖类	蛋白质	脂肪	(mOsm/L)	(kcal/ml)
爱伦多	麦芽糖糊精	氨基酸	植物油 低脂肪		1
能全素	麦芽糖糊精	酪蛋白	植物油	320	1
百普素	麦芽糖糊精	乳清蛋白水解物 短肽	植物油 中链甘油三酯	410	1
匀浆	淀粉	蛋白质	动、植物油		1

【肠内营养的通路】

选择时主要根据患儿的意识情况、胃肠功能情况及预计肠内营养的时间来决定，分别可选用口服、鼻胃管、十二指肠或空肠管饲、胃肠造瘘术等。

1. **经鼻或口放置胃管** 适用于预计使用管饲时间较短，胃肠功能良好的非胰腺炎患儿。

2. **经鼻十二指肠或空肠置管** 适用于肠功能正常而胃功能受损、有高度误吸风险和重症胰腺炎患儿。常用螺旋型鼻肠管。

3. **胃或空肠造瘘置管** 管饲预期时间超过6周，可采用胃肠道造瘘置管。这时，如果患者有高度误吸风险，可进行空肠造瘘；没有高度误吸风险的，则可进行胃造瘘。还有其他一些需要考虑的因素：如胃肠道手术患者，营养管的位置应放在最后一个手术吻合口远端；又如急性胰腺炎的患者实施肠内营养治疗时，应将营养管放入空肠，以尽可能减少对胰腺的刺激。

4. 建立胃肠道管饲通路时，可先评估胃肠道功能状况，然后通过以下方法进行选择（图12-1）。

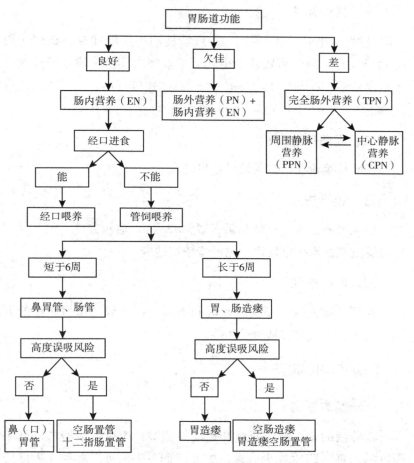

图12-1 胃肠道喂养通路的选择

【输注方式的选择】

管饲时可通过间断输注、持续输注或两种方式结合进行肠内营养。具体方式的选择取决于患儿的状况、置管位置和患儿的胃肠道功能及耐受情况。

一、持续输注

持续 24 小时输注（泵入），近端使用加热器加温。适用于胃肠功能异常、幽门后置管的患儿。危重症患儿持续输注较分次注入更易耐受。一般以 1~25ml/（kg·h）的速度开始，每 1~2 天进行调整。

二、周期输注

夜间持续输注，白天鼓励经口进食。

三、顿服注入

模拟普通进食，犹如少量多餐，q3~6h。应用方便，但若伴有胃食管反流或胃排空延迟，则可能较难适应。

四、间断输注

如同顿服注入，每次输注时间更长一些，或用重力滴注的方法。较顿服注入更容易耐受一些。

【输注量的调整】

一、基本原则

营养液的输注要注意量和速度的调整，遵循逐渐增加、循序渐进的原则。即"先少后多、先稀后稠、先一种后多种、先慢后快"等。

二、具体步骤

1. **先少后多** 每次口服或管饲注入 10ml、20ml、50ml、100ml、200ml，每日 6~10 次。由少到多，逐日增加，一般 4~5 天达全量。同时注意浓度、温度适宜。

2. **先稀后稠**　先从5%糖盐水开始，然后逐渐选用淀粉、米粉、要素膳，直至正常。

3. **先一种后多种**　2~3次，交替注入，加入菜汁、果汁。

4. **先慢后快**　缓慢连续喂养，10~20ml/h［1ml/（kg·h）］→50~80ml/h［2ml/（kg·h）］→100~125ml/h［25ml/（kg·h）］，注意加温和使用营养泵，每6小时检查残留量。

5. 口饲优先，管饲与口饲结合，然后过渡到经口正常饮食。

6. **允许性低热量供应**　20~25kcal/（kg·d）。

第十三章　常用操作技术

第一节　气管插管

【插管指征】

1. 窒息、心肺复苏时。

2. 任何原因引起的呼吸衰竭（包括中枢性和周围性呼吸衰竭）需要进行人工通气治疗者。

3. 各种先天和后天性呼吸道梗阻（上、下呼吸道梗阻，如呼吸道分泌物严重壅塞、急性喉炎伴喉梗阻、哮喘持续状态和昏迷有分泌物阻塞者。

4. 吸入氧浓度 $>60\%$，动脉血气 $PaO_2<60mmHg$，或 $PaCO_2>65mmHg$，经正规吸痰、给氧不见好转者。

5. 各种原因所致的脑水肿、颅内高压、肺动脉高压或代谢性酸中毒等，进行治疗性过度通气时。

6. 神经肌肉功能不全，如脊髓炎、吉兰-巴雷综合征、胸壁不稳定（或畸形）等。

7. 保护气道、防止误吸或气管内给药时，如麻醉、中毒、肺部灌洗等。

【气管导管选择】

具体见表13-1。

表13-1 小儿气管导管选择及插入深度

	导管内径（mm）	插入深度（cm）	
		经口插管	经鼻插管
早产儿（<1000g）	2.0~2.5	7	9
早产儿（<2000g）	3.0	8	10
早产儿（<3000g）	3.5	9	11
足月儿	3.0~3.5	10	12
6月	3.5	11	13
1岁	4.0	12	15
2岁	4.5	14	16
4岁	5.0	15	17
6岁	5.5	16	19
8岁	6.0	18	20
10岁	6.5	20	22
12岁	7.0	21	22

注：1.导管内径：2岁以上：年龄/4+4，或约同第五手指（小指）直径。

2.插入深度：2岁以上：年龄/2+12。

3.上气道梗阻患儿插管号（内径）宜偏小，以免压迫喉头，加重水肿。

4.内径5.0mm以上的气管插管带套囊，可防止误吸及漏气，但内径要比无气囊气管插管内径小0.5mm。

【插管前准备】

除窒息、心肺复苏者需立即插管外，插管前应尽力完成下列准备，这有助于插管安全，使插管顺利进行，减少并发症。

1.下胃管，排空胃内容物。

2.开放静脉，接好心电监测。

3．准备好气管、口腔吸痰用具、痰细菌培养管。

4．阿托品0.01~0.02mg/kg，静脉滴注或肌内注射，并酌情给予镇静药如咪达唑仑等。

5．气管插管必备的器械和材料

（1）小儿喉镜1套，有直型和弯型镜片各1套，或可视喉镜用于困难气道。

（2）预计应用型号的气管插管，以及分别大、小一个型号的气管插管2~3根，以及连接插管的接头、插管钳及手控复苏囊。

（3）气管插管内用金属导丝。

（4）牙垫。

（5）气管内吸痰管和负压吸引器

（6）固定导管的胶布："工"形胶布。

（7）各种应急抢救用品放入急救车，备于床边（内含心肺复苏必备之药物、器械）。

【 插管步骤 】

宜三人密切配合操作。主要术者负责插管；一助手负责固定患儿：让患儿仰卧，用双手掌把握患儿头部并使之略向后仰，双前臂压住患儿肩关节，同时注意患儿肤色、心率、血压及血氧饱和度，并及时通知术者；另一助手（护士）负责传递器械、吸痰及静脉给药。

一、经口腔气管插管法

1．先用复苏器口罩加压给氧，改善全身氧合状态。

2．使患儿头呈轻微伸展位，略向后仰，尽可能使头部与口腔、咽、喉在同一轴线；操作者左手持喉镜，将镜片通过舌与硬腭间在中线上向前推进，上提手柄，暴露会厌。镜片镜端插入会厌谷内，要尽可能避免压迫嘴唇、牙齿、牙槽嵴。

3. 暴露声门是关键。持喉镜的左手用腕力向上一轻挑即能挑起位于会厌谷内的镜片顶端，会厌就被举起向前贴于镜片下面，声门即暴露。如暴露不完全，可由一名助手协助对环状软骨施压。或改为可视喉镜充分暴露声门。

4. 一旦声门可视，操作者右手持装有管芯的导管，弯曲部向上插入声门下合适的位置，拔去管芯，放好牙垫，胶布固定。

5. 插管成功，助手立即将简易呼吸囊接好，进行加压给氧，以验证插管位置是否正确。

6. 确定插管位置正确后，套囊打气，防止漏气，并用"工"形胶布给予固定，记录插管进入深度或留在鼻腔外长度。

7. 约束患儿四肢，头、肩部用沙袋固定，尽可能保持头及上胸部抬高15°~30°。

8. 清理呼吸道分泌物，将吸出的第一管分泌物送细菌培养。

9. 根据病情，接呼吸机行机械通气或气囊给氧。

二、经鼻腔气管插管法

1. 先用复苏器口罩加压给氧，改善全身氧合状态。

2. 将气管插管用无菌注射用水或生理盐水湿润后，由一侧鼻孔插入（方向为前下方），通过后鼻道达咽部，如遇阻力，可适当改变头部前后位置，呈略向后仰或平卧位，或用管芯改变插管弧度，使之顺利通过鼻腔。

3. 左手持喉境，右手拇指、食指拨开上、下唇，从口腔右侧将喉镜插入，将舌推向左侧，暴露声门，在直视下，用插管钳将插管送入大气道。新生儿、小婴儿喉头位置靠前。助手可轻压环状软骨。婴儿上气道最小直径是在环状软骨环水平，因此，插管若不能顺利通过声带下方，不可粗暴用力，此时应换用较小一号的插管，重新操作。全部过程须注意无菌操作。

【气管插管位置的监测】

1. 是否可见气管插管腔内冷凝的水分。

2. 观察双侧胸廓起伏状况是否良好，两侧呼吸音是否对称，患儿发声是否消失，以及监测血氧饱和度是否上升。

3. 床边拍胸片，观察插管位置，插管顶端位置应在气管隆突上1~2cm或第2、3胸椎水平，并于插管后1~2小时行血气分析。

4. 监测呼出气CO_2浓度。

5. 如左肺呼吸音明显减弱，则可能是插管位置过深，须酌情上提插管。

【插管中可能出现的危象及处理】

一、缺氧

呼衰患儿原已处于缺氧衰竭状态，插管刺激、患儿挣扎更加重缺氧，甚至引起心跳抑制。如患儿出现严重紫绀，应暂时停止操作，用复苏器加压给氧，紫绀缓解后再行插管。

二、心动过缓

小儿迷走神经反射活跃，插管操作可刺激咽喉部迷走神经感受器，反射性地引起心动过缓。缺氧也是引起心动过缓的常见原因。因此，插管前必须加压给氧，纠正缺氧状态，并常规给予镇静药和阿托品。

三、呕吐及误吸

插管前未下胃管吸引、喉镜刺激或心脏按压均可引起呕吐，尤其是近期进食或加压给氧引起胃内充气膨胀时，更易引起呕吐导致误吸。因此，只要患儿情况允许，插管前均应下胃管排空胃内容物。

四、食道内插管

气管插管可能插入食道，即使有经验的操作者也可能发生。如无胸廓起伏而上腹部逐渐膨隆，上腹部可闻及进气声，同时仍能发声，则提示插管进入食道，此时应立即拔出重插。有时难以鉴别清楚，此时可进行呼出气CO_2浓度测定。

【气管插管可能引起的并发症】

1. 操作时间过长或导管远端位置不当，可引起低氧血症。
2. 操作粗暴可引起舌、齿龈、会厌、气管、声带及食道损伤。
3. 刺激咽喉部的迷走神经分支，导致心动过缓和呼吸暂停。
4. 插管进入一侧支气管，充气过度引起气胸。
5. 操作者手及器械等污染，导致感染。

【拔管指征】

1. 机械通气的原发因素消除。
2. 自主呼吸恢复，用IMV或CPAP呼吸支持2~24小时内能维持。
3. 呼吸道分泌物明显减少，或咳嗽有力、能够咳出。
4. 循环系统及中枢神经系统功能稳定。
5. 血气基本正常。

【拔管前准备】

1. 拔管前半小时，给地塞米松0.5mg/kg，或氢化可的松5mg/kg静脉滴注。
2. 拔管前吸出胃内容物，禁食4~6小时。
3. 保持静脉开放8~24小时。
4. 做好再次插管的准备。

【拔管时操作】

1. 充分拍背吸痰，主要是将气管、支气管及鼻、咽腔分泌物充分吸出，然后拔管。

2. 拔管时可给予气囊加压给氧，促进痰液排出；尽量不在负压吸引状态下拔管，以避免肺泡萎陷。

3. 拔管后立即给予吸氧。

4. 再次清洁鼻咽部及口腔分泌物，听诊两肺呼吸音，检查两肺通气情况。如患儿舌后坠，可托起下颌，或放置口咽通气道，以保证呼吸道通畅。

【拔管后护理】

1. 拔管后可给予吸氧12~24小时以上，鼻导管或头罩吸氧均可，吸入氧浓度一般较原吸入氧浓度高5%~10%。若患儿缺氧严重，可给予经鼻持续气道正压通气（NCPAP），以提高氧合能力，减少呼吸功。

2. 雾化吸入布地奈德混悬液0.5~1mg/次，q1~4h，以防治喉头水肿。酌情减量、延长雾化间隔时间，维持1~3天。可与肾上腺素1mg/次雾化交替使用。

3. 勤吸痰、保持呼吸道通畅。拔管后吸痰手法要轻，吸痰管插入不宜过深，以免刺激咽喉部而引起喉痉挛或呕吐。

4. 心电、呼吸监护24小时。

5. 拔管后禁食8~24小时，如有喉头水肿等合并症，应鼻饲喂养，直至症状改善。

6. 避免应用有呼吸抑制作用的镇静剂。若患儿呼吸表浅，可适当应用呼吸兴奋剂，如氨茶碱5mg/kg，此后1~2mg/kg，8~12小时1次。

7. 拔管后24小时内适当控制入量，一般可按$1200ml/m^2$计算，以避免加重喉头水肿。

8. 拔管后1~2小时复查动脉血气。

【 拔管后合并症 】

一、喉头水肿

多发生于拔管后24小时内，包括声门和声门下水肿，尤其是环状软骨坚硬，不能扩展，造成气道腔隙狭窄，在婴幼儿更为严重。如环状软骨弥漫性肿胀1mm，可引起口径减小30%，而小于4个月的婴儿则减小64%，喉头水肿与插管时间长短、管径大小是否合适、局部循环等因素有关。

处理：

1. 加温湿化给氧。

2. 雾化给药

（1）雾化吸入布地奈德混悬液0.5~1mg/次，q1~4h，以后酌情减量、延长雾化间隔时间，维持1~3天。

（2）肾上腺素1mg/次雾化，可与布地奈德混悬液交替使用。

3. 继续用激素静脉滴注（q8~12h），镇静。

二、声门关闭不全

长期插管可影响喉闭合，使之失去防止异物进入气道的保护作用。患儿表现为呛奶，甚至可能导致误吸。因此，对插管时间较长的患儿，拔管后应停止喂养8~24小时，或给予鼻饲喂养，以后酌情恢复喂养。

三、喉狭窄

喉内肉芽肿、声带纤维化等，需请耳鼻喉科协助诊治。

第二节 持续气道正压通气（CPAP）治疗

【适应证】

1. 早产儿RDS、呼吸暂停等新生儿疾病。

2. 小儿ARDS和肺炎等肺实质病变所致的缺氧性呼吸衰竭早期。

3. 上、下呼吸道梗阻。包括早产儿和小婴儿咽后壁塌陷、睡眠呼吸暂停综合征、喉气管支气管炎、喉软骨软化病、毛细支气管炎、喉头水肿、声带麻痹、哮喘等。

4. 肺淤血和肺血流量增多的疾病，如左向右分流的先天性心脏病、早产儿RDS合并动脉导管开放和持续性胎儿循环、急性心肌炎、休克伴心脏停搏及胸腔手术后。

5. 有创机械通气撤机过程中的序贯治疗。

6. 慢性神经肌肉疾病所致呼吸功能不全。

【禁忌证】

1. 心跳或呼吸停止。

2. 自主呼吸微弱，频繁呼吸暂停。

3. 气道分泌物较多，咳嗽无力，气道保护能力差，误吸危险性高。

4. 未经引流的气胸、纵隔气肿，严重的低氧血症和酸中毒。

5. 血流动力学不稳定（休克）、心律失常。

6. 鼻咽部永久性的解剖异常。

7. 颈面部创伤、烧伤、手术及畸形等。

【 经鼻持续气道正压通气（NCPAP）装置及原理 】

见图13-1。

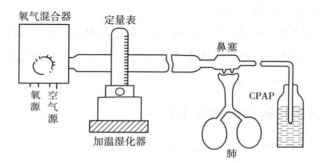

图13-1　NCPAP装置及原理

【 应用方法及途径 】

1. 可采用NCPAP，或经面罩、气管插管CPAP。

2. 参数调节。流量与压力的选择：

（1）流量：MV × 4（一般6~12L/min），保持水封瓶持续有气泡排出。

（2）压力（PEEP）：通常压力在4~10cmH$_2$O。

（3）吸入氧浓度：初始吸入氧浓度可较高，然后根据氧合情况逐渐下调，长期应用时以吸入氧浓度<50%为宜。

3. 撤离。病情好转后可逐步降低压力至3cmH$_2$O，吸入氧浓度<0.35时，可考虑撤机。

【 使用CPAP护理常规 】

1. 清洁鼻腔，保持气道通畅。

2. 选择合适鼻塞，固定鼻塞位置，头两侧用沙袋固定。

3. 保持正确体位，头高约30°。

4. 需用胃管喂养者，胃管号宜偏小，经口放置。

5. 保持镇静。

6. 按时拍背吸痰，方法及时间同呼吸机治疗。

7. 鼻塞、管道定期更换。

8. 定时检查鼻塞位置、湿化管、水封瓶水位。

9. 如CPAP使用不成功，需检查是否为应用不当而造成，再决定是否停止使用。

【CPAP并发症及处理】

一、CO$_2$潴留

主要由烦躁、鼻塞位置不当、管道扭折压迫所致，或病情较重等。CO$_2$轻度潴留时可通畅呼吸道；严重时需改用有创辅助或控制通气。

二、鼻腔黏膜损伤、出血或感染

更换鼻塞或面罩的位置，严重时改用气管插管或气管切开进行有创机械通气。

三、腹胀

易发生于年长儿。下胃管，行管饲喂养，严重时持续胃肠减压。

第三节　机械通气的临床应用

【适应证】

1. **严重通气不良**　包括中枢性呼吸衰竭和周围性呼吸衰竭。

2. **严重换气障碍**　如呼吸窘迫综合征（包括ARDS和新生儿呼吸窘迫综合征）、肺水肿、肺出血等。

3. **神经肌肉麻痹**　神经肌肉麻痹致肺活量减少至正常的1/4或者1/3，呼吸幅度减小，有缺氧表现，需要呼吸支持时。

4. 窒息、心肺复苏。

5. 颅内压增高需要过度通气降颅压时。

6. **新生儿疾病**　呼吸暂停、透明膜病、持续性胎儿循环、胎粪吸入综合征、先天性膈疝、破伤风需使用大剂量镇静剂时，均可应用呼吸机。

7. **心脏手术后**　此时应用呼吸机可减少呼吸功，减轻呼吸和循环负担，防止心脏储备能力耗竭。

8. 任何原因造成呼吸停止或即将停止都是应用呼吸机的绝对指征。

9. **血气指征**　吸入氧浓度>50%，动脉血气结果仍示$PaO_2<50mmHg$，或$PaCO_2>65mmHg$，经正规吸痰、给氧不见好转者。

【禁忌证】

没有绝对禁忌证。

相对禁忌证：

1. 肺大疱、张力性气胸或纵隔气肿，可先行胸腔闭式引流，再行机械通气。

2. 大咯血或气道异物取出之前或严重误吸引起的窒息性呼吸衰竭，宜先吸出血液或误吸物后再行正压通气。

3. 心梗、低血容量性休克补充血容量前。

4. 气管、食管瘘等。

【呼吸机分类】

一、常频呼吸机

1. **定容型呼吸机**　吸气转换成呼气是根据预调的潮气量而切

换。呼吸机按预设的容量向患者送气，当预设潮气量交付完成时，吸气停止，转入呼气相。

2. 定压型呼吸机　吸气转换为呼气是根据预调的压力值（压力峰值）而切换。呼吸机按预设的气道压力向患者送气，当患者气道压达到预设的高压限制值时，送气停止，转入呼气相。

3. 定时型呼吸机　吸气转换到呼气是通过时间参数（吸气时间）而切换。给患者预设吸气时间，当机械送气到达预设吸气时间时，机械通气停止，进入呼气相。

4. 混合型多功能呼吸机　即定时限压持续气流型呼吸机。这是专门适用于婴幼儿和新生儿的呼吸机类型，此型呼吸机以定时型为基本特点，同时具备限压功能，管道中有持续气流，故称为定时、压力限制、持续气流型呼吸机。

二、高频呼吸机

高频呼吸机采用的是以近于或小于生理潮气量和高于生理呼吸4倍以上频率进行气体交换的一种机械通气方式。目前主要分为3种类型：

1. 高频振荡通气（HFOV）　用往复运动的活塞泵进行通气，吸气时将气体送入肺内，呼气时将气体抽出，潮气量可比生理死腔还小，频率可高达300~2400次/分。

2. 高频喷射通气（HFJV）　是由细喷嘴以每分钟100~300次高速喷射气体进行正压通气，高频喷射的气流可借助周围的负压将四周空气混掺入气道，使气流量增大而高压不高。

3. 高频气流阻断（HFFI）　气流通过具有中心通路的高速旋转轴，每当中心通路方向与气流方向一致时，即有气流通过，如此形成高频的间歇气流。

【 机械通气方式 】

一、间歇正压通气（intermittent positive pressure ventilation，IPPV）

是呼吸机最基本的通气方式。呼吸机在吸气相产生正压，将气体压入肺内，呼气相时呼吸机停止送气，管道与大气相通，胸廓及肺组织弹性回缩将气体被动呼出，直到压力降到与大气压相同。

二、辅助通气（assist ventilation，AV）

主要用于有自主呼吸但每分通气量不足的患儿。患儿在有自主呼吸时，吸气时的气道负压触发机器送气，机器以预设的参数同步地正压送气，形成机器与患儿呼吸同步。

三、辅助/控制通气（assist-control ventilation，A/C）

此类型工作模式为上述两种通气方式的结合，即当患儿有自主呼吸时，机器按照辅助通气模式工作，一旦患儿呼吸弱或呼吸停止，机器会自动转换为间歇正压通气。适用于呼吸微弱或自主呼吸停止的患儿。

四、间歇指令通气（intermittent mandatory ventilation，IMV）

属于一种辅助通气方式，呼吸机管道中有持续气流，允许患儿在机械通气的间隙进行自主呼吸。在患儿若干次自主呼吸后给一次正压通气，保证每分通气量。IMV的呼吸频率为正常频率的1/10~1/2。同步间歇指令通气（SIMV）较IMV更优越，可称为同步的IMV，使每次IMV的正压通气恰好发生在患者吸气相。IMV及SIMV主要用于自主呼吸较好，但每分通气量不足的患儿，它的另一个用途是用于呼吸机撤离。

五、压力支持通气（pressure support ventilation，PSV）

是当患儿自主呼吸微弱，每分通气量不足时，在患儿自主呼吸时施以一定的压力，帮助克服气道阻力。吸气相是由患者吸气信号引发的，机器以预先调定的压力帮助患者吸气，但呼吸频率、吸气及呼气时间由患儿自己调节，有利于呼吸协调。PSV也可作为撤离呼吸机的一种手段。

六、深呼吸或叹息（sigh）

长时间应用固定的呼吸频率和潮气量，可使扩张不足的肺泡逐渐陷闭，顺应性下降。这时虽然通气量未变，但换气功能却逐渐减退。因此，在应用呼吸机过程中，为了使不张的肺泡复张，有些呼吸机有"sigh"功能，能定时自动增加潮气量达预定潮气量的1.5倍或2倍，呼吸频率可减慢一半，数次后恢复原潮气量和频率。

七、呼气延迟（expiratory retard）

在呼气口加用一个带小孔的盖，使呼气阻力增大，延长呼气时间。增加峰压回至基线的时间，以防止小支气管塌陷。与PEEP主要防止肺泡萎陷不同，呼气延迟主要用于气道早期萎陷或积气引起的功能残气量进行性增加，慢性阻塞性肺疾病、哮喘等。应用时间不宜太久。

八、持续气道正压通气（continuous positive airway pressure，CPAP）

是完全在自主呼吸的情况下，呼吸机向气道提供持续气流而无主动送气。患儿以自主的频率、潮气量、吸呼比进行自由呼吸。具体应用主要有两种情况：①利用CPAP装置进行氧疗，通过双侧鼻塞等与人体连接，纠正严重的Ⅰ型呼吸衰竭导致的低氧血症，对呼吸窘迫综合征（RDS）有良好的治疗效果。②在停用呼吸机拔管前的过渡阶段使用。

使用CPAP时，一定要保证足够的流量。压力表指针应稳定在固定的位置（反映CPAP值的位置），不随吸气移动，这一点非常重要。

【呼吸机参数的设定】

一、潮气量（tidal volume，TV）

呼吸机的呼出气潮气量为6~8ml/kg。

二、吸气峰压（peak inspiratory pressure，PIP）

吸气峰压的大小与肺病变程度有关。在压力切换模式下，预设峰压相当于预设潮气量。对无呼吸道疾病的患儿，其预设峰压常为15~20cmH$_2$O，轻度肺顺应性改变时为20~25cmH$_2$O，中度为25~30cmH$_2$O，重度为30cmH$_2$O以上。有呼出气潮气量监测时可参考呼出气潮气量来调节压力。

三、呼吸频率（RR）

机械通气呼吸频率可大致接近不同年龄患儿的生理呼吸频率。新生儿40~50次/分，婴幼儿30~40次/分，年长儿20~30次/分。

四、吸呼比（I∶E）

婴幼儿、新生儿一般为1∶1.5，成人和年长儿可达1∶2，但均应根据病情适当调整。如患儿有限制性通气功能障碍（ARDS、肺水肿等），可将I∶E调整至1∶1.5~1∶1；如果患儿有阻塞性肺疾病及气道阻力明显增加（支气管哮喘、胎粪吸入综合征等），则可将I∶E调整至1∶2~1∶3。

五、流量（L/s）

有压力限制装置的定时型呼吸机，流量至少是每分通气量的2倍，一般在4~10L/min。

六、呼气末正压（positive end expiratory pressure，PEEP）

在间歇正压通气（IPPV）的前提下，使用特殊装置控制呼气活瓣，使呼气终末气道内保持一定的压力。这样可以减少和防止呼气末肺泡萎陷，增加功能残气量，减少肺内分流，纠正低氧血症。在呼吸窘迫综合征（RDS）、非心源性肺水肿、肺出血的治疗中起重要作用。

使用呼吸机的患儿一般给予PEEP 2~3cmH$_2$O是符合生理状况的，当有严重换气障碍，如ARDS、肺出血时需增加PEEP。一般在4~10cmH$_2$O。但病情严重者可以超过15cmH$_2$O，甚至在20cmH$_2$O以上。

七、吸入氧浓度（FiO$_2$）

应用100%吸入氧浓度不宜超过24小时，吸痰前后及应用支气管镜时可常规吸入100%氧气。应用60%吸入氧浓度不宜超过4~6天，以防止氧中毒。通气目标是SpO$_2$>92%（PaO$_2$>60mmHg）。当吸入氧浓度≥65%仍达不到目标时，可考虑提高PEEP。需用测氧仪经常检查呼吸机的给氧浓度是否与所示的氧浓度值一致。

八、吸气平台压（plateau pressure）

调节呼吸机的呼气阀，使其在吸气终末继续关闭少许时间然后再开放，从而使这段时间内气道压保持在一固定水平上。这段时间称为吸气平台时间，这段时间的气道压称为吸气平台压。这种做法可使气体在肺内均匀分布，提高PaO$_2$及SaO$_2$。定容型呼吸机有调节吸气平台时间的装置，一般应设在呼吸周期的5%之内。

【 呼吸机参数的进一步调节 】

呼吸机参数预设后应根据患儿的临床表现及动脉血气分析情况做进一步的调整。首先要进一步排除其他因素的影响，如呼吸道是否通畅，是否被分泌物阻塞而影响通气，气管导管的位置是否正确，两肺进气是否良好，呼吸机送气是否正常，有无漏气等。然后根据 $PaCO_2$ 和 PaO_2 调节呼吸机参数。

调节方法：

1. $PaCO_2$ 过高时　①增加呼吸频率；②增加潮气量：定容型呼吸机可直接调节潮气量，定时限压持续气流型呼吸机提高压力限制，即增加压力峰值，定压型呼吸机加大预调压力。

2. $PaCO_2$ 过低时　①减慢呼吸频率，必要时改成SIMV方式；②如果胸廓起伏过大，可减少潮气量，定容型呼吸机可直接调节减少潮气量，定时限压呼吸机可降低压力限制值，使峰压降低，同时也可略减些流量；③加大死腔。

3. PaO_2 过低时　①提高吸氧浓度；②增加PEEP值；③延长吸气时间。

4. PaO_2 过高时　①降低吸氧浓度；②逐步降低PEEP值。

应当注意，当调整呼吸机参数时，每次最好只调节一两个参数，每个参数只做较小幅度的调整，如呼吸频率每次调整1~2次/分，潮气量每次调整 1~2ml/kg，氧浓度调整 5% 左右，PEEP不超过 1~2 cmH_2O。

【 湿化问题 】

应用呼吸机时湿化极为重要，湿化不足会造成通气不良，甚至会造成气道阻塞而导致死亡。

湿化的方法：

一、加温湿化器

利用加温的方法得到温暖的水蒸气。湿化后气体温度在30~35℃较适宜，此时呼吸机管道内为温度适中的饱和水蒸气，从而保证吸入的空气温暖湿润。湿化液只能用无菌蒸馏水，而不能用任何浓度的氯化钠溶液，也不能加入药物。

二、雾化器

利用射流原理将水分以分子团形式送入气道。可以加用药物进行喷雾治疗。

三、人工鼻

是一种湿热交换器。核心结构是数层不同材料组成的细孔纱网。呼气时，能吸附呼出气中的部分热量和水分。吸气时，又能将所吸收的热量和水分用于加温湿化吸入气。效果最佳时可以保留呼出气水分的80%。

四、气管内直接注入或滴入

为弥补各种湿化方法的不足，可在气管内直接滴注0.45%~0.9%氯化钠溶液0.5~3ml。特别是当气道有痰痂阻塞时，直接滴注湿化液后反复拍背吸痰常能解除通气不良。

【意外问题】

应用呼吸机时，常突然发生意外问题而使患儿处于危险。包括脱管、堵管、呼吸机故障、气源和电源故障等。

一、脱管

呼吸机管道与管道之间，呼吸机管道与导管之间，管道与湿化器之间都可发生脱管。气管导管也可从气管内脱出（有时滑入食管内）。应及时发现并处理好。

为防止上述情况的发生，使用呼吸机前要检查呼吸机管道各接头是否牢固，长期使用呼吸机的过程中，每日及每班都要仔细检查各个接头，气管导管的固定胶布是否牢固，必要时更换胶布；要注意约束患儿，防止挣扎拔除气管插管；并通过测量导管露出部分的长度和床旁X线检查来确定气管导管位置。

二、堵管

造成堵管的常见原因有：痰液黏稠或吸痰不彻底，气管插管内形成痰痂、血痂阻塞；导管或套管位置不佳，开口顶在气管前壁或气管分叉部；呼吸机管道折叠；气管切开套管的套囊脱落以及套管内遗留棉球等异物造成阻塞。应及时发现，拔除或更换气管插管。

三、呼吸机故障

任何呼吸机都可能突然发生故障，每个应用呼吸机的患儿床旁应备有复苏器或其他简易人工呼吸气囊，气囊和气管导管（或套管）之间的接头也要备好，以便呼吸机发生故障时，能立刻进行人工呼吸。

四、气源和电源故障

应有备用气源，如备用的空气压缩机和氧气瓶等。中心供气时要检查中心压力是否足够，有无漏气导致压力不足，发现问题应及时和中心供气系统联系。电源部分亦要经常检查，插头、插座接头要牢固，并应注意安全。

【并发症】

一、呼吸机相关性肺炎（VAP）

指机械通气48小时后发生的肺炎。气道开放容易造成感染，由于上呼吸道正常防御功能丧失，常导致原有肺部感染加重，或再患新的感染。最常见的是铜绿假单胞菌、金黄色葡萄球菌的感染，其危害与患儿全身一般状况关系很大，有些患儿在拔管后痰培养立即转为阴性，有些患儿由于一般状况较差，可导致严重感染。一旦发生感染征象，如呼吸道出现脓性分泌物、体温升高、血白细胞升高、CRP升高等，就应考虑VAP发生的可能。

为防止呼吸机相关性肺炎的发生和发展，必须注意使用一次性手套吸痰，使用一次性消毒呼吸机管道，给患儿良好的营养支持，尽可能减少严重感染的发生。插管后注意进行病原学检查与培养，以及药物敏感试验来指导抗生素的应用。具体如下：

1. 痰培养检查　插管后立即及插管后1、3、5、7天，以后每隔7天，取痰培养（用一次性新更换的吸痰管）。

2. 插管后第3日行血培养。

3. 插管后第7日行痰真菌涂片及培养检查。

4. 注意无菌操作，减少医源性污染。

5. 防治呼吸机相关性肺炎的捆绑式治疗方案：

（1）床头抬高30°。

（2）"Daily wake up"，每日唤醒计划。

（3）每日脱机试验。

（4）应激性溃疡预防。

（5）深静脉血栓预防。

二、通气不足

通气不足常由呼吸机通气压力不够或漏气所致，尤其是在肺部病变较重而需要较大压力时，如果没有根据病情而相应提高呼吸机的通气压力，常导致通气不足。有些患儿应用呼吸机时虽然机器运转，但胸部无起伏，实际上未能发挥呼吸机的治疗作用。

由于通气不足，呼吸性酸中毒和低氧血症未能改善，严重者可导致治疗失败。

为了防止通气不足，应用呼吸机时须注意胸部起伏和呼吸音，监测呼出气潮气量，并进行血气分析以监测治疗的效果。

三、通气过度

肺部无病变或病变较轻的患儿，应用呼吸机时容易通气过度，使二氧化碳分压偏低，造成呼吸性碱中毒。严重的呼吸性碱中毒可以使血中游离钙减少，出现抽搐。碱中毒可造成低血钾，出现相应的症状。碱中毒还可造成脑缺血。从全身情况而言，碱中毒使氧解离曲线左移，造成组织缺氧。

为防止通气过度，应注意使胸廓起伏不要太大，呼吸机频率不要太快，应监测血气分析，避免出现严重呼吸性碱中毒。必要时改用适度的IMV或SIMV，是防止通气过度的良好方法。

四、压力损伤

正压通气可造成不同程度的肺损伤，如间质性肺气肿、纵隔气肿和张力性气胸等，以张力性气胸最为严重。正常肺可耐受$80\sim140cmH_2O$压力而不致破裂，咳嗽时肺内压可高达$80\sim90cmH_2O$，除非有肺大疱、严重肺不张、金黄色葡萄球菌肺炎等因素，间歇正压通气一般不致引起气胸。在有肺部严重感染，特别是金黄色葡萄球菌感染，以及有肺大疱等情况下应特别注意防止气胸的发生。气胸也可由气管切开所致。气道阻力过大时气体自气管切开处进入皮下组织，继而形成纵隔气肿，并造成气胸。

发生张力性气胸者必须立即进行穿刺引流，同时应用呼吸机。肺压缩范围不大的非张力性气胸，只要应用的通气压力不大，在严密观察下并不一定需要立即处理，可及时人工排痰，降低PIP，必要时可换用高频震荡呼吸机。

在预防肺损伤方面，除尽量避免使用过大潮气量和过高的通气压力外，吸气流速也不宜过快，以免由于气体分布不均匀造成部分肺泡过度扩张。另外，婴幼儿和新生儿应避免用定容型呼吸机，以免在气道不完全通畅情况下造成部分肺泡过度扩张，造成局部压力过大而致气胸；应选择定时限压型呼吸机，由于有限压装置，可防止局部压力过高（当然压力限制要设置合理）。

五、循环障碍

过高的、超过当时机体需要的平均气道压会影响回心血量，使心搏出量减少、心率加快、血压下降、脉压差减小。

六、肺不张

湿化不足、吸痰不佳常引起痰液阻塞而致肺不张。气管插管过深，滑入右侧支气管也可造成左侧肺不张，此时应适当向外拔出。通过两肺前胸上部的听诊比较和胸部X线检查可以判断有无插管过深和明确插管位置。

【 呼吸机撤离 】

使用呼吸机的病因不同，撤离呼吸机的指征也不同。要根据原发病及并发症的恢复情况考虑撤离呼吸机的时机。撤离的步骤一般为：逐渐降低吸氧浓度，PEEP逐渐降至3~4cmH_2O，将IPPV改为IMV、SIMV或PSV，逐渐减少通气频率或支持压力，最后过渡到CPAP或完全撤离呼吸机。整个过程要密切观察患儿呼吸情况。

撤机拔管的指征：自主呼吸与咳嗽有力，吞咽功能良好，血气分析结果基本正常，无喉梗阻。

气管插管者可一次拔出。拔前可给予糖皮质激素，以减少喉头水肿对拔后呼吸的影响。可静脉给予甲泼尼龙1~2mg/kg。拔管后如有吸气困难、喉头水肿的表现，可再继续给甲泼尼龙1~2mg/kg。甲泼尼龙的效果明显优于地塞米松。

气管切开者可经过换细管、半堵管、全堵管，使患儿逐渐适应后拔出。

【 撤机失败的原因 】

1. 原发病严重，病情不可逆。如全身脏器衰竭、严重DIC、枕骨大孔疝等。

2. 使用呼吸机过晚。

3. 使用呼吸机参数不当，造成通气不足或通气过度。

4. 当患儿肺顺应性很小时选用管道及气囊顺应性过大的呼吸机，使通气不能保证。

5. 肺内分流致严重低氧血症而未用PEEP或没有给足够的PEEP，低氧血症未能纠正。

6. 平均气道压过大引起循环衰竭。

7. 湿化不足、吸痰不充分致通气欠佳，甚至气道梗阻。

8. 脱管、管道堵塞、漏气、呼吸机故障、电源及气源故障等意外发生和处理不及时。

9. 各种并发症，包括应用呼吸机的并发症（例如严重的呼吸机相关性肺炎）以及气管插管和气管切开的一些并发症（如导管打折、套管口移位等）可造成死亡。

第四节　呼吸机使用及气道护理

【 呼吸机的操作步骤 】

1. 连接管路，连接电源、氧气源、压缩空气气源。

2. 连接模拟肺，开机，开呼吸机自检功能。

3. **调节呼吸机参数** 根据呼吸模式调节呼吸频率、氧浓度、潮气量、PEEP、吸气流速、吸呼比、吸气压力、触发灵敏度等。

4. **呼吸机报警限的设置** 高、低压报警限设置范围：±15%。呼吸频率报警限设置范围应接近各年龄段的生理频率。设置工作气源报警（氧气气源和空气气源），使医护人员能及时发现气源不足和确认氧浓度的准确性。还可以对PEEP设置压力下限报警，亦有定容型呼吸机可对每分通气量设置报警。总之，呼吸机的报警装置非常重要，可使医护人员及时发现呼吸机的不正常情况，避免造成不良后果。

5. 调节湿化器温度。

6. 连接模拟肺，确定呼吸机的工作状态正常。

7. 连接患者，随时监测心率、心律、血压、血氧饱和度、潮气量、每分通气量、呼吸频率、气管压力等变化。

8. **检查患者的通气效果** 是否神志稳定、末梢循环良好、胸廓起伏平稳、人机协调良好等。

9. 人工通气20~30分钟后监测动脉血气，根据血气结果再次调整呼吸机参数。

【呼吸机报警常见原因及分析】

1. **气道压力报警**

（1）高压报警：气道压超过预定的压力时即报警。常见的患者方面的原因有呼吸道分泌物多或黏稠，气道痉挛使气道阻力增加，人机对抗，经口插管时患者咬管，呼吸机所致气压伤造成肺泡过度扩张和破裂，气道异物堵塞等；管道回路的原因有送气管道折叠、存水，送气管道内的冷凝水逆流入呼吸道而发生呛咳，细菌过滤器进水等；呼吸机自身的原因有报警限设置过低，呼吸机吸气或呼气阀故障，压力传感器损坏等。

（2）低压报警：气道压低于预定的压力时即报警。常见于管路脱节或漏气，包括湿化罐盖未拧紧，管路连接处松动，接水瓶未拧紧或错扣，气囊漏气或充气不足，加湿器回路温度探头脱落，压力传感器损坏，管道老化出现细小裂纹等。

2. 通气量报警　通气量一般受潮气量及呼吸频率的影响较大。

（1）每分通气量（MV）或潮气量（TV）低限报警：常见原因包括气囊漏气，呼吸机输送气体从气囊周围漏出；无气囊插管的管径过细，管道衔接不紧密，湿化罐各衔接处未拧紧；气源不足致通气量下降；患者烦躁、呛咳，自主呼吸与呼吸机对抗，使潮气量发生变化；辅助呼吸模式时，患者自主呼吸缓慢、微弱致使自主潮气量降低等。

（2）每分通气量（MV）或潮气量（TV）高限报警：主要原因有患者缺氧、体温升高、疼痛刺激、烦躁不安等引起自主呼吸频率增快，呼吸机触发灵敏度设置过高，吸入潮气量设定过高，呼吸频率设定过快，高限报警限设定过低，呼气流量传感器进水阻塞等。

3. 氧气或空气源压力不足。

4. 电源切断报警。

5. 辅助呼吸时自主呼吸停止。

6. 吸入氧浓度过高或过低。

7. 加湿器报警　加湿器温度设置过高，温度传感器损坏，加热导丝损坏，湿化器水量不足等。

8. 吸气时间不足或吸呼比不正常。

【呼吸机报警后的处理】

1. 呼吸机报警后，立即根据报警项目判断报警原因，区分是由于患者因素、人为因素还是机器故障因素而引起的报警。

2. 根据报警原因进行相应处理，特别是仔细观察有无管道连接脱落、管道折叠和积水、温度计脱落、报警范围设置不当等问题；用手触摸，发现气囊漏气、螺纹管裂缝、湿化罐及冷凝水收集器漏气等问题，此类问题较易处理。

3. 如导管脱出，立即拔除气管导管，给予简易呼吸器正压给氧，呼吸机接上模拟肺，待情况稳定后重新给予气管插管等处理。当气管插管入右主支气管时，应给予充分口鼻腔吸痰后将气囊放气，退出导管少许，听诊双肺呼吸音对称后重新将气囊充气并固定气管导管。

4. 如果使用过程中出现任何异常现象，如屏幕上跳出不相关的窗口，不熟悉的响声，应立即检查呼吸机，如果条件允许，更换呼吸机。

【 机械通气医嘱及护理常规 】

1. 呼吸机辅助呼吸。

2. 气囊放气，q6~8h。宜两人配合，放气前吸净气管、口鼻腔、咽喉部的分泌物，以防止分泌物误入气道而导致吸入性肺炎，甚至窒息。然后一人用注射器缓慢放气，另一人在放松气囊同时及时吸引渗漏的分泌物，因为气囊滞留物中存活的细菌多为耐药菌，即使少量进入肺部也可能导致严重的肺部感染。

3. 翻身拍背吸痰，q4~8h。翻身拍背对防止肺不张、促进肺循环、改善肺功能有重要作用。操作时宜两人协同，操作前洗手、戴口罩，注意无菌操作。

4. 先进行肺部听诊，判断肺内痰液的部位、性质，有无肺不张。

5. 选择吸痰管。

6. 翻身注入气管内滴液。

7. 叩击胸背部。手指并拢，掌心弯曲成碗状，放松手腕，依靠腕部的力量有节奏地在胸肺部叩拍，若叩击时发出一种空而深的拍击音，则表示手法正确。用单层薄布保护皮肤，叩击从肺野下叶开始，由下向上、由外向内进行，避开骨隆突处，如胸骨、肩胛骨及脊柱等。叩击力量要适中，手掌与患者胸壁的距离不超过12cm，以不使患者感到疼痛为宜。

8. 负压吸引。

9. 再翻身拍背吸痰，重复上述步骤。

10. 同时进行心电及经皮动脉血氧饱和度监测。

11. 更换吸痰管，吸引口、鼻分泌物。

12. 气管滴液配制　NS 15ml+盐酸氨溴索15mg，每日配制1次。

13. 胸部叩击的禁忌证

（1）严重心血管功能不稳定者，如低血压、肺出血、肺水肿、咯血等。

（2）未经引流的气胸、肋骨骨折等患者。

第五节　高频振荡通气

【定义】

高频振荡通气（high frequency oscillation ventilation，HFOV）是在一密闭的系统中，用小于解剖死腔的潮气量以较高频率的振荡产生双相的压力变化，从而实现有效气体交换的机械通气方法。这种通气方法其呼吸频率高达900~3600次/分，以在气道内产生交替的正压和负压双相压力波形的方式向气道送气。振荡气流由活塞泵或振荡膜产生，吸气时将气体送入肺内，呼气时将气体"抽"出，以减少肺内气体滞留。

【适应证】

1.呼吸窘迫综合征用常规呼吸机难以维持肺部通气和氧合。

2.严重的间质性肺气肿。

3.气胸与支气管胸膜瘘。

4.支气管镜检查。

5.**肺复张**　HFOV临床应用目的中最重要的是使萎陷的肺泡重新张开，并维持适当的平均气道压而使肺泡保持张开。

【相对禁忌证】

1.难以纠正的低血压。

2.严重颅内压增高。

3.气道阻力大。

【临床实施】

一、准备

1.气管插管或气管切开。

2.经胸片或纤维支气管镜确认气管导管位置正确。

3.保证患者血容量充足。

4.烦躁患者应予镇静止痛。

5.持续监测心率、呼吸、经皮动脉血氧饱和度。

6. 对体重小于30kg的儿童用Sensor Medics 3100A，体重超过30kg的儿童使用Sensor Medics 3100B。

二、呼吸机参数初始设置

1.平均气道压（MAP）　较常频通气时高2~6cmH$_2$O。

2. 振荡压力幅度（△P）　体重<10kg婴幼儿：20~30cmH$_2$O；11~30kg儿童：30~40cmH$_2$O；>30kg年长儿：40~60cmH$_2$O。

3. 振荡频率（f）　小婴儿和新生儿：10~15Hz；儿童：8~10Hz；青少年：5~8Hz。

4. 吸气时间（Ti）　呼吸周期的33%。

5. 偏置气流（F）　小婴儿：15~25L/min；儿童：20~30L/min；青少年：30~40L/min。

6. 吸入氧浓度（FiO$_2$）　1.0。

三、参数调节

1. 影响氧合的因素

（1）平均气道压（MAP）：决定肺容量、肺复张、肺部氧合。

（2）吸入氧浓度（FiO$_2$）。

2. 影响CO$_2$排出的因素

（1）振荡压力幅度（△P）：在向肺泡传递的过程中逐渐衰减。

（2）振荡频率（f）。

（3）吸气时间（Ti）。

（4）偏置气流（F）。

3. 根据经皮动脉血氧饱和度调节平均气道压

（1）以1~2 cmH$_2$O的幅度逐渐增加平均气道压，直到经皮动脉血氧饱和度≥90%。

（2）然后逐渐降低FiO$_2$，并根据氧合情况继续以1~2cmH$_2$O的幅度增加平均气道压，直至：①FiO$_2$≤0.6时血氧饱和度≥90%；或②X线胸片提示肺过度充气（膈面位于第8~9后肋水平时肺容量比较合适）；或③出现明显的心血管并发症。

（3）对于气漏综合征如肺间质气肿、纵隔气肿和气胸等，在达到充分的氧合后应优先降低平均气道压，而不是FiO$_2$，待气漏痊愈后再优先降低FiO$_2$。同时应用允许性低氧血症和允许性高碳酸血症通气策略。

4. 根据胸壁振动幅度调节△P及振荡频率。

【监测及护理】

1.持续监测心率、血压、经皮动脉血氧饱和度。

2.观察患者胸壁振荡和自主呼吸情况。

3.加强呼吸道管理，注意气体加温湿化。

4.定期复查血气和胸片。

【向常频机械通气转换】

1. 指征

（1）平均气道压：年长儿<18cmH$_2$O；小婴儿<15cmH$_2$O。

（2）FiO$_2$<0.4。

（3）△P逐渐降低。

（4）能耐受气管内吸痰，无发绀。

2. 如果转为常规机械通气，FiO$_2$<0.5，频率<30次/分，吸气峰压≤30cmH$_2$O，能维持肺部通气与氧合，则认为转换成功。

第六节　心肺脑复苏（CPCR）

【心跳呼吸骤停的临床表现】

1. 突然昏迷。

2. 瞳孔扩大（心跳停止后30~40秒）。

3. 大动脉搏动消失。

4. 心音消失、微弱，或进行性心率下降（新生儿<100次/分，婴儿<80次/分，儿童<60次/分）。

5. 呼吸停止（心跳停止后30~40秒）。

6. 心电图常见等电位线、电机械分离或心室颤动。

注意：诊断中要严格做到"四不要"：①不要等待瞳孔扩大；

②不要依赖心电图；③不要等待上级医师；④不要混淆心电活动和心泵活动。凡大动脉搏动或心音消失，意识突然丧失者即可确诊。

【复苏方法】

现场抢救，争分夺秒。按"C、A、B、D、E、F、G、H"等项顺序进行。

一、建立人工循环（C）

胸外心脏按压：使患儿仰卧在硬板上，操作者的肩、肘、腕关节需成一条直线，并与患儿胸骨平面成直角，利用操作者上身的重量垂直按压胸骨。具体方法根据年龄不同略有差异，见表13-2。

表13-2　不同年龄小儿胸外心脏按压法

	1岁以内	1~7岁	8岁以上
脉搏触诊	心尖、肱动脉和股动脉	颈动脉	颈动脉
按压部位	乳头连线中点下1横指下缘处	胸骨中下1/3交界处	胸骨中下1/3交界处
按压手法	双指按压法（双手环抱法效果更好）	单掌按压法（一只手掌根）	双掌按压法（双手掌根）
按压深度（cm）	1.5~2	2.5~3.5	3.5~5
按压速度（次/分）	至少100	至少100	至少100
按压/放松时间	1:1	1:1	1:1
按压/通气比例	30:2	30:2	30:2

胸外心脏按压有效的指征是可以扪到大动脉搏动（颈动脉、肱动脉、股动脉搏动），扩大的瞳孔缩小并恢复光反射，睫毛反射恢复，肌张力增强，不自主运动及自主呼吸均为脑细胞仍然存活的表现。胸外心脏按压时收缩压可达13.3kPa（100mmHg）以上，而

舒张压为0，故血压不是循环效果的可靠指标。

二、开放气道（A）

吸出鼻和口腔内分泌物和异物，去枕，抬起下颌，伸展颈部，保持气道通畅。一般采用压额抬颏法。怀疑外伤或舌后坠堵塞气道者，须采用托颌法，以开放气道，固定颈椎。

三、人工呼吸（B）

1. 复苏器人工呼吸法　使用时操作者一手节律性挤压（吸气）、放松（呼气）气囊，另一手固定面罩，使之与患儿面部呈紧密状，并托举患儿下颌（"E-C"手法）。

2. 经口气管插管通气　按气管插管治疗常规经口气管插管，建立人工通道，然后进行人工控制呼吸，有3种方法：自制的气囊、人工复苏器、呼吸机（按呼吸机应用常规）。

四、药物治疗（D）

（一）复苏时给药途径

1. 建立静脉通道　选择顺序：上腔静脉系统的中心静脉、下腔静脉系统的中心静脉、周围静脉。

2. 气管内给药　如尚未建立静脉通道，可首选气管内给药。

（1）药物：肾上腺素、阿托品、利多卡因、纳洛酮。

（2）方法：可用吸痰管或鼻饲管插入气管插管内进行深部给药，肾上腺素按100~150μg/kg，用生理盐水稀释后一次给入。

3. 骨髓输液　6岁以下患儿行骨髓穿刺。一般在1~2分钟内可建立通道。

（1）穿刺部位：胫骨粗隆下1cm（图13-2）。

（2）输入液体：一般常规液体、血管活性药、碱性液、低分子右旋糖酐、血浆和全血。

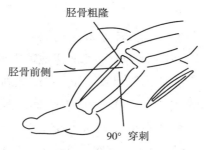

图13-2 骨髓穿刺示意图

待循环功能好转，静脉通路建立时立即停止骨髓输液。

（二）复苏时药物应用

1. 肾上腺素 用法：1：10000肾上腺素0.1~0.3ml/kg（0.01~0.03mg/kg）静脉推注；0.1mg/kg气管内给药。每3~5分钟重复1次，可应用3~5次或以0.1~2μg/（kg·min）持续静脉滴注。

2. 5%NaHCO₃ 3~5ml/kg+等量注射用水静脉推注。应用2次肾上腺素无效或血气显示pH<7.20时给予。

3. 阿托品

（1）应用指征：导致低血压和低灌注的心动过缓、二度房室传导阻滞，预防和治疗气管插管时刺激迷走神经所致的心动过缓。若为持续性的心动过缓，更有效的治疗是应用肾上腺素，因其有正性肌力和正性频率作用。阿托品在心跳停止和无搏动电活动时是否有效尚不清楚。

（2）用法：0.02mg/kg静脉注射，最高0.1mg/kg（为避免低剂量所致的心率下降），5分钟重复1次。儿童最大剂量1mg，青少年2mg。更大剂量时可引起完全性迷走阻滞，因此毫无益处。气管内给药剂量较静脉给药大2~3倍。

4. 葡萄糖 糖的给予在心肺复苏时易被忽视。由于低血糖的症状与休克、低灌注相似，不易被发现，因此复苏时应床边监测血糖。

剂量：0.5~1.0g/kg，最大浓度25%。

5. 钙剂 低钙血症、高钾血症（非洋地黄中毒时）、高镁血症时应用，但可能导致细胞内钙超载，加重已缺氧细胞的损伤。

用法：葡萄糖酸钙100~200mg/kg（10%葡萄糖酸钙1~2ml/kg），最大剂量2.0g/次。氯化钙20~50mg/（kg·次）（10%氯化钙0.2~0.5ml/kg），最大剂量1.0g/次。首次给钙速度不应超过100mg/min。

6. 胺碘酮

（1）应用指征：室上性心动过速、室性心动过速、心室颤动。

（2）用法：儿科负荷量5mg/kg，维持量10~15mg/（kg·d）。

7. 利多卡因 儿科室颤在无胺碘酮时，可考虑应用利多卡因。

（1）应用指征：室颤时数次电除颤失败或电转复成功后预防室颤复发。

（2）剂量：负荷量为1mg/kg，随后立即给予静脉维持量20~50μg/（kg·min），有效血药浓度为1.5~5.0μg/ml。

8. 心跳恢复后的药物治疗 心跳恢复后心血管支持的重点是正性肌力，偶尔需要升压支持，具体应用药物见表13-3。

表13-3 心跳恢复后心血管支持药物的应用

药物	速度	常用剂量范围 [μg/（kg·min）]
肾上腺素和异丙肾上腺素	0.1μg/（kg·min） [0.6×体重（kg）加入100ml液体]	0.05~1.0
多巴胺	1.0μg/（kg·min） [6×体重（kg）加入100ml液体]	2.0~15（正性肌力） >15升压
多巴酚丁胺	1.0μg/（kg·min） [6×体重（kg）加入100ml液体]	2.0~20
利多卡因	10μg/（kg·min） [60×体重（kg）加入100ml液体]	20~50

五、心电图监测（E）

监测心电图，或反复心电图检查，及时发现和纠正心律失常、心脏骤停。

六、除颤（F）

1.电极板选择　直径：婴儿4.5cm，儿童8cm。

2.电极板位置　一个电极板放在胸骨右缘锁骨下（或第2肋间），另一个电极板放在心尖部。

3.除颤能量选择　首次为2~3J/kg，无效时第2次4~5J/kg，如仍无效（室颤或无脉搏的室速），可静脉内注入肾上腺素、利多卡因后再除颤。

除颤5次以上考虑停止。

【持续生命支持（PLS）】

一、监测

1.每小时观察和记录神志和瞳孔的变化。每日1次Glasgow评分。

2.持续心电图、血压、经皮动脉血氧饱和度、体温监测。

3.血气、血电解质和血糖，每6小时1次。

4.需呼吸和循环支持的患者按呼吸衰竭和感染性休克常规监测。

二、治疗

1.改善心功能和维持有效循环血量，控制心律失常。首选肾上腺素0.05~2μg/（kg·min）。根据心律失常的类型选择抗心律失常药物。酌情给予多巴胺、多巴酚丁胺、胺碘酮等血管活性药物，以及白蛋白、血浆或低分子右旋糖酐。

2. 维持呼吸功能，必要时应用机械通气，保持 pH、PaO_2、$PaCO_2$ 在正常范围，同时防治肺部感染。

3. 纠正水、电解质紊乱和酸碱平衡失调。

4. 防治感染。

【脑复苏】

心肺复苏成功的关键在于脑复苏。

一、维持内环境恒定

维持水、电解质及酸碱平衡，维持正常血压和动脉氧合。

二、降颅压

1. **脱水** 20%甘露醇0.25~0.5g/（kg·次），q4~6h，20~30分钟内快速静脉滴注，维持5~7天。

2. **激素** 地塞米松0.3~0.5mg/（kg·次）静脉滴注，q12h。

3. **过度通气** 维持$PaCO_2$ 25~30mmHg，pH7.45~7.50，PaO_2 100mmHg。

4. **头部低温** 33~35℃，2~5天。

三、改善脑细胞代谢

1. 能量合剂。

2. **氧自由基清除剂** 维生素E、维生素C，均可加10%葡萄糖10ml静脉滴注。

3. **巴比妥类药物** 鲁米那5mg/（kg·d）口服或静脉滴注，q12h。

四、钙通道阻滞剂

1. **尼莫地平** 开始2小时以15μg/（kg·h）持续静脉滴注，以后加至30μg/（kg·h）。

2. **利多氟嗪** 1mg/（kg·次）静脉注射，q8h。

【 心肺复苏有效指标 】

1. 瞳孔由大变小，对光反射恢复。
2. 面色、口唇转红润。
3. 颈、股动脉搏动恢复。
4. 心跳恢复，收缩压>60mmHg。
5. 呼吸恢复，出现自主呼吸。
6. 神志恢复，眼球转动，甚至出现手脚活动。

【 停止心肺复苏的指征 】

由主治医师以上做出决定，经30分钟心肺复苏抢救，心电图仍显示无心肌电活动，临床表现为瞳孔固定或散大，无自主呼吸，即可停止心肺复苏，宣布临床死亡。（注意宣读死亡时间）

【 临床死亡 】

是指心脏骤停后的一个短暂的阶段。临床表现为瞳孔散大、无呼吸、无脉搏、无意识、死亡外观、全身器官处于完全缺血缺氧状态。目前临床上以此作为停止抢救的标准。

【 脑死亡 】

一、脑死亡定义

脑死亡是指全脑功能不可逆丧失，在一定时间内，借助现代化医疗手段，尚可以维持心跳和循环的一种状态。是特殊死亡状态。

二、脑死亡诊断标准

1. 持续深昏迷，对任何刺激无反应。
2. 无自主呼吸。经反复停机试验证实无自主呼吸。
3. 脑干反射消失。瞳孔固定或散大，对光反射消失，角膜反射消失，咳嗽、吸吮、吞咽反射消失，眼前庭反射消失。

4. 心率固定，对刺激无反应，包括静脉注射阿托品。

5. 脑电图持续30分钟呈等电位线。

6. 排除低温、麻醉剂、肌松剂、大剂量镇静剂、严重代谢和内分泌紊乱等所致假象。

三、有条件可做以下检查

1. **娃娃眼试验** 脑死亡时为阴性。

2. **前庭冷水试验** 耳内注入4℃冷水200ml，不能引起眼球震颤（鼓膜应完整）。

一般需2名有资质医师连续评估24~48小时，间隔一定时间的2次评估都满足脑死亡标准，再做最后确诊。

四、呼吸暂停试验（无自主呼吸试验）

先供给100%氧气10分钟，然后撤除呼吸机（时间少于10分钟），经气管插管持续供氧，若$PaCO_2$超过基础20mmHg以上，或$PaCO_2$超过60mmHg仍无呼吸运动，为无自主呼吸试验阳性，是确诊脑死亡的必要条件。

五、脑死亡特殊临床表现

1. **中枢性尿崩症** 在肾功能大致正常的情况下，尿量突然增多［>6ml/（kg·h）］，持续24小时以上；血钠>150mmol/L。

2. 高血糖。

3. 低$PaCO_2$。

【植物人状态】

是指脑的高级中枢功能丧失或严重抑制，而低级中枢功能（脑干功能）尚存在的一种状态。不属于死亡状态。

【心肺复苏的组织工作】

通常由7~8个人组成，分工如下。

1. 维持气道通畅，进行人工呼吸。

2. 胸外心脏按压。

3. 开放给药途径和给药。

4. 准备器械和药物。

5. 记录抢救过程。

6. 负责组织、指挥。

7. 机动。

第七节 血气分析

【血气分析参数及其临床意义】

具体见表13-4。

表13-4 血气分析参数及其临床意义

参数	正常值	意义
酸碱度（pH）	7.35~7.45	维持内环境稳定
二氧化碳分压（PCO_2）	35~45mmHg（4.5~6.0kPa）	反映肺泡通气量，增高为通气不足，减低为通气过度。直接影响血pH值，代酸时减低，代碱时增高
氧分压（PO_2）	80~100mmHg（10.6~13.3kPa）	反映肺泡换气功能和机体氧代谢的情况
二氧化碳总量（TCO_2）	23~27mmol/L	血浆中溶解和结合的一切形式的二氧化碳总含量
标准碳酸氢根（SB）	<2岁 20~22mmol/L >2岁 22~27 mmol/L	反映代谢情况。AB与SB均减低为代酸；AB>SB为呼酸；AB<SB为呼碱

参数	正常值	意义
实际碳酸氢根（AB）	<2岁 20~22mmol/L >2岁 22~27 mmol/L	反映代谢情况
缓冲碱（BB）	42~48 mmol/L	血液中所有能起缓冲作用的阴离子碱总和，反映机体代谢性酸碱情况
碱剩余（BE）	±3mmol/L	反映代谢性酸碱平衡的可靠指标。BE增加为代碱，减少为代酸
血氧含量（C-O$_2$）	1g血红蛋白结合1.34ml氧，100ml血液携带氧20.1ml	
动脉血氧饱和度（SaO$_2$）	95%~98%	SaO$_2$与PaO$_2$有密切关系（氧解离曲线）PaO$_2$（mmHg）100、80、60、40、20分别对应SaO$_2$（%）97、95、90、75、32
肺泡-动脉血氧分压差（A-aDO$_2$）	6mmHg（0.79kPa） 最大值小于15mmHg（1.99 kPa）	判断肺换气功能。明显增加为肺氧合功能障碍，反映肺泡功能障碍或肺内分流存在
阴离子隙（AG）	①AG=Na$^+$−（Cl$^-$+HCO$_3$$^-$）正常值12±4mmol/L ②AG=Na$^+$+K$^+$−（Cl$^-$+HCO$_3$$^-$）正常值18±4mmol/L	AG增高型代酸：糖尿病酮症酸中毒、乳酸酸中毒、肾功能不全、休克、低氧血症、水杨酸中毒 AG正常型代酸：腹泻、肾小管性酸中毒致高氯血症 AG增高的其他原因：输入含有机阴离子的钠盐（如青霉素钠） 碱中毒时阴离子隙明显减低对IgG型多发性骨髓瘤有重要诊断价值

【血气分析的临床应用】

一、酸碱失衡的类型

具体见表13-5。

表13-5　不同类型酸碱失衡的血气改变

类型	pH	PaCO₂	HCO₃⁻
单纯型酸碱平衡紊乱			
代谢性酸中毒	↓	↓	↓
代谢性碱中毒	↑	↑	↑
呼吸性酸中毒	↓	↑	↑
呼吸性碱中毒	↑	↓	↓
混合型酸碱平衡紊乱			
代谢性酸中毒伴呼吸性酸中毒	↓↓	↑，N，↓	↑，N，↓
代谢性碱中毒伴呼吸性酸中毒	↑，N，↓	↑	↑
代谢性酸中毒伴呼吸性碱中毒	↑，N，↓	↓	↓
代谢性碱中毒伴呼吸性碱中毒	↑↑	↑，N，↓	↑，N，↓

注：↑：增高；↓：下降；N：正常

二、酸碱失衡的代偿问题

1. pH<7.35或pH>7.45为失代偿；若出现代偿但pH仍不能维持在正常范围为部分代偿；代偿后pH维持在正常范围内为完全代偿。

2. 最大代偿为机体可能有的代偿能力。严重酸碱失衡时，虽然达到最大代偿限度，但不一定是完全代偿，即pH值尚未达到正常。应用最大代偿范围计算公式（表13-6）协助判断是否发挥了最大代偿能力。

表13-6　酸碱失衡代偿预测公式

类型	原发性紊乱	继发性代偿	代偿范围	所需代偿时间	代偿极限
代谢性酸中毒	HCO₃⁻　↓↓↓	PaCO₂　↓↓	PaCO₂=1.5×HCO₃⁻+8±2 △PaCO₂=（1~1.5）×△HCO₃⁻±2	12~24小时	10mmHg（1.33kPa）

类型		原发性紊乱	继发性代偿	代偿范围	所需代偿时间	代偿极限
代谢性碱中毒		HCO_3^- ↑↑↑	$PaCO_2$ ↑↑	$PaCO_2=0.9 \times HCO_3^- +40 \pm 5$ $\triangle PaCO_2 = (0.5\sim1) \times \triangle HCO_3^-$ ± 5	12~24小时	55mmHg (7.33kPa)
呼吸性酸中毒	急性	$PaCO_2$ ↑↑↑	HCO_3^- ↑	$\triangle HCO_3^- = 0.1 \times \triangle PaCO_2 \pm 1.5$	数分钟至4~6小时	30 mmol/L
	慢性	$PaCO_2$ ↑↑↑	HCO_3^- ↑↑	$\triangle HCO_3^- = 0.4 \times \triangle PaCO_2 \pm 2.5$	3~5天	42~45mmol/L
呼吸性碱中毒	急性	$PaCO_2$ ↓↓↓	HCO_3^- ↓	$\triangle HCO_3^- = (0.2\sim0.25) \times \triangle PaCO_2 \pm 2.5$	数分钟至4~6小时	18 mmol/L
	慢性	$PaCO_2$ ↓↓↓	HCO_3^- ↓↓	$\triangle HCO_3^- = (0.4\sim0.5) \times \triangle PaCO_2 \pm 2.5$	3~5天	12~15mmol/L

三、酸碱失衡的诊断步骤

（一）一看pH定酸、碱

首先判断pH是否正常，是否存在酸碱失衡。是pH<7.35的酸血症，还是pH>7.45的碱血症。

（二）二看原发因素定"代、呼"

第二步要分析酸碱失衡的性质，是代谢性酸碱失衡，还是呼吸性酸碱失衡。

1. 从病史推测原发因素 如为呼吸因素造成先分析$PaCO_2$，如不正常提示呼酸或呼碱；如为代谢因素造成先分析BE，如不正常提示代酸或代碱。

2. 看$PaCO_2$与HCO_3^-变化 观察哪一个指标与pH变化方向吻合，哪一项即为原发性因素。例如，某患儿入院后放置了导尿管，2天后发现有低血压和高热，尿中有大量白细胞和细菌。血气指标：pH7.32，PaO_2 80mmHg，$PaCO_2$ 20mmHg，HCO_3^- 10mmol/L。提示pH降低，为酸血症，HCO_3^- 变化方向与之相同，故是代谢性酸中毒；$PaCO_2$ 降低与之变化方向不吻合，故考虑是继发性改变。

（三）三看继发性变化定"单、混"

下一步就要分析继发性变化是单纯型代偿变化，还是由失代偿引起的混合型酸碱失衡所致。可根据酸碱失衡代偿预测公式计算。

继续看上一病例，$PaCO_2$ 20mmHg，是代酸引起的代偿性改变，还是失代偿的继发性改变？根据代偿预测公式$PaCO_2=1.5 \times HCO_3^- + 8 \pm 2$，则预测的$PaCO_2=1.5 \times 10+8 \pm 2=21\sim25$（mmHg）。$PaCO_2$ 实测值为20mmHg，比预测值的最小值21mmHg还低，说明除代谢性酸中毒外，还合并有呼吸性碱中毒。故该患儿应诊断为代谢性酸中毒合并呼吸性碱中毒的混合型酸碱平衡紊乱。

（四）四看AG定"三重"

根据AG变化，可将代谢性酸中毒分为高AG正常血氯型代谢性酸中毒和正常AG高血氯型代谢性酸中毒等三重酸碱平衡紊乱。

（五）五看症状、体征和实验室检查

了解临床情况，主要疾病是什么，是呼吸系统还是消化系统，肺、肾功能如何进行代偿，急性还是慢性发病过程等。

【血样采集】

一、取血部位

（一）动脉血

通常以桡动脉、肱动脉和股动脉为主。新生儿和小婴儿可选头皮小动脉，早产儿和高危新生儿可行脐动脉插管（置短导管或穿刺取血）。

（二）毛细血管血

新生儿和小婴儿可选足跟部取血，儿童可采耳垂血。但在严重休克、低血压、末梢循环不良和水肿时不宜应用。

（三）周围静脉血

易受局部淤血等循环因素影响。安静时前臂静脉血与动脉血差值如下：

1. PvO_2　较动脉血低25~40mmHg（3.33~5.32kPa）。

2. $PvCO_2$　较动脉血高6~7mmHg（0.79~0.93kPa）。

3. pH　较动脉血低0.01~0.03。

4. HCO_3^-　较动脉血高1~3mmol/L。

5. PCO_2　较动脉血高1~7mmHg（0.13~0.93kPa）。

6. BE　较动脉血高1.3mmol/L。

重症患儿（循环、呼吸、代谢等严重障碍）动、静脉血有明显差异。

二、操作

（一）取毛细血管血方法

用45~50℃热水袋热敷局部3~5分钟，使皮肤潮红充血，常规消毒后用专门的穿刺针刺入3mm，以血液自行流出或稍加压即流出为宜（注意不能用力挤压取血，并且不使血液平铺于皮肤表面），使血液流至肝素化毛细管中。

（二）取动脉血方法

触及动脉搏动后，常规消毒皮肤，用4.5号头皮针（后接肝素化毛细管）穿刺动脉成功后血液自行流入毛细管中。

注意事项：

1. 标本必须在20分钟内测定。

2. 患儿哭闹、屏气，自主呼吸与呼吸机不同步，标本含气泡，均需在报告中注明。

3. 必须注明给氧方式和呼吸机条件。

三、影响因素

1. 患儿哭闹、吃奶等。

2. 局部动脉化程度。

3. 局部组织液混入。

4. 样本中含有气泡。

5. 血样采集后放置时间过长。

6. 血样过少。

第八节　连续性血液净化

【概述】

血液净化是指把患者的血液引出体外，并通过一种净化装置，除去其中某些致病物质或有毒物质，达到净化血液、治疗疾病的目的。

连续性血液净化（continuous blood purification，CBP）则是连续缓慢地清除血液中的水分和溶质分子，对脏器功能起支持作用的治疗方式的总称。其能够模仿肾小球的滤过原理，通过超滤、对流、弥散及吸附等作用，清除外源性和内源性毒物和代谢废物。

血液净化包括血液透析（HD）、血液滤过（HF）、血液灌流（HP）、血浆置换（PE）、免疫吸附（IA）、缓慢连续性超滤（SCUF）等。随着技术的发展、血液净化设备的更新，血液净化已不局限于在血液透析科进行，现在血液净化已发展至床旁，成为ICU病房的常规治疗技术。因儿童不同于成人，小儿的床旁连续性血液净化技术要结合患儿的年龄、体重、病情等因素综合考虑。

【 血液净化机制 】

一、血液透析（HD）

利用半透膜原理，通过弥散的方式，把患者体内各种有害以及多余的代谢废物和过多的电解质移出体外，达到净化血液的目的，并纠正水、电解质及酸碱平衡紊乱。

二、血液灌流（HP）

将患者的血液引出体外，与固态的吸附剂接触，以吸附的方式清除体内某些代谢产物以及外源性药物或毒物等，然后将净化后的血液回输给患者，从而达到治疗疾病的目的。

三、血液滤过（HF）

是血液透析和超滤的进一步发展。主要是模拟正常人肾小球的滤过功能，以对流的方式，借助半透膜两侧静水压和渗透压的不同，给患者不断补充和正常人相似的电解质置换液，并同时做相应的体液超滤。

四、血浆置换（PE）

是将患者的血液引入一个血浆置换装置，将分离出的血浆弃去，补充一定的新鲜血浆或者代用品，如4%人血清白蛋白、林格液等，来帮助清除体内可溶性免疫复合物及部分抗体。

五、连续性血液净化（CBP）

是以上多种技术的联合应用，可在床旁进行，可准确地控制危重症患儿液体出入量，有助于血流动力学的稳定，能有效地清除炎症介质，对维持内环境稳定发挥着积极有效的作用。

六、人工肝支持系统（ALSS）

人工肝技术被认为能有效清除蛋白结合毒素和水溶性毒素，降低胆红素、护肝的同时降低颅内压、改善肾功能。人工肝支持系统分为非生物型、生物型和混合型3种。非生物型人工肝方法是目前在临床广泛使用并被证明是确实有效的方法，包括血浆置换（PE）、血液灌流（HP）、血液滤过（HF）、血液透析（HD）、连续性血液透析滤过（CHDF）、分子吸附再循环系统（MARS）、血浆透析滤过（PDF）、血浆胆红素吸附（PBA）等。可根据病情选择上述方法单用或联合应用：肝衰竭伴有肝性脑病时，可选用PE+HP；伴有肾衰竭时，选用CHDF+PE或PDF；伴有高胆红素血症时，选用PBA+PDF；伴有水、电解质紊乱时，选用CHDF+PE或MARS。有时同时予3种以上方法联合应用。

七、腹膜透析（PD）

是利用人体自身的腹膜作为透析膜的一种透析方式。通过灌入腹腔的透析液与腹膜另一侧毛细血管内的血浆成分进行溶质和水分的交换，清除体内潴留的代谢产物和过多的水分，同时通过透析液补充机体所必需的物质。从广义上来讲，也包括在血液净化疗法之内。

【主要适应证】

一、急性肾衰竭，伴有下列情况之一

1.心血管功能衰竭。

2.高分解代谢。

3.需静脉营养疗法。

4.体液负荷过多。

5.多脏器损伤。

二、非肾脏疾病中的应用

1.全身炎症反应综合征（SIRS）和脓毒症。

2.急性呼吸窘迫综合征（ARDS）。

3.挤压综合征。

4.乳酸酸中毒。

5.急性坏死型胰腺炎。

6.强心、利尿无效的心脏泵衰竭。

7.肝性脑病。

8.心脏手术后。

9.急性心肌梗死。

10.急性肺水肿。

11.药物和毒物中毒。

【禁忌证】

无绝对禁忌证，但在下述情况下可加重病情而危及生命：

1.休克或低血压。

2.有严重出血倾向。

3.重度贫血（血红蛋白≤60g/L）。

4.心功能不全或严重心律失常不能耐受体外循环。

5.恶性肿瘤晚期。

6.脑血管意外。

7.未控制的严重糖尿病。

8.精神异常、不能合作。

【常见并发症】

1. 直接动、静脉穿刺易发生穿刺点局部的出血、血肿、剧痛、神经损伤、动脉瘤，以及血管栓塞、远端肢体缺血等。

2. 透析失衡综合征 严重时可有意识障碍、癫痫样发作、昏迷甚至死亡。

3. 低血压，可诱发心律失常、心绞痛等。

4. 低氧血症。

5. 心血管系统不稳定，可加重心律失常、心包填塞和颅内出血。

6. 体外循环管路、滤器凝血、溶血或空气栓塞等。

7. 全身肝素化后出血倾向加重、失血。

【治疗方式】

一、血液透析

血液透析（hemodialysis，HD）是急、慢性肾衰竭患者肾脏替代治疗方式之一，是将体内血液引流至体外，经过一个由大量空心纤维组成的透析器，血液与同细胞外液成分相似的电解质溶液（透析液）在空心纤维内外通过弥散/对流进行物质交换，清除体内的代谢废物（以、中小分子为主）和过多的水分，维持电解质和酸碱平衡，并将经过净化的血液回输的治疗过程。

（一）适应证

1. 急性肾损伤 凡急性肾损伤合并高分解代谢者（每日BUN上升 ≥ 10.7 mmol/L，SCr上升 ≥ 176.8 μmol/L，血钾上升 $1\sim2$ mmol/L，HCO_3^- 下降 ≥ 2 mmol/L）可行透析治疗。非高分解代谢，但符合下述第1项并有任何其他1项者，即可进行透析：①无尿48小时以上；②BUN ≥ 21.4 mmol/L；③SCr ≥ 442 μmol/L；④血钾 ≥ 6.5 mmol/L；⑤ $HCO_3^- < 15$ mmol/L；⑥有明显水肿、肺水肿、恶心、呕吐、嗜睡、躁动或意识障碍；⑦误输异型血或其他原因所致溶血，游离血红蛋白 >12.4 mmol/L。决定患者是否立即开始血液透析，不能单凭某项指标，而应综合考虑。

2. **慢性肾衰竭** 慢性肾衰竭血液透析的时机尚无统一标准，由于医疗及经济条件的限制，我国多数患者血液透析开始较晚。透析指征：①内生肌酐清除率<10ml/min；②BUN>28.6mmol/L，或SCr>707.2μmol/L；③高钾血症；④代谢性酸中毒；⑤口中有尿毒症气味伴食欲丧失和恶心、呕吐等；⑥慢性充血性心力衰竭、肾性高血压或尿毒症性心包炎经一般治疗无效；⑦出现尿毒症神经系统症状，如性格改变、不宁腿综合征等。开始透析的时机同样需综合各项指标及临床症状来做出决定。

3. **急性药物或毒物中毒** 凡能够通过透析膜清除的药物及毒物（分子量小、不与组织蛋白结合、在体内分布较均匀）均可采用透析治疗。应在服后8~12小时内进行，病情危重者可不必等待检查结果即开始透析治疗。

4. **其他疾病** 严重水、电解质及酸碱平衡紊乱，一般疗法难以奏效而血液透析可能有效者。

（二）禁忌证

随着血液透析技术的进步，血液透析已无绝对禁忌证，只有相对的禁忌证。

1. 休克或低血压（收缩压<80mmHg）。

2. 严重的心肌病变导致的肺水肿及心力衰竭。

3. 严重心律失常。

4. 有严重出血倾向或脑出血。

5. 晚期恶性肿瘤。

6. 极度衰竭、临终患者。

7. 精神病及不合作者或患者本人、家属拒绝透析。

二、血液灌流

血液灌流（hemoperfusion，HP）是将患者血液引入装有固态吸附剂的灌流器中（活性炭、吸附树脂等），以吸附的原理，清除某些外源性或内源性毒素，并将净化后的血液输回体内的一种治疗方法，主要用于治疗终末期肾病、药物过量及毒物中毒。随着各种不同类型灌流器的问世，血液灌流技术的应用领域也在不断扩展。血液灌流与其他血液净化方式结合已应用于肝病、免疫性疾病、危重症领域等。

药物或毒物中毒时，血液灌流的指征：

1. 血浆浓度已达致死浓度。

2. 有继续吸收，经内科治疗无效，病情加重。

3. 严重中毒，长时间昏迷，已发生心、肺、肾等脏器损害。

4. 原有肝、肾功能不全，对毒物排泄不利。

5. 会产生代谢障碍或有延缓效应的药物中毒。

三、血浆置换

血浆置换（plasma exchange，PE）是将患者的血液引出体外，经过膜式血浆分离方法将患者的血浆从全血中分离出来弃去，然后补充等量的新鲜冰冻血浆或人血清白蛋白等置换液，从而清除患者体内的各种代谢毒素和致病因子。

适应证：

1. 各种原因引起的中毒。

2. 自身免疫性疾病。

3. **血液系统疾病**　如自身免疫性溶血性贫血、溶血性尿毒综合征、血栓性血小板减少性紫癜等。

4. **神经系统疾病**　如重症肌无力、多发性神经根炎、系统性红斑狼疮的神经系统损害、多发性硬化等。

5. 急、慢性肝功能衰竭。

6. 家族性高胆固醇血症。

7. 甲状腺危象。

8. 血友病抑制物。

四、连续性肾脏替代治疗

连续性肾脏替代治疗（continuous renal replacement therapy，CRRT）是所有连续、缓慢清除水分和溶质的治疗方式的总称，包括连续性动（静）静脉血液滤过、连续性动（静）静脉血液透析、连续性动（静）静脉血液透析滤过、缓慢连续性超滤、连续性高通量透析、连续性高容量血液滤过、连续性血浆滤过吸附、日间连续性肾脏替代治疗等多项技术，可每天治疗 24 小时或接近 24 小时。

（一）优势

1. 及时清除多余的水分及有害溶质（中、大分子），并保持血流动力学状态稳定。

2. 电解质及酸碱平衡紊乱逐渐纠正。

3. 代谢控制好。

4. 炎症介质不断清除。

5. 补液方便，便于营养支持。

（二）适用范围

1. **肾科** ①各种原因引起的急性肾衰竭；②肾病性水肿；③肾移植手术后。

2. **非肾科** ①消化科：急性坏死型胰腺炎（清除血中胰蛋白酶）；②心内科：心源性水肿、ARDS、急性肺水肿；③烧伤科：休克、需大量输液、脓毒症（清除炎症因子）；④部分药物、食物中毒。

3. **ICU** ①急性创伤、大手术后（大量静脉用药，维持血流动力学平稳）；②多脏器衰竭、感染性休克（清除炎症因子）。

（三）并发症

1. 出血　最为常见的并发症，包括留置静脉插管相关的出血和体外抗凝引起的出血。

2. 血栓　留置静脉插管相关的血栓与插管时的损伤和留置的时间有关。

3. 感染　导管局部的感染是较为严重的并发症，甚至可导致患者死亡。

4. 低温　适当降低温度有利于保持心血管功能的稳定，但大量液体交换也可导致患者体度不升。一般要求体温不低于35℃。

5. 水、电解质平衡紊乱　要注意在治疗前、治疗中定期监测电解质、血气，以便及时调整置换液，防止出现低钾、低磷等。

6. 空气栓塞　泵前输注大量的置换液时，由于负压吸引，可导致空气大量进入。

7. 滤器功能丧失　持续监测跨膜压（TMP）、滤液与血液中BUN比值（<0.6）。定期盐水冲洗有利于早期发现。

第十四章　如何开PICU医嘱

表14-1　PICU医嘱内容

长期医嘱		临时医嘱
心肺复苏		大抢救1次
		胸外心脏按压
		气管插管术1次，st
		气管插管1根，st
		肾上腺素×支，iv，st
		心电、血氧监测
危重患儿	病危	血、尿、便常规，st（特殊留标本要
入PICU	特级护理	求请注明）
	住院诊查费	生化全项
	重症监护记录	血气分析
	心电、呼吸监测	DIC常规
	SpO_2监测	术前四项、免疫球蛋白（预计需要输
	鼻饲（或禁食）	注丙种球蛋白）
	间断保护性约束	床旁胸片
	床头抬高30°	床旁B超
	记24小时出入量	
	口腔护理，bid	
	臀部护理（小婴儿）	
	眼部小换药，qd（昏迷者）	
	更换体位，q2h（昏迷者）	
	输液泵输液	
机械通气	气管插管护理常规	吸痰管×根
	呼吸机辅助通气	
	气囊放气15分钟，q12h	
	翻身拍背吸痰，q6h	
	小吸痰，q2h	
	NS 2ml气管内滴入，q6h	

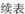

续表

	长期医嘱	临时医嘱
动脉、深静脉置管	桡动脉置管护理	动脉置管术1次，st
	深静脉置管护理	深静脉置管术1次，st
	留置中心静脉导管	
	肝素钠封管注射液（5ml：50U）	
	局部小换药，qd	
静脉持续输入药物	多巴胺持续静脉输入	［体重（kg）×6］mg加入到100ml液中
	多巴酚丁胺持续静脉输入	［体重（kg）×6］mg加入到100ml液中
	去甲肾上腺素持续静脉输入	［体重（kg）×0.6］mg加入到100ml液中
	肾上腺素持续静脉输入	［体重（kg）×0.6］mg加入到100ml液中
	利多卡因持续静脉输入	［体重（kg）×60］mg加入到100ml液中
	咪达唑仑持续静脉输入	$1\sim5\mu g/$（kg·min）
	肝素持续静脉输入	$1\sim3ml/h$
	氯胺酮持续静脉输入	$1mg/$（kg·h）
	吗啡持续静脉输入	$15\sim30\mu g/$（kg·h）
胸腔闭式引流	胸腔闭式引流护理常规	胸腔穿刺术1次，st
	留置左（右）侧胸腔引流管	胸水常规、生化、培养
	更换引流瓶，qd	
	留置尿管接袋	导尿术1次
尿管	尿管护理常规	Foley尿管1根，st
	记录24小时尿量	
	留置胃管	胃管置入术1次，st
胃管	鼻饲（或禁食）	
	肠内营养液胃管内注入，q3h	
拔除气管插管	停呼吸机辅助呼吸	地塞米松iv，st
	鼻导管吸氧（或CPAP）	拔除气管插管
	布地奈德混悬液1mg雾化吸入，q1~6h	禁食4~6小时
		吸痰管4根，qd
	雾化后吸痰	
腹穿、腰穿		腹穿（或腰穿）1次，st
		利多卡因1支，st
		脑脊液常规、生化、培养（或腹水常规、生化、培养）
		去枕平卧4小时

附　录

附录一　常用评分

一、小儿危重病例评分（PCIS）

附表1　小儿危重病例评分（pediatric critical illness score，PCIS）

项目	测定值及表现		分值
	<1岁	≥1岁	
心率（次/分）	<80或>180	<60或>160	4
	80~100或160~180	60~80或140~160	6
	其余	其余	10
血压（收缩压）[kPa（mmHg）]	<7.3（55）或>17.3（130）	<8.7（65）或>20.0（150）	4
	7.3~8.7（55~65）或13.3~17.3（100~130）	8.7~10.0（65~75）或17.3~20.0（130~150）	6
	其余	其余	10
呼吸（次/分）	<20或>70或明显节律不齐	<15或>60或明显节律不齐	4
	20~25或40~70	15~20或35~60	6
	其余	其余	10
PaO₂[kPa（mmHg）]	<6.7（50）	以下各项同左	4
	6.7~9.3（50~70）		6
	其余		10
pH	<7.25或>7.55		4
	7.25~7.30或7.50~7.55		6
	其余		10
Na⁺（mmol/L）	<120或>160		4
	120~130或150~160		6
	其余		10
K⁺（mmol/L）	<3.0或>6.5		4

续表

项目	测定值及表现		分值
	<1岁	≥1岁	
K⁺（mmol/L）	3.0~3.5 或 5.5~6.5		6
	其余		10
Cr	>159（118）		4
［μmol/L（mg/dl）］	106~159（112~118）		6
	其余		10
或BUN	>14.3（40）		4
［mmol/L（mg/dl）］	7.1~14.3（20~40）		6
	其余		10
Hb［g/L（g/dl）］	<60（6）		4
	60~90（6~9）		6
	其余		10
胃肠系统	应激性溃疡出血及肠麻痹		4
	应激性溃疡出血		6
	其余		10

注意事项：

1. PCIS不适于新生儿及慢性疾病的危重状态。

2. 首次评分应在入院24小时内完成，以后可多次进行评分。每次评分可依据最异常测量值进行评定。当某项测量值正常，临床考虑短期内变化可能不大，且取标本不便时，可按测量值正常进行评分。

3. 患儿病情分度：非危重，分值>80；危重，分值71~80；极危重，分值≤70。

4. 若缺项<2，可按上述标准评分。如缺2项，总分则为80分，分值>72为非危重，56~72为危重，<56为极危重（但需加注说明病情，以及何时填写）。

5. 不吸氧条件下测定血PaO₂。

6. 小儿危重病例的单项指标：

（1）需行气管插管、气管切开、机械辅助呼吸者（不包括手术后24小时内患儿）。

（2）严重心律失常，如阵发性室上性心动过速合并心力衰竭，心房扑动和颤动，阵发性室性心动过速，心室扑动和颤动，病态窦房结综合征，房室传导阻滞（二度Ⅱ型以上），心室内传导阻滞（双束支以上）者。

（3）有弥散性血管内凝血者。

（4）惊厥持续状态：持续抽搐5分钟以上或两次惊厥间神志不清者（除外药物影响）。

二、第3代小儿死亡危险（PRISM Ⅲ）评分

附表2　第三代小儿死亡危险（PRISM Ⅲ）评分

心血管/神经系统生命指征					
收缩压（mmHg）			**心率（次/分）**		
测量值＿＿＿＿＿＿			测量值＿＿＿＿＿＿		
	分值=3	分值=7		分值=3	分值=4
新生儿	40~55	<40	新生儿	215~225	>225
婴儿	45~65	<45	婴儿	215~225	>225
儿童	55~75	<55	儿童	185~205	>205
青少年	65~85	<65	青少年	145~155	>155
体温			**瞳孔反射**		
测量值＿＿＿＿＿＿			测量值＿＿＿＿＿＿		
	分值=3			分值=3	分值=7
所有年龄	<33℃（91.4℉）或>40℃（104.0℉）		所有年龄	一侧消失	双侧消失
神志状态					
测量值＿＿＿＿＿＿					
	分值=5				
所有年龄	昏迷（GCS<8）				
酸－碱/血气					
酸中毒［CO_2总含量（mmol/L）或pH］			**CO_2总含量（mmol/L）**		
测量值＿＿＿＿＿＿			测量值＿＿＿＿＿＿		
	分值=2	分值=6		分值=4	
所有年龄	pH7.0~7.28或CO_2总含量5~16.9	pH<7.0或CO_2总含量<5	所有年龄	>34.0	
pH			**PaO_2（mmHg）**		
测量值＿＿＿＿＿＿			测量值＿＿＿＿＿＿		

	分值=2	分值=3		分值=3	分值=6
所有年龄	7.48~7.55	>7.55	所有年龄	42.0~49.9	<42.0

PCO_2（mmHg）

测量值_____

	分值=1	分值=3
所有年龄	50.0~75.0	>75.0

生化检测

血糖		血钾（mmol/L）	
测量值_____		测量值_____	
	分值=2		分值=3
所有年龄	>200mg/dl 或 >11.0 mmol/L	所有年龄	>6.9

肌酐		血尿素氮（BUN）	
测量值_____		测量值_____	
	分值=2		分值=3
新生儿	>0.85mg/dl 或 >75μmol/L	新生儿	>11.9mg/dl 或 >4.3μmol/L
婴儿	>0.90mg/dl 或 >80μmol/L	其他年龄	>14.9mg/dl 或 >5.4μmol/L
儿童	>0.90mg/dl 或 >80μmol/L		
青少年	>1.30mg/dl 或 >115μmol/L		

血液学检测

白细胞计数（细胞数/mm³）		凝血酶原时间（PT）或活化部分凝血活酶时间（APTT）（秒）	
测量值_____		测量值_____	
	分值=4		分值=3
所有年龄	<3000	新生儿	PT>22.0 或 APTT>85.0
		其他年龄	PT>22.0 或 APTT>57.0

续表

血小板计数（细胞数/mm³）

测量值＿＿＿＿＿＿＿＿＿＿＿＿

	分值=2	分值=4	分值=5
所有年龄	100 000~200 000	50 000~99 999	<50 000

PRISM Ⅲ 总分数＿＿＿＿＿＿＿＿＿＿＿＿＿＿

其他因素

□非手术性心血管疾病　□染色体异常　□癌症　□既往ICU住院　□入ICU前心肺复苏　□手术后　□急性糖尿病（酮症酸中毒）□从其他病房转入（除外术后患儿）

注意事项：

1. 年龄：新生儿＜1个月，婴儿1~12个月（包括1个月），儿童12~144个月（包括12个月），青少年≥144个月。

2. PRISM Ⅲ应在患儿进入PICU后第1个12小时和24小时进行评估。

3. 通常情况下使用最高或最低测量值进行评分。

4. 除外：PICU住院<2小时患儿；持续进行心肺复苏，生命指征稳定不能超过2小时者；手术室死亡病例。

5. 心率：不在哭或医源性刺激情况下评估。

6. 体温：可采用直肠、口腔、血液和腋下温度。

7. 瞳孔反射：无反应状态需>3分钟，有医源性瞳孔扩张时不做评估。

8. 神志状态：仅适用于诊断或拟诊为急性中枢神经系统疾病的患儿。使用镇静剂、肌松剂、麻醉剂2小时内不做评估。昏迷定义为Glasgow昏迷评分<8。

9. 酸碱状态：CO_2总量不作为常规检测时，可使用从血气分析计算得到的碳酸氢根值。pH和PCO_2可使用动脉血、毛细血管血或静脉血检测。

10. PaO_2仅限于动脉血检测。

11. 全血校正：如为全血检测，则血糖增加10%，血钠增加3mmol/L，血钾增加0.4mmol/L。

12. 其他因素：

（1）非手术性心血管疾病：指作为入院主要原因的急性心血管病变。

（2）癌症和染色体异常：为急性或慢性。

（3）既往ICU住院和入ICU前心肺复苏：应与本次住院有关。

（4）手术后：指术后最初24小时。导管插入不作为手术后状态。

（5）急性糖尿病（酮症酸中毒）：指糖尿病酮症酸中毒为入住PICU主要原因。

（6）从其他病房转入（除外术后患儿）：指除手术室和恢复室以外的其他所有病房。

三、转运儿童早期预警评分（TPEWS）

附表3　转运儿童早期预警评分（transport pediatric early warning score，TPEWS）

	3分	2分	1分	0分
呼吸系统	不稳定气道 呼吸频率低于正常5次/分，伴有呼吸困难三凹征阳性 $FiO_2 \geqslant 50\%$	人工气道 呼吸频率高于正常20次/分 中度应用辅助呼吸肌 $FiO_2 40\% \sim 49\%$ 或氧气吸入 $\geqslant 3L/min$	呼吸频率高于正常10次/分 轻度应用辅助呼吸肌 $FiO_2 24\% \sim 39\%$ 或氧气吸入 $\leqslant 2L/min$	不需要辅助呼吸 不需要吸氧 呼吸频率适于正常同龄儿 无呼吸困难
循环系统	皮肤发灰 毛细血管充盈时间 $\geqslant 5s$ 心率高于正常30次/分 心动过缓 需应用血管活性药物 需应用大量液体或血液复苏	毛细血管充盈时间4s 心率高于正常20次/min 收缩压 $<70 \pm 2 \times$ 年龄 平均动脉压 >90	皮肤苍白 毛细血管充盈时间3s 心率高于正常10次/分 在 >2 岁儿童中，收缩压 $<90 \pm 2 \times$ 年龄	皮肤红润 毛细血管充盈时间 $1 \sim 2s$ 心率适于正常同龄儿 血压适于正常同龄儿
神经系统	昏迷、昏睡 疼痛反应减低 $GCS \leqslant 10$ 瘫痪	烦躁且不可安抚	嗜睡 烦躁但可安抚	行为适当

注：评分越高，表示病情越重

四、脓毒症相关性器官功能衰竭评价（SOFA）

附表4　脓毒症相关性器官功能衰竭评价（sepsis-related organ failure assessment，SOFA）

器官/系统	检测项目	得分			
		1分	2分	3分	4分
呼吸系统	PaO_2/FiO_2（mmHg）	<400	<300	<200	<100
	呼吸支持（是/否）			是	是
神经系统	GCS	$13 \sim 14$	$10 \sim 12$	$6 \sim 9$	<6

续表

器官/系统	检测项目	得分			
		1分	2分	3分	4分
循环系统	平均动脉压（mmHg）	<70 mmHg			
	多巴胺 [μg/（kg·min）]		≤5	>5	>15
	肾上腺素 [μg/（kg·min）]			≤0.1	>0.1
	去甲肾上腺素 [μg/（kg·min）]			≤0.1	>0.1
	多巴酚丁胺（是/否）		是		
肝脏	胆红素（μmol/L）	20.5~32.5	34.2~100.9	102.6~203	>205
凝血系统	血小板（×10⁹/L）	<150	<100	<50	<20
肾脏	肌酐（μmol/L）	110~170	171~299	300~440	>440
	24小时尿量（ml/24h）			<500	<200

注：1.评估时采用每日最差值。

2.分数越高，预后越差。

五、小儿多器官功能障碍综合征（MODS）诊断标准

附表5　小儿多器官功能障碍综合征（multiple organ dysfunction syndrome，MODS）诊断标准

	器官功能障碍	严重器官功能障碍	器官功能衰竭
循环	SIRS/sepsis 除维持输液外，扩容（≤20ml/kg）可维持适宜灌注	严重SIRS/sepsis 扩容>20ml/kg，或需要升压药［多巴胺+多巴酚丁胺≤10μg/（kg·min）和（或）肾上腺素/去甲肾上腺素≤0.05μg/（kg·min）］或SIRS/sepsis灌注适宜，但器官功能障碍>3个	SIRS/sepsis+休克 需升压药［多巴胺+多巴酚丁胺>10μg/（kg·min）和（或）肾上腺素/去甲肾上腺素>0.05μg/（kg·min）］或SIRS/sepsis+血乳酸2~10mmol/L（>8小时）或SIRS/sepsis+严重器官功能障碍>3个

	器官功能障碍	严重器官功能障碍	器官功能衰竭
肺	维持正常氧合时自主呼吸FiO_2>0.5，机械通气$FiO_2$0.35~0.5	需要辅助通气或机械通气，FiO_2>0.5	X线胸片表现为ARDS，A–aDO_2>37.3kPa和（或）FiO_2>0.7
肾	少尿：<1.0ml/（kg·h）（<5岁），<0.5ml（>5岁）肌酐升高但<1.4mg/dl（120mmol/L）	少尿：<1.0ml/（kg·h）（<5岁），<0.5ml（>5岁）肌酐1.4~2.8mg/dl（120~250mmol/L），经输液、正性肌力药或呋塞米[3~12mg/（kg·d），iv]治疗尿量恢复	无尿，或少尿：<1.0ml/（kg·h）（<5岁），<0.5ml（>5岁）肌酐>2.8mg/dl（250 mmol/L），呋塞米静注>12mg（kg·d）和（或）需肾脏支持维持血钾<6.0 mmol/L
血液	血小板<100×10^9/L和（或）PT/APTT>正常1.5倍	中度DIC，血小板<50×10^9/L，12小时内需要替代疗法和（或）PT/APTT>正常1.5倍，纤维蛋白原<1.3g/L	严重DIC，需要血小板和凝血因子替代法，血小板<30×10^9/L和（或）PT/APTT>正常2倍，纤维蛋白原<1.0g/L

　　注：1. 严重 SIRS/sepsis 指 SIRS/sepsis 伴有灌注不足、低氧血症、少尿、高乳酸血症、急性神志改变。

　　2. 循环功能的判断应根据8小时内患儿对治疗的反应，以排除干扰因素。

六、婴儿（<12个月）及儿童（≥12个月）多系统器官功能衰竭（MSOF）诊断标准

附表6　婴儿（<12个月）及儿童（≥12个月）多系统器官功能衰竭（MSOF）诊断标准

心血管系统

　1.血压（收缩压）：

　　婴儿：<5.3kPa（40mmHg）

　　儿童：<6.7kPa（50mmHg）

　2.心率：体温正常，安静状态，连续测定1分钟

　　婴儿：<60次/分或>200次/分

　　儿童：<50或>180次/分

3. 心搏骤停

4. 血清 pH<7.2（$PaCO_2$ 不高于正常值）

呼吸系统

  1. 呼吸频率：体温正常，安静状态，连续测定1分钟

    婴儿：<15次/分或>90次/分

    儿童：<10次/分或>70次/分

  2. $PaCO_2$ >8.7kPa（65mmHg）

  3. PaO_2<5.3kPa（40mmHg）（不吸氧，除外紫绀型心脏病）

  4. 需机械通气（不包括手术后24小时内的患儿）

  5. PaO_2/FiO_2<26.7kPa（200mmHg）（除外紫绀型心脏病）

神经系统

  1. Glasgow 昏迷评分≤7

  2. 瞳孔固定，散大（除外药物影响）

血液系统

  1. 急性贫血危象：血红蛋白<50g/L（5g/dl）

  2. 血细胞计数≤2×10^9/L（2000/mm^3）

  3. 血小板计数≤20×10^9/L（20000/mm^3）

肾脏系统

  1. 血清BUN >35.7mmo1/L（100mg/dl）

  2. 血清肌酐 >176.8μmo1/L（2.0mg/dl）（既往无肾脏疾病）

  3. 因肾功能不良需透析者

胃肠系统

  1. 应激性溃疡出血需输血者

  2. 出现中毒性肠麻痹，有高度腹胀者

肝脏系统

  1. 总胆红素>85.5μmo1/L（5mg/dl）及SGOT或LDH为正常值的2倍以上（无溶血）

  2. 肝性脑病≥Ⅱ级

注意事项：

  1. 符合上述任何1项标准者，该系统器官功能衰竭（SOF）诊断成立。

  2. 同时存在2个或2个以上系统器官功能衰竭，多系统器官功能衰竭（MSOF）诊断成立。

七、改良的格拉斯哥昏迷程度评分（GCS）

附表7　改良的格拉斯哥昏迷程度评分（Glasgow coma score，GCS）

功能测定			评分
≥1岁	<1岁		
睁眼			
自发	自发		4
语言刺激时	声音刺激时		3
疼痛刺激时	疼痛刺激时		2
刺激后无反应	刺激后无反应		1
最佳运动反应			
服从命令动作	自发		6
因局部疼痛而动	因局部疼痛而动		5
因疼痛而屈曲回缩	因疼痛而屈曲回缩		4
因疼痛而呈屈曲反应	因疼痛而呈屈曲反应		3
（似去皮质强直）	（似去皮质强直）		
因疼痛而呈伸展反应	因疼痛而呈伸展反应		2
（似去大脑强直）	（似去大脑强直）		
无运动反应	无运动反应		1
>5岁	2~5岁	0~23个月	
最佳语言反应			
能定向说话	适当的单词、短语	微笑，发声	5
不能定向	词语不当	哭闹，可安慰	4
语言不当	持续哭闹，尖叫	持续哭闹，尖叫	3
语言难于理解	呻吟	呻吟，不安	2
无说话反应	无反应	无反应	1

　　注意事项：GCS分值共15分。评分13~15分提示轻度脑损伤；9~12分提示中度脑损伤；<8分提示重度脑损伤；<3分为深度昏迷。GCS由低转高，提示病情好转；由高转低，提示病情恶化

八、肝性脑病分级及Child-Pugh评分

附表8　肝性脑病分级

级别	精神状况	震颤	脑电图
Ⅰ级（初期）	欣快，偶有抑制，轻微的意识障碍，语言不清，思维迟钝，睡眠改变	轻微	正常
Ⅱ级（昏迷前期）	精神障碍比Ⅰ期重，困倦，行为异常，括约肌失控	存在	异常
Ⅲ级（半昏迷期）	嗜睡，但可唤醒，语言无条理，思维混乱	常有	异常
Ⅳ级（昏迷期）	对强烈刺激有反应（Ⅳa），无反应（Ⅳb）	常无	异常

附表9　Child-Pugh评分

项目	分数		
	1分	2分	3分
肝性脑病（分级）	无	Ⅰ~Ⅱ	Ⅲ~Ⅳ
腹水	无	易消退	难消退
胆红素（μmol/L）	<34	34~51	>51
白蛋白（g/L）	>35	28~35	<28
凝血酶原时间（s）	≤14	15~17	≥18

九、心功能分级

1. 年长儿心功能的分级

Ⅰ级：患儿体力活动不受限制。一般活动不引起过度的乏力、呼吸困难或心悸。

Ⅱ级：患儿体力活动轻度受限。休息时无症状，但一般活动即可引起乏力、心悸、呼吸困难或心绞痛。

Ⅲ级：患儿体力活动明显受限。休息时无症状，小于平时一般的活动，即可引起上述症状。

Ⅳ级：在休息状态亦有症状，不能从事任何体力活动。

2. 婴儿心功能的程度分级（改良 Ross 心衰分级计分法）

附表 10　婴儿心功能的程度分级（改良 Ross 心衰分级计分法）

	0分	1分	2分
每次哺乳量（ml）	>105	75~105	<75
每次哺乳需时（min）	<40	40	>40
呼吸（次/分）	<50	50~60	>60
心率（次/分）	<160	160~170	>170
呼吸形式	正常	不正常	不正常
肝大肋下（cm）	<2	2~3	>3

总分：0~2，无心衰；

　　　3~6，轻度心衰；

　　　7~9，中度心衰；

　　　10~12，重度心衰。

十、急性肺损伤评分（改良的 Murray 评分）

附表 11　急性肺损伤评分（改良的 Murray 评分）

（儿科 ARDS 的诊断评分）

	0分	1分	2分	3分	4分
肺部浸润（胸片象限数）	0	1	2	3	4
PaO_2/FiO_2（mmHg）	≥300	225~299	175~224	100~174	<100
PEEP（cmH_2O）	≤4	5~6	7~8	9~11	≥12
静态顺应性 [ml/（cm $H_2O·kg$）]	>0.85	0.75~0.85	0.55~0.74	0.30~0.54	<0.30

注：上述 4 项或 3 项（除静态顺应性）评分的总和除以项目数（4 或 3），就得到肺损伤评分结果。

肺损伤评分：0，无肺损伤；

　　　　　　0.1~2.5，轻度至中度肺损伤；

　　　　　　>2.5，重度肺损伤。

十一、胃肠功能障碍分级（AGI欧洲分级标准）

2012年欧洲重症监护医学会（ESICM）AGI分级标准：

1. Ⅰ级（有发生胃肠功能障碍或衰竭的风险） 指胃肠道功能部分受损，表现为病因明确的暂时性胃肠道症状。如腹部术后恶心、呕吐及肠鸣音消失，休克早期肠动力减弱。

2. Ⅱ级（胃肠功能障碍） 指胃肠道的消化吸收功能不能满足机体对营养物质和水的需求，但还没有影响到患者的全身情况。如胃轻瘫伴有大量胃潴留或返流，下消化道麻痹，腹泻。

3. Ⅲ级（胃肠功能衰竭） 指胃肠道功能丧失，尽管采取治疗干预，胃肠道功能不能恢复，而且全身情况没有得到改善。如持续食物不耐受——大量胃潴留、持续胃肠道麻痹、肠管扩张。

4. Ⅳ级（胃肠功能衰竭并严重影响其他脏器的功能） 指AGI发展成为直接危及生命的因素，并伴有多器官功能障碍综合征（MODS）和休克，或需急诊手术。如肠道缺血坏死、导致失血性休克的胃肠道出血、Ogilvie综合征。

十二、镇静镇痛评分（改良Ramsay评分）及RASS镇静程度评估表

附表12　镇静镇痛评分（改良Ramsay评分）

分值	指标
1	患儿清醒，但焦虑、易激惹、躁动不安
2	患儿清醒，安静合作，可正常对话
3	欲睡，对言语命令有反应
4	欲睡，对大声讲话及轻度触觉刺激有反应
5	入睡，对大声讲话及强触觉刺激反应慢
6	入睡，只对疼痛刺激有反应
7	入睡，疼痛刺激时无目的肢体伸展
8	无反应

目标镇静深度：2~4分镇静满意，5~8分镇静过度

附表13　RASS镇静程度评估表（Richmond agitation–sedation scale）

+4	狂躁	有暴力行为
+3	非常躁动	试图拔除各种管道，有攻击性
+2	躁动	身体频繁无目的移动，人机对抗
+1	烦躁	焦虑紧张但身体只有轻微的移动
0	清醒平静	清醒自然状态
−1	嗜睡	欲睡，但可保持清醒>10秒
−2	轻度镇静	声音刺激能唤醒，但清醒<10秒
−3	中度镇静	声音刺激有反应，但眼皮不能睁开
−4	重度镇静	声音刺激无反应，但身体刺激有反应
−5	昏迷	对声音及身体刺激均无反应

RASS评估程序：

1. 观察患者

患者是清醒、烦躁、躁动、非常躁动或狂躁　　　　　　评分0，+1，+2，+3，+4

2. 如果嗜睡，呼叫患者名字，让其睁眼注视评估者

患者能被唤醒，睁眼能持续10秒以上　　　　　　评分−1

患者能被唤醒，睁眼不能持续10秒以上　　　　　评分−2

声音刺激有反应，但不睁眼　　　　　　　　　　评分−3

3. 声音刺激无反应，进行身体刺激（摇肩膀或摩擦胸骨）

患者有反应　　　　　　　　　　　　　　　　　评分−4

无任何反应　　　　　　　　　　　　　　　　　评分−5

4. 对于ICU患儿，一般控制在−2~0分之间

十三、急性肾损伤（AKI）分期

附表14　急性肾损伤（AKI）分期

分期	Cr标准	尿量标准
1期	Cr升高>26.5μmol/L或较前次升高>50%	<0.5ml/（kg·h），>6h
2期	Cr较前次升高200%~300%	<0.5ml/（kg·h），>12h
3期	Cr较前次升高>300%或>353.6μmol/L（急性升高>44.2μmol/L）	<0.3ml/（kg·h），>24h，或无尿>12h

注意事项：单独根据尿量改变进行诊断和分期时，必须除外尿路梗阻或其他可导致尿量减少的可逆因素

十四、中国弥散性血管内凝血诊断积分系统（CDSS）

附表 15　中国弥散性血管内凝血诊断积分系统（CDSS）

积分项	分数
存在导致DIC的原发病	2
临床表现	
不能用原发病解释的严重或多发出血倾向	1
不能用原发病解释的微循环障碍或休克	1
广泛性皮肤、黏膜栓塞、灶性缺血性坏死、脱落及溃疡形成，或不明原因的肺、肾、脑等脏器功能衰竭	1
实验室指标	
血小板计数	
非恶性血液病	
$\geqslant 100 \times 10^9/L$	0
$80 \sim <100 \times 10^9/L$	1
$<80 \times 10^9/L$	2
24h内下降$\geqslant 50\%$	1
恶性血液病	
$<50 \times 10^9/L$	1
24h内下降$\geqslant 50\%$	1
D–二聚体	
<5 mg/L	0
$5 \sim <9$ mg/L	2
$\geqslant 9$mg/L	3
PT及APTT延长	
PT延长<3s且APTT延长<10s	0
PT延长$\geqslant 3$s或APTT延长$\geqslant 10$s	1
PT延长$\geqslant 6$s	2
纤维蛋白原	
$\geqslant 1.0$g/L	0
<1.0g/L	1

注：非恶性血液病：每日计分1次，$\geqslant 7$分时可诊断为DIC；恶性血液病：临床表现第1项不参与评分，每日计分1次，$\geqslant 6$分时可诊断为D1C

附录二 常用静脉药物

附表16 抗生素类药物

药名	规格（/支）	用量	最大剂量	用法	备注
青霉素	80万U（国产） 100万U（进口）	20万U/（kg·d） 分2~4次	900万U	加0.9%NaCl或 10%GS 50~100ml	<60分钟静脉输入
苯唑西林	0.5g	100~200mg/（kg·d） 分2~4次	5.0g	加0.9%NaCl或 10%GS 50~100ml	<60分钟静脉输入
氧哌嗪青霉素	0.5g	100~200mg/（kg·d） 分2~4次	5.0g	加0.9%NaCl或 10%GS 50~100ml	<60分钟静脉输入
氨苄青霉素	0.5g	100~200mg/（kg·d） 分2~4次		加0.9%NaCl或 10%GS 50~100ml	<60分钟静脉输入
先锋霉素V	0.5g	100~200mg/（kg·d） 分2~4次		加0.9%NaCl或 10%GS 50~100ml	<60分钟静脉输入
阿莫西林克拉维酸钾	1.2g	30mg/（kg·次） 3~4次/日		加0.9%NaCl或 10%GS 50~100ml	<60分钟静脉输入
头孢呋辛（西力欣）	0.75g	30~100mg/（kg·d） 分2~4次		加0.9%NaCl或 10%GS 50~100ml	<60分钟静脉输入

续表

药名	规格（/支）	用量	最大剂量	用法	备注
头孢哌酮（先锋必）	1.0g	50~100mg/（kg·d）分2~4次 严重者可加至200mg/（kg·d）		加0.9%NaCl或 10%GS 50~100ml	<60分钟静脉输入
头孢哌酮舒巴坦钠（舒普深）	1.0g	25~50mg/（kg·d）分2~4次		加0.9%NaCl或 10%GS 50~100ml	<60分钟静脉输入
头孢噻肟（凯福隆）	1.0g	50~100mg/（kg·d）分2~4次		加0.9%NaCl或 10%GS 50~100ml	<60分钟静脉输入
头孢他啶（复达欣）	1.0g	100~150mg/（kg·d）分2~4次		加0.9%NaCl或 10%GS 50~100ml	<60分钟静脉输入
氨曲南（菌克单）	1.0g	50~100mg/（kg·d）分2~4次		加0.9%NaCl或 10%GS 50~100ml	<60分钟静脉输入
美罗培南	0.25g、0.5g	20mg/（kg·次），bid/tid 脑膜炎：40mg/kg，q8h		加0.9%NaCl或 10%GS 50~100ml	<60分钟静脉输入
头孢孟多	0.5g、1g	50~100mg/（kg·d）分2~3次		加0.9%NaCl或 10%GS 50~100ml	<60分钟静脉输入
头孢曲松（菌必治）	0.25g、0.5g、1.0g	50~100mg/（kg·d），qd	3.0g	加0.9%NaCl或 10%GS 50~100ml	>30分钟静脉输入

续表

药名	规格（支）	用量	最大剂量	用法	备注
亚胺培南（泰能）	0.5g（100ml）	50mg/（kg·d），bid	2.0g	加0.9%NaCl或10%GS 50~100ml	>30分钟静脉输入
氟康唑（大扶康）	0.1g（50ml）	3~6mg/（kg·d），qd	0.2g	药品为溶液，直接输入	>30分钟静脉输入
丁胺卡那霉素	0.1g（2ml）	5~8mg/（kg·d），qd	500mg/次	加10%GS 50~100ml	>1小时静脉输入，血药浓度5~8μg/ml 25~30μg/ml（高峰）
庆大霉素	8万U（2ml）	2~5mg/（kg·d），qd	100mg/次	加10%GS 50~100ml	>1小时静脉输入，血药浓度 <2mg/L 5~10mg/L（高峰）
去甲万古霉素	0.4g	16~24mg/（kg·d），qd	1.6 g	加10%GS 50~100ml	>1小时静脉输入
万古霉素（稳可信）	0.5g	15~40mg/（kg·d）分2~4次	2.0 g	加10%GS 50~100ml	>1小时静脉输入
红霉素	0.3g	20~30mg/（kg·d），qd	0.6 g	1mg/ml的浓度，加GS静脉滴注	>1小时静脉输入
阿奇霉素	0.125g	10mg/（kg·d），qd 连用3~5天	0.5 g	1mg/ml的浓度，加GS静脉滴注	
阿昔洛韦	0.25g	10~15mg/（kg·d）分2~3次	0.5 g	1mg/ml的浓度，加GS静脉滴注	
更昔洛韦	0.25g	5mg/（kg·次），q12h 连用14~21天	0.5 g	1mg/ml的浓度，加GS静脉滴注	>1小时静脉输入

附表17 镇静镇痛止惊类药物

药名	规格（/支）	单次用量	持续输入	备注
芬太尼	0.1mg	负荷量1~2μg/（kg·次）	1~4μg/（kg·h）	拮抗剂纳洛酮：0.01~0.1mg/kg，iv
苯巴比妥	250mg（1ml）	5mg/（kg·次），bid 每日2~4次		
咪达唑仑（咪唑安定）	15mg（3ml）	负荷量：新生儿0.05 mg/（kg·次），其他年龄0.05~0.1mg/（kg·次），iv/im	1~5μg/（kg·min）或0.2~0.3mg/（kg·h）	心脏手术、休克和脑膜炎球菌感染时避免应用
地西泮（安定）	10mg（2ml）	0.3~0.5 mg/（kg·次），iv		拮抗药氟马西尼：0.1~0.2mg/次，60秒后可重复1次，总量0.6~1mg
氯硝西泮	1mg（1ml）	0.02~0.06mg/（kg·次）	20分钟后可重复原剂量2次，需要时可静脉滴注	
氯胺酮	0.1g（1ml）	1~2 mg/（kg·次）	1~2 mg/（kg·h）或20~40 μg/（kg·min）	
硫喷妥钠	0.5g，1g	4~8 mg/（kg·次）	1~5 mg/（kg·h）	pH 10，临用时配制2.5%溶液
吗啡	10mg（1ml）	0.1~0.2 mg/（kg·次）	10~40μg/（kg·h）	拮抗剂纳洛酮：0.01~0.1mg/kg，iv

续表

药名	规格(/支)	单次用量	持续输入	备注
丙戊酸钠（德巴金）	400mg（5ml）	负荷量20~30mg/（kg·次）>1小时静脉输入	1~4或6mg/（kg·h）	维持到20mg/kg后可产生75mg/L的血药浓度
氯化琥珀胆碱（司可林）	0.1g（2ml）	1~2mg/（kg·次），im/iv	0.1%浓度，2.5mg/min	极量250mg/次 属于去极化型肌松剂
苯磺顺阿曲库铵	50mg（5ml）	起始量0.3~0.6mg/kg	5~10μg/（kg·min）	非去极化型肌松剂
维库溴铵	4mg	70~100μg/kg		非去极化型肌松剂

附表18　内分泌类药物

药名	规格(/支)	单次用量	持续输入	备注
垂体后叶素	10 U/ml	垂体尿崩：1U/m² 消化道出血：负荷量20U/1.73m²	0.0003~0.003U/（kg·min） 0.002~0.01U/（kg·min）	
胰高血糖素	1mg	0.2U/kg	0.005~0.1U/（kg·h）	
胰岛素	400U（10ml）	负荷量0.1U/kg	0.05~0.1U/（kg·h）	根据血糖调整剂量

续表

药名	规格（/支）	单次用量	持续输入	备注
尿激酶	1万U，10万U	全身血栓：负荷量 4000~6000U/kg	300~5000U/（kg·h） 局部血栓：300~500 U/（kg·h）	避免摇晃
链激酶	10万U	全身血栓：负荷量 3000~5000U/kg	300~2000 U/（kg·h） 局部血栓：50~100U/（kg·h）	NS稀释，避免摇晃
低分子肝素钠	5000U（2ml）	6~10U/（kg·次），ih/iv，q12h		
呋塞米 （速尿）	20mg（1ml）	1~3mg/（kg·次）	0.1~1mg/（kg·h）	
前列腺素E$_1$	2mg		新生儿0.01~0.1μg/（kg·min） 扩肺血管	NS稀释

附表 19 免疫调节剂类药物

药名	规格（/支）	用量	最大剂量	用法	备注
白蛋白	5g（50ml）	0.5~1g/（kg·次）			
球蛋白	2.5g（50ml）	400mg/（kg·次） 川崎病：1g/（kg·d），2天			开始30分钟1ml/min，之后3ml/min单独静脉输入
血浆	50ml，100ml	5~10ml/（kg·次）			

续表

药名	规格（/支）	用量	最大剂量	用法	备注
全血	库存血 50/100/200ml	5~10ml/（kg·次）			
地塞米松（氟美松）	5mg（1ml）	0.3~0.5mg/（kg·d），qd/bid	30mg/d		
甲泼尼龙	40mg（1ml）	哮喘：1~2mg/（kg·次），bid/tid 冲击疗法：20~30mg/（kg·d），qd，3天			
氢化可的松	50mg（10ml）	4~8mg/（kg·d），qd/bid			
布地奈德	1mg（2ml）	0.5~1mg/次，qd/bid/tid		加入NS 2ml 雾化吸入	

附表20　心血管系统类药物

药名	规格（/支）	单次用量	持续输入	备注
多巴胺	20mg（2ml）	5~20mg/（kg·次）	1~20μg/（kg·min）	6×体重（kg）=毫克数，加入100ml液中 1ml/h=1μg/（kg·min）
多巴酚丁胺	20mg（2ml）	5~20mg/（kg·次）	1~20μg/（kg·min）	6×体重（kg）=毫克数，加入100ml液中 1ml/h=1μg/（kg·min）

续表

药名	规格（/支）	单次用量	持续输入	备注
酚妥拉明	10mg（1ml）	0.5~1mg/（kg·次）q8h/q6h	1~20μg/（kg·min）	6×体重（kg）=毫克数，加入100ml液中；1ml/h=1μg/（kg·min）
硝普钠	50mg		1~8μg/（kg·min）	6×体重（kg）=毫克数，加入100ml液中；1ml/h=1μg/（kg·min）
肾上腺素	1mg（1ml）	0.01~0.1mg/（kg·次）	0.05~2μg/（kg·min）	0.6×体重（kg）=毫克数，加入100ml液中；1ml/h=1μg/（kg·min）
去甲肾上腺素	1mg（1ml）		0.1~2μg/（kg·min）	0.6×体重（kg）=毫克数，加入100ml液中；1ml/h=1μg/（kg·min）
利多卡因	0.2g（10ml）	1mg/（kg·次），间隔10分钟、重复3次	20~50μg/（kg·min）	60×体重（kg）=毫克数，加入100ml液中；1ml/h=1μg/（kg·min）
米力农	5mg（5ml）	0.75mg/kg+NS 5ml	0.25~0.75μg/（kg·min）	磷酸二酯酶III抑制剂
氨力农	50mg（5ml）		5~10μg/（kg·min）	6×体重（kg）=毫克数，加入100ml液中；1ml/h=1μg/（kg·min）
普罗帕酮（心律平）	70mg（20ml）	1~3mg/（kg·次），重复3次，间隔5分钟；维持量5mg/（kg·d），q8h，po	30~40μg/（kg·min）	

续表

药名	规格（/支）	单次用量	持续输入	备注
地高辛	0.25mg（1ml）	负荷量 30~40μg/kg，分 3 次，iv	维持量 8~10μg/（kg·d），q12h	
胺碘酮	150mg（3ml）	负荷量 4~5mg/kg，10分钟，iv	4~5μg/（kg·min）	
654-2	10mg（1ml）	1~2mg/kg	1~10μg/（kg·min）	
硫酸镁	2.5g（10ml）	0.1~0.4ml/（kg·次）加入10%GS 20~30ml中，缓慢静脉滴注		

参 考 文 献

1. 封志纯，祝益民，肖昕. 实用儿童重症医学［M］. 1版. 北京：人民卫生出版社，2012.

2. 钱素云，耿荣. 急诊与危重症诊疗常规［M］. 2版. 北京：人民卫生出版社，2017.

3. 江载芳，申昆玲，沈颖. 诸福棠实用儿科学［M］. 8版. 北京：人民卫生出版社，2015.

4. 王卫平. 儿科学［M］. 7版. 北京：人民卫生出版社，2010.

5. 杨霁云，白克敏. 小儿肾脏病基础与临床［M］. 1版. 北京：人民卫生出版社，2000.

6. 金汉珍. 实用新生儿学［M］. 3版. 北京：人民卫生出版社，2018.

7. Robert Kliegman, Richard Behrman, Hal Jenson, etc. Nelson Textbook of Pediatrics［M］. 18th ed. Philadelphia：Saunders，2007.

8. Man Chun Chiu, Hui Kim Yap. Practical Paediatric Nephrology：An Update of Current Practices［M］. Hong Kong：Medcom Limited，2005.

9. 急性肾损伤专家共识小组. 急性肾损伤诊断与分类专家共识［J］. 中华肾脏病杂志，2006，22（11）：661-663.

10. 沈颖，刘之蕙. 儿童急性肾损伤临床综合治疗［J］. 中国实用儿科杂志，2010，25（10）：751-753.

11. 程晔，应佳云，刘彦婷，等.《2020拯救脓毒症运动国际指南：儿童脓毒性休克和脓毒症相关器官功能障碍管理》解读［J］. 中国小儿急救医学，2020（04）：241-248.